보건의료서비스 지원관리

Healthcare Service Support Management

이원재 · 김대희 · 김현숙
오미영 · 오창석 공 저

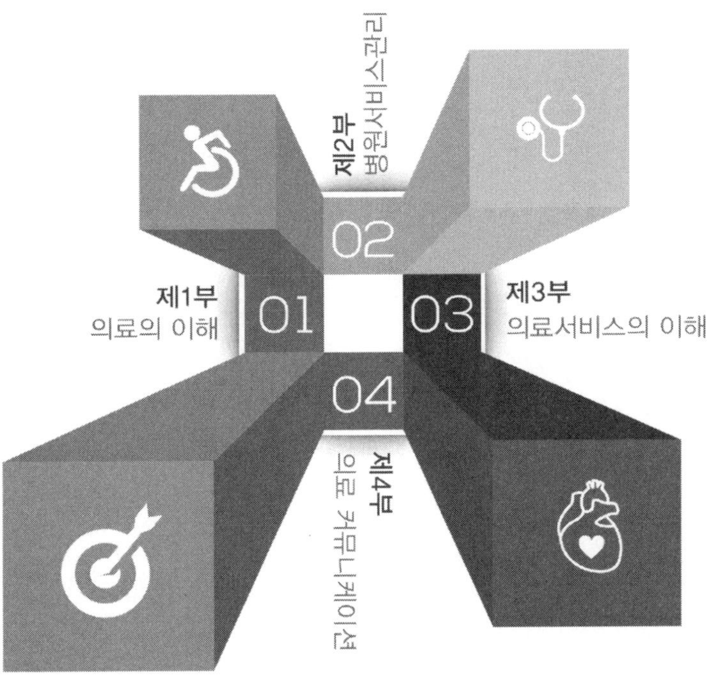

계축문화사

머리말 Preface

국내 의료서비스를 이용하는 해외환자가 증가하고 있고 해외환자 유치와 국내 의료서비스를 이용하는 외국인 환자의 컨시어지, 진료 지원, 통역 등을 담당하는 전문인력의 수요가 증가하고 있다. 이러한 필요에 맞추어 정부는 국가기술자격증으로 국제의료관광 코디네이터 제도를 운영하고 있다. 자격증이 초기이며 자격증이 요구하는 학문의 성격이 보건의료서비스와 관광 업무 등이 융합된 성격이다보니 교재가 많이 개발되어 있지 못하다.

국제의료관광 코디네이터 자격시험 준비와 대학에서 의료관광을 공부하는 분들이 도움을 얻을 수 있도록 하기 위하여 국제의료관광 분야 전문가, 현업 종사자들이 협력하여 교재를 집필하였다.

보건의료서비스 지원관리의 내용이 아직 잘 정립되지 못하였고, 실무에서의 업무내용이 학문적으로 정립되지 못한 측면도 있으며, 참고할 수 있는 자료도 충분하지 못하여 교재의 내용이 부족한 부분도 많다. 앞으로 이 분야에 종사하는 전문가, 현업 종사자들의 지도와 편달을 받아 교재의 내용을 더 충실하게 개정해야 할 것이다.

이 교재가 출판될 수 있도록 도움을 주신 계축문화사의 주영일 대표님과 교재 편집 등 수고하신 모든 분들께 감사드린다.

2017. 9

저자 일동

차 례 Contents

제1부 의료의 이해

제2부 병원서비스관리

제3부 의료서비스의 이해

제4부 의료 커뮤니케이션

제 1 부

의료의 이해

제1장 건강과 질병관리에 대한 이해

제2장 보건의료체계와 의료전달체계

제3장 의료관광

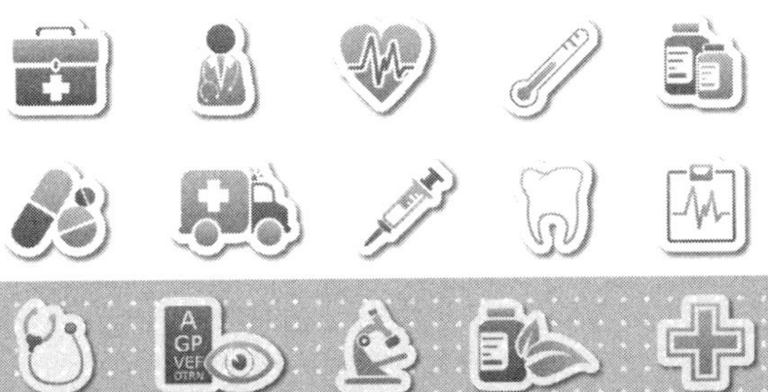

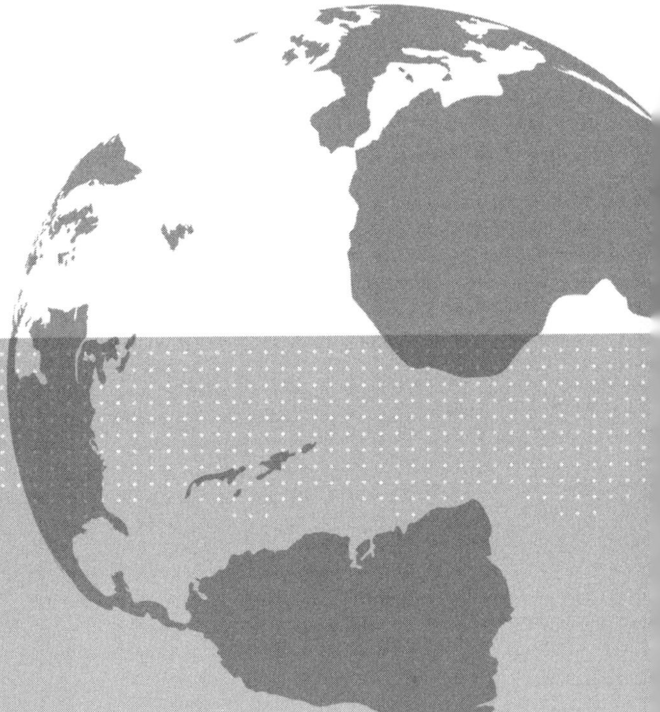

제 1 장 건강과 질병관리에 대한 이해

1 건강의 정의 및 역사

1) 건강의 정의 및 역사

인구집단의 건강수준 전체를 종합하여 나타내는 단일지표로 널리 사용되는 지표가 아직 없기 때문에, 인구집단의 건강수준을 대표하는 지표로 기대여명(또는 평균수명)과 영아사망률 또는 아동사망률 등의 지표들을 많이 사용한다.

세계보건기구(WHO)에서는 건강을 허약함이나 질병이 없는 상태를 말하는 것이 아니라 신체적, 정신적, 사회적으로 완전히 안녕한 상태로 정의하고 있다. 기대여명 추정방법이 발달하지 않았던 과거에는 평균수명을 많이 사용하였는데 계급별 평균수명 자료가 있는 19C 중엽의 영국에서 계급별 평균수명은 상류계급이 36세, 상인이 22세, 노동자 계급이 16세이었다(Turnock, 2004).

미국에서 1900년 초반의 평균수명은 40세 정도이었다. 2014년에는 78.9세로 약 38년 이상 증가하였다. 우리나라의 기대여명은 1945년에 42세(평균수명)에서 2015년에 82.1세로 증가하였다. 수명증가분의 대부분은 아동의 사망률 감소에 의한 것이다.

아동사망률 감소의 대부분은 예방의 기여에 의한 것이며 나머지가 치료에 의한 기여로 추정되고 있다(Turnock, 2004). 평균수명 증가의 대부분은 예방과 보건 분야에서 기울인 노력의 결과이다.

질병치료를 중심으로 하는 학문인 의학은 고대부터 존재하여 인류의 직업 중에서 가장 오래된 것 중의 하나이다. 서양의학 중에서 주류를 이루는 현대의학은 1910년 이후에 시작된 것으로 볼 수 있고, 약 100여년의 역사를 가지고 있다고 할 수 있다.

이에 비해 질병의 예방과 건강증진을 중심으로 하는 보건학의 노력은 비교적 최근에 시작되었다. Beauchamp는 "많은 영향이 보건의 발전에 기여했지만, 예방할 수 있는 사망과 장애가 최소화되어야 한다는 보건의 역사적 꿈은 사회정의의 꿈"이라고 주장하였다(Beauchamp, 1976). 역사적으로 인간의 존엄성의 존중, 불평등의 감소 등에 관한 사회개혁에 따라 건강에 대한 사회의 관심도 높아졌고 보건학에 대한 관심도 높아졌다.

2) 의료관광의 정의 및 역사

의료 해외진출 및 외국인환자 유치 지원에 관한 법률에서는 의료관광을 '의료 해외진출' 및 '외국인환자유치'(제2조)로 규정하고 있다. 이 법에서는 외국인환자 유치를 '외국인 환자의 국내 의료기관 이용 증진을 위하여 진료예약, 계약 체결 및 그 대리, 외국인 환자에 대한 진료정보 제공 및 교통 숙박 안내 등 진료에 관련된 편의를 제공하는 활동'으로 정의하고 있다.

고대로부터 사람들은 질병의 치료를 위하여 타지로 여행하기도 하였다. 대표적인 것이 질병치료를 위하여 다른 지역으로 이동하여 온천욕이나 요양을 하였던 사례들이다. 고대 사람들은 경험과 종교적 신앙에 기반하여 광천온천과 신성한 사원에서 하는 목욕이 질병치료에 효험이 있다고 믿었다.

BC 4000년경의 수메르인들은 온천과 물이 흐르는 높은 곳에 건설된 수영장을 가진 사원 등 일종의 건강복합시설을 건설했다(https://www.health-tourism.com/). BC 2000년경의 청동기시대에는 스위스의 생모리츠(St. Moritz)에서 건강을 위해 철 성분이 풍부한 광천수를 마시거나 목욕을 하였다. 프랑스와 독일의 온천지역에서는 고대의 청동 음용수 컵이 발견되어 건강을 위해 온천지역을 방문하는 문화가 있었음을 짐작하게 한다(http://www.health-tourism.com/medical-tourism/history/). 인도에는 5,000년 전에도 요가와 아유베다(Ayurvedic medicine)를 수행하기 위한 의료관광객들과 영적 수도자들이 방문하였다. BC 2000년경의 모헨조다로(Mohenjo-Daro)와 펀잡 지방의 하라파(Harappa)의 대부분의 유적 건물에는 욕실과 배수로가 남아 있다(허정, 1997; https://www.health-tourism.com/).

BC 1700년경에 제정된 것으로 추정되는 함무라비법전 제196조와 197조에는 어떤 사람이 귀족의 눈(또는 뼈)에 상해를 가하면 벌로 가해자의 눈(또는 뼈)에 동일한 상해를 가하도록 규정하였는데 이처럼 뼈나 신체에 동일한 보복을 가하도록 규정한 내용으로 미루어 볼 때 당시에도 의술이 상당히 발달했을 것으로 추정된다(허정, 1997).

BC 1200년경에 기록된 것으로 추정되는 성경의 일부인 레위기에는 현대적 보건위생관리의 기준에도 적합한 내용이 기록되어 있어 인류 최초의 보건법전으로 인정되고 있다. 그 내용 중에는 개인 위생관리, 성병 예방, 악성 피부병 환자와 한센병 환자의 조기 진단 및 격리 등에 관한 내용 등이 기록되어 있다(전국대학보건관리학교육협의회, 1999). 성서에는 시리아의 장군 나아만이 한센병을 치료받기 위해 이스라엘을 방문했다는 기록이 있다(열왕기 하 5:11-19).

헤로도투스의 '역사'에는 BC 1000년경의 이집트인의 공중위생, 공동하수구·정화조, 개인 청결, 치료약제 등에 관한 내용이 기록되어 있다(허정, 1997).

(1) 그리스시대(BC 1100~BC 146년)

그리스 신화에 의하면 아폴로(Apollo)에게는 히게이아(Hygeia)라는 딸이 있었다. 히게이아는 건강의 신으로 지혜를 상징하였고, 아테네의 건강의 수호신(女神)으로 받아들여졌다. 히게이아는 이성적으로 생활하는 사람이면 누구나 건강하게 살 수 있다는 신앙의 상징이었다. 나중의 그리스 신화에서는 때로 히게이아가 아폴로의 아들로서 치료를 담당하는 의술(醫術)의 신인 아스클레피우스의 여동생이나 딸로 묘사되기도 하였다. 아스클레피우스는 BC 11C에 트리카 지방의 왕자로 치료의 영웅이었다(반덕진, 2005). 그는 머리카락이 뱀으로 된 고르곤들의 피를 이용하여 치료하였다고 전해진다. 현재에도 뱀이 감긴 지팡이를 의학의 상징으로 사용하는 것은 여기서 유래된 것이다. 후세에 히게이아가 아스클레피우스의 딸로 신화의 내용이 변경된 것은 그리스에서는 히게이아가 대표하는 예방보다는 아스클레피우스가 대표하는 치료가 더 중요하게 인식되었기 때문일 것으로 추정된다. 아스클레피우스 의술학교에서는 수많은 명의를 배출하였다(http://pksmystory.com.ne.kr/04_myth/asclepius.htm).

고대 그리스인들은 최초로 통합적인 의료순례 네트워크를 위한 기반을 만들었다. 그리스인들은 그리스 동부 에피다우로스에 아스클레피우스(Aesculapius) 신전을 건설하고 아스클레피우스를 신으로 섬겼는데 이것이 최초의 건강센터라고 할 수 있다(박경귀, 2014). 아스클레피우스는 테살리아의 영웅이었으나 BC 5C 이후에 신으로 숭배되기 시작하였다고 한다(http://pksmystory.com.ne.kr/04_myth/asclepius.htm). 그리스가 강성했던 이 시기에는 세계 각지에서 사람들이 질병을 치료하기 위해 이곳에 모여들었다(Li, Cui, 2014). 이러한 치료신전은 BC 300년까지 번성하였으며, 가장 유명한 곳은 사로닉(Saronic) 만에 있는 아스클레피우스의 출생지인 에피다우리아(Epidauria)에 있는 아스클레피우스 신전이다. 이곳에는 온천욕장, 체육관, 뱀농장, 꿈사원, 극장, 도서관 등이 조성되어 있었다(http://pksmystory.com.ne.kr/04_myth/asclepius.htm; https://www.health-tourism.com/). 아스클레피우스 신전에서는 의사가 사제로 일하였으며, 고대 의과대학 및 부속병원이라고 할 수 있는 시설들이 있었다(반덕진, 2005).

BC 460~377년에 활동한 히포크라테스는 아스클레피우스의 후손이며(반덕진, 2005), 아스클레피우스 의학교를 졸업하였고, 보건학과 의학의 아버지로 불린다. 그는 그 당시 사람들이 질병을 얻게 되는 것은 신에게 벌을 받은 결과라고 생각하던 사고(신벌설)에서 벗어나 질병은 자연법칙을 어김으로써 생겨나는 결과라고 이해하였다. 그는 이를 바탕으로 이전까지 사람들이 질병을 치료하기 위해서 악마를 달래거나 쫓는 행위를 하던 것에서 벗어나게 하는 합리적인 사고체계를 제시하였다. 그러나, 히포크라테스도 질병의 발생기전을 밝히지는 못하였으며, 오늘날의 지식 수준에서 보면 엉뚱한 처방을 내리기도 하였다.

이러한 일부 잘못에도 불구하고 그는 그 시대에는 혁신적인 사고라고 할 수 있는 질병에 대한 객관적 지식에 기초한 합리적 사고방식을 제시하였다. 그는 논문 'On Airs, Waters, and Places'에서 계절, 풍향, 물, 지역의 특수 사정, 일출, 마을의 방위 등이 질병의 발생에 영향을 미친다는 가설(장기설)을 제시하였고, 이 장기설은 17C까지 질병의 발생 원인을 설명하는 지배적 가설로 받아들여졌다(전국대학보건관리학교육협의회, 2006).

히포크라테스는 질병은 단순한 외부요인이 직접 영향을 미쳐 발생하기 보다는 환자의 전반적인 생활과 주위환경이 복합적으로 작용하여 생겨난다는 가설을 제시하였다. 그는 처음으로 질병 발생이 환경과 관련된 것이라고 주장하였다. '자연'을 의미하는 그리스어 'physis'에서 의사(physician)의 영어 단어가 파생된 것은 보건학과 의학에 대한 그리스인들의 사고체계가 반영된 것이라고 할 수 있다.

히포크라스 시대의 그리스 의사들은 한 곳에 정착하여 진료하기 보다는 환자를 찾아 이동하는 직업인이었다(허정, 1997). BC 6C경부터 정부는 의사를 임명하였고, 임명된 의사들이 도시에 상주하며 진료하도록 하였으며, 특별세를 징수하여 의사의 보수를 지급하였다.

고대에는 미네랄 성분 온천욕의 건강관리에 대한 효능이 종교적으로 신성한 지역적 특성과 연관되어 있다고 믿었기 때문에 타 지역의 온천에서는 효능이 나타나지 않는다고 생각하였다(Li, Cui, 2014).

(2) 고대 로마시대(BC 753년~AD 476년)

로마의 의사들은 신체적 이상으로만 질병이 발생하는 것이 아니라 마음의 문제로도 질병이 발생할 수 있다고 믿어 기후와 자연경관이 좋은 곳에 아스클레피우스 신전을 건설하였으며 이 신전은 여러 신으로부터 구원을 얻으려는 사람들이 숙박하는 시설이기도 했다(허정, 1997).

로마는 보건행정을 체계화한 최초의 국가로서 국민의 영양에 대해 관리하였으며, 위생적 주거환경을 조성하였고, 대중목욕탕을 건설하였다. 로마는 신분의 구별 없이 대중목욕탕을 무료로 이용할 수 있도록 하였다.

로마는 Thermae(뜨거운, hot의 의미에서 유래된 황제가 설립한 온천장)라고 하는 온천장을 중심으로 관광지구를 조성했고, 식민지에도 목욕시설을 설립하였다. 로마인들은 성지에서 목욕을 하면 신의 계시로 몸이 정화된다는 믿음으로 성지의 온천이나 바닷가로 여행하였다. 당시의 목욕장들에는 사람들이 많이 모여들어 상업과 사회적 교류도 활발히 이루어졌다. 그러나 이러한 혜택은 대부분 상류층의 전유물이었다.

중국을 통일한 진시황(BC 259~210)은 불로초를 구하기 위해 서복을 대장으로 수 천명의 동남동녀를 지리산과 제주도에까지도 보냈다는 이야기가 전해진다. 서귀포의 지명은 이들의 귀향과 연관이 있다고 한다. 즉, 서귀포(西歸浦)는 서(西)쪽(규수)으로 돌아갔다(歸)는 의미를 가진 지명에서 유래했다는 설이 있다.

영국에서는 피부병, 류마티즘, 소화불량 등의 질병을 치료하기 위해 광천수와 온천수를 이용하였고, 온천도시와 요양소가 많이 설립되었다. 대표적인 온천도시는 로마시대에 온천을 건설한 바쓰(Bath)로 알려져 있다.

BC 200~AD 1000년에 스리랑카를 지배했던 싱할라왕국은 세계 최초의 병원 시설, 수술도구, 의학서적, 수세식 변기 등을 사용한 것으로 추정된다.

(3) 중세시대(AD 6C~15C)

중세시대에는 몸과 마음은 서로 분리되어 있는 것이라고 생각한 심신이원론이 지배하였다. 이 시기에는 이러한 로마가톨릭의 사고가 보건의료 분야에도 강하게 영향을 미쳐, 신체적 질병은 의사가 치료할 수 있지만, 영혼은 신에게 속한 것이기 때문에 사회·정신적 질병은 교회가 치료해야 한다고 믿었다. 또한 육체의 욕망은 악의 표징이기 때문에 억제해야 한다고 믿었다(허정, 1997).

중세 시기에는 각종 전염병이 창궐하였다. 그 중에서 중세인들에게 가장 큰 공포를 주었던 질병은 나병과 페스트이었다. 한 지역의 풍토병이었던 이 질병들은 전쟁, 순례, 여행, 교역 등을 통해 다른 지역으로 전파되었다. 14C에 페스트가 크게 유행하여, 1348년 한 해 동안 유럽 인구의 약 ¼인 2,500만명이 페스트로 사망하였다. 15C말~16C 사이에는 천연두, 결핵, 나병, 매독 등의 전염병이 유행하였다. 나중에 쥐를 통해 페스트가 전파된다는 것을 알게 되어 중세에 건설된 유럽의 도시들에서는 건물의 1층이나 지하층을 거주시설로 사용하지 않았다.

이슬람의 메카 순례는 각지에서 풍토병을 지니고 모여든 순례자들을 통해 세계의 질병이 모여지고 전파되는 결과를 초래하였다. 예를 들면, 인도의 풍토병이던 콜레라는 이슬람교도의 성지순례를 통해 메카로 전파되었고, 이후 순례자들의 몸에 실려 세계 각국으로 퍼졌다.

이 시기에 발생했던 전쟁도 전염병을 전파시키는데 기여하였다. 콜레라는 십자군 전쟁을 통해 중동지역에서 유럽으로 전파되었으며, 페스트는 중앙아시아의 풍토병이었던 것이 몽골의 유럽 정벌을 통해 유럽과 중국뿐만 아니라 인도에까지 전파된 것으로 추정된다.

콜럼부스가 신대륙을 발견하면서 전파된 것으로 알려진 매독은 콜럼부스 일행이 바르셀로나로 귀환한 이후 바르셀로나 지역에서부터 전파되기 시작했고, 이후에 전 유럽지역으로 퍼져나갔다.

이 시기에는 전염병에 대한 정확한 정보가 없었지만 감염된 환자와 접촉할 경우 질병이 전염된다는 접촉전염설이 지배적인 가설로 받아들여져 당시의 나병과 페스트의 전파를 막기 위해 환자들을 격리시켰다. 이후 격리기간을 40일로 연장하였는데 40일을 의미하는 라틴어 단어에서 검역(Quarantine)이라는 단어가 파생되었다(허정, 1997). 서양에서는 나중에 병원의 시초가 된 검역소(pesthouse)의 원형이 이 시기에 설치되었다(허정, 1997).

이 시기에는 병원의 시초라고 할 수 있는 시설들이 이슬람교와 기독교 문화권 지역에 설립되었다. 초기의 병원은 구빈소(almshouse), 요양소(infirmary) 등으로 주로 임종을 앞둔 환자나 무주택자만 수용하였고, 한 침대를 3~4명의 환자들이 사용하였다(Torrens, Williams, 2009). 시설의 위생상태는 매우 열악하였고, 대부분의 시설에서는 숙소와 식사를 제공하는 정도이었으며, 일부 시설에만 진료소를 설치하였다. 이러한 초기 병원시설의 주요 목적은 환자를 격리하여 질병의 전파를 막는 것이었다(Torrens, Williams, 2009).

AD 1200년~1533년 사이에 번성하였던 잉카의 유적에는 위생적 상수도시설과 하수도시설을 갖춘 도시가 있었다(허정, 1997). 또한 건강을 보호하기 위하여 고산지역의 무더운 계곡에는 군대를 교대로 순환근무시키는 방식을 적용하였다(허정, 1997).

중세시대에는 시장이 도시생활의 중심이 되었다. 당시에는 불결한 음식이 질병의 원인이 된다고 믿어 일부 도시에서는 정기적 청소, 쓰레기 투기 금지 등 시장을 청결히 하도록 하였다. 그러나 이 조치는 주민을 보호하기 위한 것이었으며, 여행자에 대한 보호는 이루어지지 않았다(허정, 1997).

이 시기에는 임상서비스를 제공하는 병원들이 설립됨으로써 사원들은 의료관광에서 소외되기 시작하였다. 중세 일본에서는 온천이 질병 치료의 목적으로 인기가 있었다. 온천은 통증을 완화시키고, 상처를 치료하며, 회복시켜주는 효과가 인정되어 일본인들은 이러한 목적으로 온천을 애용하였다.

이슬람 국가에서는 외국인도 진료하는 보건의료기관을 설립하였다. 대표적으로 AD 1248년에 카이로에 만수리병원(Mansuri Hospital)을 설립하였으며, 이 병원은 당 시대 최대의 가장 선진화된 병원으로 8,000명의 환자를 수용할 수 있었고, 외국인이나 다양한 인종, 종교를 가진 사람들이 이용하였다(https://www.health-tourism.com/).

1326년에 프랑스의 빌르두(Ville d'Eaux; 물의 고을이라는 의미)는 철 성분을 함유한 온천이 발견되면서 유명해졌고(https://www.health-tourism.com/), spa('물을 통한 건강'이라는 의미를 지닌 로마어 'salude per aqua'에서 유래됨)라는 단어가 파생되었다(Li, Cui, 2014). 이곳은 빅토르 위고(Victor Hugo)와 피터 대제(Peter the Great) 같은 저명인사도 이용할 정도로 유명하였다.

(4) 르네상스 휴머니즘시대(1453~1750)

이 시기에도 몸과 마음이 별도의 체계라고 생각하는 심신이원론이 지배적이었다. 이 시기의 대표적인 질병들은 발진티푸스, 괴혈병, 수두, 성홍열, 매독, 두창, 페스트 등이었다. 이 시기에 보건학과 의학이 발달하기 시작하였다. 17C~18C에는 도시에 상수도가 건설되었다.

철학자 데카르트는 이 시대 사람들의 사고체계에 큰 영향을 미쳤다. 그는 이분법적 기계관을 제시하여 마음은 신의 뜻으로 과학적 연구대상이 되기에는 너무 신비로운 영역이며, 인간의 육체는 기계처럼 인간의 지식으로 충분히 설명할 수 있다고 주장하였다.

14C~17C에는 유럽과 영국에서 의료관광이 개화한 시기이다. 16C에는 유럽의 부자들과 엘리트들이 영국의 바쓰, 독일의 바덴바덴과 아헨, 스위스의 생모리츠, 프랑스의 빌르두 등의 스파를 이용하였다(https://www.health-tourism.com/; Li, Cui, 2014). 바쓰와 아쿠아 술리스는 부자들과 명사들이 모이는 웰니스 유행의 중심지가 되었다.

신대륙의 발견은 유럽의 의료관광객들에게 새로운 관광 목적지를 제공하였다. 1600년대에 영국과 네덜란드인들은 치유 효과가 있는 광천수 옆에 통나무집을 지었다. 당시에는 아메리카 인디언들이 사용하던 약초가 유럽의 약초보다 약효가 더 나은 것으로 평가되었다(https://www.health-tourism.com/).

1720년에 영국의 바쓰에는 포장된 하수처리 시스템이 건설되었는데 이는 런던의 포장된 하수처리 시스템보다 몇 년 앞선 것이다(https://www.health-tourism.com/). 이 도시는 의료관광이 활성화되면서 도로를 포장하고, 도로에 가로등을 설치하였으며, 아름다운 호텔과 식당이 설립되었다. 이 시기에 호화 여행의 아버지로 알려지고 있는 프랑스의 미셸 에퀴엠 몽테뉴(Michel Eyquem de Montaigne)는 최초의 스파 가이드를 저술할 수 있도록 후원하였다(https://www.health-tourism.com/Li, Cui, 2014).

조선의 태조는 피부염을 치료하기 위해 수안보와 유성의 온천을 이용하였고, 태종은 풍질을 치료하기 위해 유성과 이천의 온천을 자주 이용하였다. 숙종은 휴양과 요양을 위해 수안보 온천을 이용하였다.

(5) 1750~19C 후반

이 시기에는 몸과 마음을 분리해서 생각하는 심신이원론이 지배적인 건강관이었다. 당시 런던에서 출생한 5세 미만 아동의 사망률은 1730년~1749년에 74.5%, 1820년~1829년에 31.8%로 아동사망률이 매우 높았다(Turnock, 2004).

정신병원이나 교도소와 같은 수용시설의 환경이 비위생적이었으며, 비인도적 처우 등의 사회악이 만연하였기 때문에 사회개혁 운동이 광범위하게 이루어졌다. 보건의료 전문가들은 감염병 발생 배경 등을 규명하고, 대책을 촉구하였다. 또한 감염병 예방을 위한 대중 건강교육을 실시하였다.

1720년대에 영국의 바쓰에서는 하수도에 덮개를 덮었고, 도로를 포장하였으며, 가로등, 호텔, 아름다운 식당 등을 설치하고 기술적으로 진보된 온천을 제공함으로써 스파산업을 크게 발전시켰다(https://www.health-tourism.com/; Li, Cui, 2014). 또한 산책로, 극장, 사교장, 도박장 등이 설치되었으며, 증기탕, 샤워 등의 목욕 기술도 발전하였다(Li, Cui, 2014).

1760년부터 1830년까지 산업혁명이 발생하였으며, 산업혁명 기간에는 집단적으로 발생하는 질병에 대한 사회의 관심이 높아졌고, 개인에 대한 관심으로부터 사회를 향한 관심으로 전환되었다. 질병은 사회에 대한 일종의 죄악으로 여겨지기도 하였다(허정, 1997).

근로자의 건강과 안전에 대한 관심이 높아졌으며, 영국에서는 공립보건기관을 설립하였다. 도시에 인구가 집중되고 증가하였으며, 도시빈민이 증가하였고, 도시의 환경이 열악해졌다. 이러한 환경에서 인구와 빈곤 및 질병의 관계를 이론화한 저서로 Malthus의 '인구론'이 저술되었다(허정, 1997).

이 시기에 유럽인과 미국인들은 질병 치료를 위해 먼 거리에 있는 스파나 휴양지를 이용하였다. 이 시기에는 온천의 종교적 신성성은 감소하였지만 치료와 예방을 위한 곳으로서의 인기는 19C까지 지속되었다(Li, Cui, 2014). 온천욕은 여드름, 임질, 류머티즘, 신경계 질환에 효과가 있는 것으로 받아들여졌다(Li, Cui, 2014).

프랑스에서는 온천요법이 학문으로 정립되어 스파산업으로부터 많은 후원을 받아 스파치료의 건강에 대한 효과 등에 관한 연구가 많이 이루어졌다(Li, Cui, 2014).

(6) 19C 후반~20C

이 시기에는 몸과 마음이 서로 결합되어 있다는 심신일원론이 지배적인 건강관이었다.

감염병이 통제되고 만성퇴행성 질환이 주요한 질환이 되면서 질병이 특정한 원인보다는 전체적, 복합적 원인이 작용하여 발생하는 것으로 인정되었다.

18C~19C 동안 유럽인들과 아메리카인들은 결핵 등 질병의 치료를 위해 원거리에 있는 스

파와 휴양지를 이용하였다. 제2차 세계대전 이후에 프랑스에서는 스파이용이 건강보험 급여에 포함되었다(Li, Cui, 2014). 그러나, 20C에 보다 효과적인 치료법들이 개발되면서 질병치료를 위한 스파의 이용은 감소하였다(Li, Cui, 2014).

1960년대에는 미국 뉴에이지 운동의 시작과 함께 인도가 순례지가 되었다(https://www.health-tourism.com/). 히피운동과 함께 인도에서는 요가, 아유베다 등에 대한 관심이 높아졌고, 의료관광의 모습이 갖추어졌다(https://www.health-tourism.com/).

1997년 아시아 경제위기가 시작되면서 아시아 국가들은 의료관광을 통한 외화획득에 관심을 가지게 되었고, 태국은 성형수술의 주요 목적지가 되었다(https://www.health-tourism.com/).

(7) 21C

현대에는 암, 심혈관계질환, 뇌혈관계질환, 고혈압, 당뇨, 만성퇴행성질환이 주요한 건강문제이지만 최근 들어 감염병의 유행도 우려되고 있다. 최근 해외여행과 교류가 활발해지면서 감염병의 전파 속도가 빨라졌고, 국가간 확산이 빠르게 이루어지고 있다. 최근 들어, 세계적으로 관심을 끌었던 질병들은 중증급성호흡기증후군(SARS), 조류독감(AI), 에볼라(Evola virus), 중동호흡기증후군(MERS) 등이다.

2001년 9월 11일 테러 이후 아시아에 건설 붐이 일면서 2006년에 미국인 15만 명이 아시아와 라틴아메리카로 의료관광을 떠났다. 그 배경에는 9/11 이후 미국에서 반아랍정서와 까다로워진 비자발급으로 미국을 찾던 의료관광객들이 아시아 국가를 찾게 된 것이다(진기남, 2013). 2014년에는 해외에서 의료서비스를 이용한 미국인은 125만 명에 달한 것으로 추정된다(https://www.health-tourism.com/).

이 시기에 미국과 유럽은 건강에 있어서도 중심지가 되었다. 최신의 의료서비스를 받기 위해 많은 의료관광객들이 미국을 방문하였다(Li, Cui, 2014). 인도에는 요가와 아유베다를 이용하려는 사람들이 모여들었다(Li, Cui, 2014). 중미 국가들도 많은 외국인 환자를 유치하였다. 쿠바는 1980년대부터 안질환치료, 심장질환치료, 성형수술을 위한 외국인 관광객을 유치하였다(Li, Cui, 2014). 자메이카는 성형수술을 특화시켰고, 바베이도스는 불임치료를 특화시켰으며, 푸에르토리코는 심혈관수술, 정형외과수술, 신경계질환치료, 암치료 등을 특화하여 외국인 환자를 유치하였다(진기남, 2013; Li, Cui, 2014).

아시아에 외환위기가 닥친 1997년에는 태국이 경제위기를 돌파하기 위하여 성형수술, 성전환수술 등을 특화하여 외국인 환자를 유치하기 시작하였다(진기남, 2013 ; Li, Cui, 2014).

최근 미국의 보험회사들은 의료서비스를 외국에서 구입하는 것을 추진하고 있다(https://

www.health-tourism.com/). 미국의 Wellpoint 보험사는 위스콘신 출판사의 직원들이 인도에서 의료서비스를 이용할 경우 보험급여를 제공하기도 하였다(http://content.time.com/time/health/article/0,8599, 1861919,00.html). 미국 애리조나 주에 설립된 회사인 MedToGo는 미국인들이 멕시코 의료기관에서 의료서비스를 이용하면 의료비의 75%까지 절약할 수 있다고 홍보한다(http://content.time.com/time/health/article/0,8599,1861919,00.html).

뉴질랜드는 히프와 무릎 관절수술로 의료관광객을 유치하고 있다(http://content.time.com/time/health/article/0,8599,1861919,00.html).

3) 건강의 연속선상에서의 이해

미국에서의 사망률 자료에 의하면 1900년 초반에 40개 주에 보건부서가 설치되었고, 이후 사망률이 감소하기 시작했으며, 1908년에 상수도에 염소소독을 도입하였다(Amstrong, Conn, Pinner, 1999). 상수도의 염소소독은 수인성 전염병에 의한 사망률을 크게 감소시키는데 기여하였다. 1918년에는 인플루엔자 유행으로 사망률이 급격하게 증가하였다. 최초의 항생제인 페니실린이 사용된 것은 1940년 이후이다. 흔히 알려져 있듯이 항생제의 사용이 결정적으로 사망률을 감소시키기 시작한 것이라기보다는 상수도 보급 등과 같은 보건사업이 사망률을 크게 감소시켰음을 알 수 있다(그림 1-1).

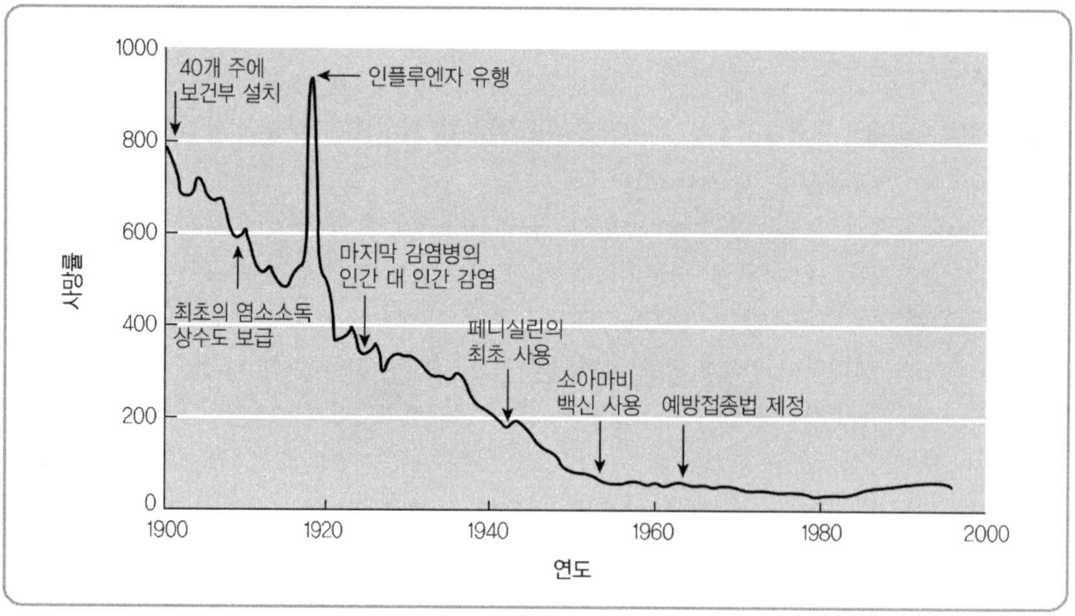

[그림 1-1] 미국의 1900~1999년 사망률 추이

출처 : Armstrong, Conn, Pinner(1999)

2 건강의 이해

1) 건강에 대한 관점의 변화

건강을 뜻하는 영어단어는 health인데 이 단어는 고대 앵글로색슨어 'hal' 또는 'haelth'에서 파생되었으며, '안전하고 전체적인' 것을 의미한다(전국대학보건관리학교육협의회, 2006). 20C 이전에는 비위생, 감염병이 주요한 건강위협요인이었는데 현대는 만성퇴행성질환이 주요한 건강위협요인이다. 20C에 들어서는 위생학과 의학이 결합되는 형태로 발전하였다.

만성퇴행성질환을 감소시키기 위한 노력으로 리버풀은 건강도시(healthy city) 만들기 사업을 추진하였는데, 건강증진정책을 도입하고 지역 파트너십 전략을 채택하였다. 이 시점부터 보건학을 신보건학(New Public Health)으로 지칭하기 시작하였다. 이후 만성퇴행성질환 예방을 위한 노력으로 건강증진(health promotion)사업이 시작되었다(전국대학보건관리학

무엇이 우리를 건강하게 만드나?

의료에 대한 접근성은 10% 좀 더 큰 그림을 보아야 한다.

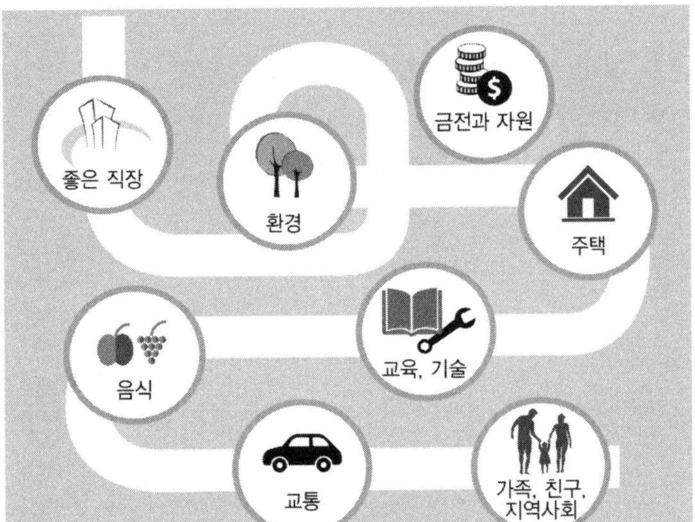

영국에서 지역간 건강수명의 차이는 19년

[그림 1-2] 무엇이 우리를 건강하게 만드나?

출처 : 영국 건강재단, http://www.health.org.uk/blog/infographic-what-makes-us-healthy

교육협의회, 2006).

건강과 관련하여 과거에는 위생, 물리적 환경 등이 중요하게 여겨졌고, 현재에는 개인적 요인과 더불어 복잡한 사회·물리적 환경 사이의 관계를 중요하게 여기고 있다. Wilkinson은 사회적 평등이 건강의 중요한 요인이라고 주장하였다(Wilkinson, 김홍수영 역, 2005). 이전에는 생활양식, 생물학적 요인, 유전적 요인, 보건의료체계, 경제수준을 건강에 중요한 요인이라고 생각하였는데, Wilkinson은 생활양식, 생물학적 요인, 유전적 요인, 보건의료정책과 보건의료서비스도 중요하기는 하지만, 건강을 결정하는 보다 근원적 요인은 불평등이라는 것이다. 영국 건강재단에서는 건강에 영향을 미치는 요인 중 의료서비스에 대한 접근성의 기여도는 10% 정도이며 좋은 직업, 환경, 소득, 주택, 음식, 교육과 기술, 교통, 가족·친구·지역사회가 중요하다고 홍보한다(http://www.health.org.uk/blog/infographic-what-makes-us-healthy).

21C에 스파는 의학적 효능을 입증하지 않아도 되는 대안요법이나 웰니스 산업, 향수를 처리한 목욕, 안면 마사지, 마사지, 물리치료 등으로 변화되었다(Li, Cui, 2014).

2) 배경 : 질병구조의 변화

건강증진에 관한 효시라고 할 수 있는 보고서들은 1975년에 Lalonde가 발표한 '캐나다인의 건강에 관한 새로운 시각'이라는 보고서와, 미국에서 1979년에 발표한 'Healthy People'이라는 보고서 등이다(전국대학보건관리학교육협의회, 2006).

건강증진은 질병의 치료나 예방에서 더 나아가 개인, 조직, 사회의 측면에서 사람들의 건강잠재력을 극대화하기 위한 예방, 교육, 건강보호, 정책, 환경 등의 다양한 노력의 조합이라고 할 수 있다(전국대학보건관리학교육협의회, 2006).

3 안 전

1) 안전의 정의

인간의 건강에 있어 안전은 필수적인 것이라 할 수 있으며, 안전을 확보함으로써 건강을 보장해주는 모든 활동을 안전보건이라고 할 수 있다. 마랜드 등(Marland, 1973)은 안전이란 "위험의 가능성을 낮추기 위해 인간의 행동변화나 물리적 환경의 설계에 의해 초래된 조건이나 상태로서 사고를 감소시키는 것"이라고 정의하였다. 임범규(2007)는 안전을 '사회에서 기꺼이 수용할 수 있는 수준 이하의 위험이 존재하는 상황'이라고 정의하였다. 따라서, 안전은 위험이 존재하지만 그 위험을 무시할 수 있는 정도이거나 피해보다는 이득이 더 큰 상태로 정의하는 것이 적절하다고 생각된다.

위험의 유사개념으로는 위험(hazard), 손상(harm), 위험노출정도(risk) 등이 있다. 위험은 '손상을 줄 수 있는 잠재 가능성이 있는 상황이나 사건', 손상(harm, detriment)은 '위험한 사건의 결과 발생하는 개인적 재난의 정도, 혹은 예측되는 피해의 규모'로, 위험노출정도(risk)는 일정 기간 동안 위험한 사건들이 일어날 확률, 또는 어떤 위험에 노출된 후 손상을 입을 확률'로 정의할 수 있다(김경미, 2011).

의료관광에서의 안전은 환자의 이동, 병원 내 안전으로 구분할 수 있고, 의료시술과 관련한 안전과 의료시술 외의 안전으로 구분할 수 있다. 의료관광관련 업무 종사자들은 외국인 환자의 국내에서의 안전에 유의하여야 한다.

특히 의료사고는 외국인 환자의 국내 의료이용에 매우 큰 영향을 미칠 수 있다. 2016년에 한국의료분쟁조정중재원이 상담한 외국인 환자 의료분쟁 건수는 총 105건에 이른다(한국의료분쟁조정중재원, 2017).

2) 사고의 정의 및 의의

WHO는 사고를 '첫눈으로 보아 상해라고 알 수 있는 예기하지 못한 사건', 미국안전위원회(National Safety Council)는 사고를 '인간에게 사망 또는 부상을 겪게 하거나 재산에 손실을 초래하는 예상하지 못한 사건'이라고 정의한다(전국대학보건관리학교육협의회, 2006).

2004년에 발생한 인도네시아 쓰나미와 2011년에 발생한 일본 후쿠시마 원자력 발전소 폭발사고, 2015년에 발생한 에어아시아 여객기 추락사고는 많은 인명 및 재산의 피해를 초래하였다. 국내에서도 2008년에 이천 냉동창고에서 발생한 화재는 40명의 사망자를 냈고, 2014년 2월에 발생한 마우나오션리조트 붕괴사고는 10명의 사망자를 발생시켰으며, 동년 4월에 발생한 세월호 침몰사고는 304명의 사망자를 냈다. 최근에는 사망원인 중에서 운수사고, 추락사고, 자살, 폭력 등에 의한 사망률이 사망원인 중에서 높은 순위를 차지하고 있다.

사고로 인한 사망자 수가 전쟁에 의한 사망자 수보다 많다고 한다(전국대학보건관리학교육협의회, 2006). 따라서, 사고의 예방과 관리는 국민 건강보호뿐만 아니라 해외환자 유치에 있어서도 매우 중요하다.

세계경제포럼(WEF)에서는 한국은 관광경쟁력 순위가 136개국 중에서 2017년에 19위, 안전의 순위는 2017년에 37위, 건강과 위생의 순위가 2017년에 20위라고 발표하였다(WEF, 2017). 외국인 관광객의 한국에 대한 인식조사에 따르면 외국인 관광객들 중 한국이 '안전하다'고 인식하는 사람들이 45.2%이었다(김경미, 2011). 2014년에 한국을 방문한 외래관광객

실태조사에 의하면 치안(안전성)에 대한 만족도가 94%로 다른 항목에 비해 높았다(이선화, 2015). 많은 외국인 환자를 유치하기 위해서는 안전을 위한 보장을 갖추고, 한국이 안전하다는 이미지를 확산시키는 것이 필요하다.

3) 사고의 원인

하인리히(Heinrich)는 사고의 원인을 분석하였는데, 상해가 발생하지 않았거나 매우 사소한 상해가 발생한 사고가 중상해와 경상해를 합한 것보다 10배나 많았다고 한다(전국대학보건관리학교육협의회, 2006). 그는 재해의 피라미드 모형을 제시하였는데, 이 모형에 따르면 불완전한 행동을 300번 이상 반복하면 29번은 경상해가 발생할 가능성이 높고, 1번 정도는 중상해가 발생할 가능성이 높다고 한다.

사고는 여러 요인들이 연쇄반응을 하여 발생한다. 사고는 단일 요인에 의해 발생하기 보다는 2가지 이상의 요인이 결합하여 발생하는 경우가 대부분이다. 사고의 원인들은 인적 요인, 물적 요인, 환경적 요인으로 분류할 수 있다(전국대학보건관리학교육협의회, 2006).

[표 1-1] 사고의 원인

사고의 원인	내용
인적 요인	① 연령 : 5세 이하의 아동, 75세 이상의 노인에게 발생할 가능성이 높음 ② 심리 상태 : 복수심, 적대감, 공격적 성격, 분노, 열등감, 억압, 부주의한 상태에 있는 사람에게 발생할 가능성이 높음 ③ 행동 요인 : 운전 중 안전벨트 미착용, 스마트폰 이용, 흡연, 음주, 약물사용 ; 작업 중의 흡연, 음주, 약물 사용자에게 발생할 가능성이 높음
물적 요인	비행기의 엔진 결함, 자동차의 브레이크 결함, 타이어 펑크 등으로 발생할 가능성이 높음
환경적 요인	눈, 비, 안개, 바람 등 기후가 좋지 않을 때 발생할 가능성이 높음 미끄러운 바닥, 소음, 이어폰 착용으로 인한 외부 음향 차단 등의 상태에서 발생할 가능성이 높음

출처 : 전국대학보건관리학교육협의회, 2006

4) 안전교육

(1) 안전교육의 필요성

사회에서 발생하고 있는 사고의 대부분은 사람들의 부주의나 인식 부족 등 미리 예방할 수도 있는 인재(人災)로 알려지고 있다. 인재를 효과적으로 예방하기 위해서는 안전교육을 실시할 필요가 있다. 안전교육을 조기에 실시하여 안전에 대한 인식을 개선하고, 안전관리에 필요한 지식을 습득하게 하고 안전습관을 형성하도록 하면 많은 사고를 예방하고 사고로 인한 피해를 감소시킬 수 있을 것이다.

(2) 안전교육

사고를 예방하고 안전을 확보하기 위한 교육의 기본원리는 자신의 안전뿐만 아니라 다른 사람들의 생명과 건강도 소중히 생각하도록 하는 인성교육, 비행기에서 실시하는 것처럼 비상구 위치 안내, 구명조끼 착용, 산소호흡기 착용 등의 1회의 교육을 실시하는 1회성의 원리, 사고와 관련성이 있는 지리적 특수성, 인구 구조 등을 고려하여야 하는 지역 특수성의 원리, 지식과 태도, 습관, 기술을 바탕으로 미래의 잠재적 위험에 잘 대처할 수 있는 실천역량을 갖출 수 있도록 설계해야 한다는 실천의 원리 등이다(전국대학보건관리학교육협의회, 2006).

4 건강증진의 개념과 전략

1) 건강증진의 개념

건강증진은 "사람들이 자신의 건강을 더욱 잘 관리하고, 개선할 수 있도록 하는 과정"이다(http://www.who.int/en/). 건강증진의 관점에서는 인구집단의 건강을 향상시키기 위해서는 생의학적 질병예방 모형으로만 제한하면 안되며, 광범위한 생활양식과 사회구조도 개선하는 내용을 추구해야 한다. 1986년에 오타와에서 개최된 제1차 국제건강증진회의에서는 건강증진이란 입법, 재정, 조세, 조직 변화 등 다양한 전략들을 결합하는 활동들, 보건, 소득, 사회정책이 형평성을 강화하도록 하는 조정활동이라는 정의에 합의하였다.

2) 건강증진의 전략

오타와헌장에서 제시한 건강증진사업의 전략은 다음과 같다(전국대학보건관리학교육협의회, 2006).

① 건강한 공공정책 구축
② 지원적 환경 조성
③ 지역사회 활동 강화
④ 개인적 기술 개발

⑤ 보건서비스의 방향 재설정

3) 각 차원에 맞는 전략

건강증진의 차원을 개인 차원의 전략, 개인간 차원의 전략, 조직 차원의 전략, 지역사회 차원의 전략으로 구분할 수 있다. 이들 다양한 차원의 전략을 결합할 때 건강증진의 효과를 높일 수 있다. 건강증진은 소득평등성의 강화, 보건사업에서의 주민참여의 확대, 정책과 환경의 개선, 타 분야 자원 및 사업과의 연계 등을 통해 효과성을 높일 수 있다.

5 감염병 및 만성질환의 이해

1) 감염병

감염병이란 병원체가 숙주에 침입하여 증식한 후 세포와 조직에 병리적 변화를 일으키거나 면역반응을 일으키는 질환을 말한다. 병원체만으로는 인체에 질병을 일으키는데 충분하지 않다. 감염경로(환경), 감수성 있는 숙주(인간)의 세 가지 기본요인 사이의 관계에 의해 질병이 발생한다(대한예방의학회, 2014)(그림 1-3).

감염성질환의 전파수단별 분류는 [표 1-2]와 같다. 감염성질환의 경우에는 질병의 전파 위험이 있기 때문에 치료를 위해서 해외 의료서비스를 이용하는 경우가 적다.

법정감염병은 국가에서 국민건강에 피해가 크다고 판단하여 예방과 관리를 법률로 정한 감염병을 지칭한다. 최근 들어 중동호흡기증후군(메르스), 지카(Zika) 바이러스 등 새로운 감염병의 유입과 유행이 우려되고 있어 법정감염병의 분류에 대한 개편안을 마련하였다(http://www.yonhapnews.co.kr/bulletin/2016/01/29/0200000000AKR20160129163951017.HTML).

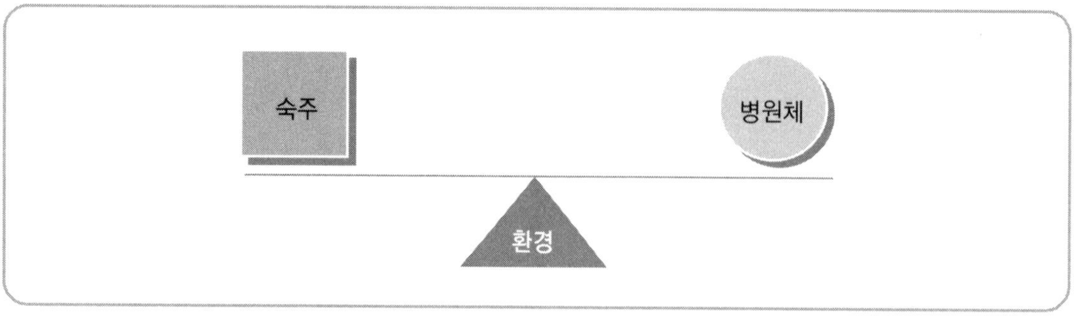

[그림 1-3] 시소 이론(lever theory)

[표 1-2] 감염성질환의 전파수단

분류	중분류	세분류	감염성질환
직접전파	직접접촉	피부접촉	피부탄저, 단순포진
		점막접촉	임질, 매독
		수직감염	선천성매독, 선천성HIV감염
		물림	공수병
	간접접촉	비말	인플루엔자, 홍역, 중동호흡기증후군
간접전파	무생물 매개전파	식품매개	콜레라, 장티푸스, A형간염
		수인성매개	
		공기매개	수두, 결핵
		개달물	세균성이질
	생물 매개전파	기계적 전파	세균성이질, 살모넬라증
		생물학적 전파	말라리아, 황열, 지카바이러스

출처 : 전국대학보건관리학교육협의회, 2006

[표 1-3] 법정감염병 분류

분류	특 성	감염병
제1군 감염병	물이나 음식을 통해 매개됨. 감염속도가 빠르고, 집단발병의 가능성이 커서 유행 즉시 환자 격리 등의 신속한 예방대책을 수립해야 함	콜레라, 장티푸스, 파라티푸스, 세균성이질, 장출혈성대장균감염증, A형간염
제2군 감염병	예방접종을 통한 예방 또는 관리가 가능하여 국가예방접종사업의 대상이 됨	디프테리아, 백일해, 파상풍, 홍역, 유행성이하선염, 풍진, 폴리오, B형간염, 일본뇌염, 수두, b형헤모필루스인플루엔자, 폐렴구균
제3군 감염병	간헐적으로 유행할 가능성이 있어 지속적인 모니터링과 예방이 필요함	말라리아, 결핵, 한센병, 성홍열, 수막구균성수막염, 레지오넬라증, 비브리오패혈증, 발진티푸스, 발진열, 쯔쯔가무시증, 렙토스피라증, 브루셀라증, 탄저, 공수병, 신증후군출혈열, 인플루엔자, 후천성면역결핍증, 매독, 크로이츠펠트-야콥병 및 변종크로이츠펠트-야콥병, C형간염, 반코마이신내성황색포도알균 감염증, 카바페넴내성장내세균속균종 감염증
제4군 감염병	국내에서 새로 발생하거나 발생할 위험성이 있는 감염병 및 해외에서 유행되어 유입될 수 있는 감염병	페스트, 황열, 뎅기열, 바이러스성 출혈열, 두창, 보툴리눔독소증, 중증 급성호흡기 증후군, 동물인플루엔자 인체감염증, 신종인플루엔자, 야토병, 큐열, 웨스트나일열, 신종감염병증후군, 라임병, 진드기매개뇌염, 유비저, 치쿤구니야열, 중증열성혈소판감소증후군, 중동 호흡기 증후군

출처 : 전국대학보건관리학교육협의회, 2006, 대한예방의학회 편, 2014

2) 만성퇴행성질환

만성퇴행성질환이란 40대 중반 이후 즉, 연령이 많아지는 시기에 발생이 증가하는 고혈압, 당뇨, 암, 심뇌혈관질환, 만성폐쇄성폐질환, 퇴행성관절염, 천식 등을 말한다. 만성퇴행성질환은 대부분 비감염성질환이다. 의학과 일반인들은 질병이 진단된 이후부터 치료되기까지 오랜 기간이 걸리는 질병을 만성퇴행성질환으로 분류한다, 그러나, 보건학에서는 위험요인에 대한 노출로부터 질병 발생까지의 기간이 긴 질병 즉, 유도기간(induction period)이 긴 질병을 만성퇴행성질환으로 분류한다.

만성퇴행성질환은 대체로 다음과 같은 특징을 가지고 있다(전국대학보건관리학교육협의회, 2006).

첫째, 발생요인이 다양하고 복합적이다. 감염성질환은 대부분 병원체라는 필요조건이 있고 질병을 일으키는 병원체가 단일원인인 경우가 대부분이지만 만성퇴행성질환은 다수의 요인이 복합적으로 작용하기 때문에 발생기전을 밝히기가 쉽지 않을 경우가 대부분이다.

둘째, 발생요인에 노출된 후로부터 질병이 발생하기까지 비교적 긴 기간이 소요된다. 이를 유도기간(induction period)이라고 하며 후천적 요인에 의해 발생하는 심혈관질환, 암, 고혈압, 당뇨 등의 만성퇴행성질환은 대부분 장기간 동안 위험요인에 노출된 이후에 발병하는 것으로 알려지고 있다.

셋째, 만성퇴행성질환에 대한 완전한 치료가 어렵다. 고혈압, 당뇨병 등 다수의 만성퇴행성질환들은 일단 발병하면 질병을 완전히 치료하기는 어렵고, 혈압이나 당뇨 조절을 위한 약을 복용하는 등의 노력을 통해 관리할 수 있는 경우가 많다. 만성퇴행성질환은 장기간의 유병상태 이후에 신체기능의 저하나 장애가 발생되기도 한다.

넷째, 만성퇴행성질환의 관리에는 많은 시간과 비용이 필요하다. 만성퇴행성질환은 장기간 동안 질환의 상태를 정상 수준으로 유지, 관리해야 하므로 시간과 비용도 많이 소요된다.

3) 빙산현상(Iceberg phenomenon)

빙산현상이란 빙산의 비중이 0.9로 물밖에 보이는 부분은 10%로 작고, 90%나 되는 큰 부분은 물속에 감추어져 있는 현상을 건강문제에 비유한 것이다. 건강문제도 실제 파악된 부분보다는 파악되지 않은 부분이 훨씬 더 크다고 한다. 실제 질병을 가지고 있는 사람들 중에서 진단을 받아 환자로 분류되는 사람의 비율은 작다. 또한 질병으로 진단되기 이전의 위험상태에 있는 사람들도 많다는 점에서 빙산에 비유할 수 있다.

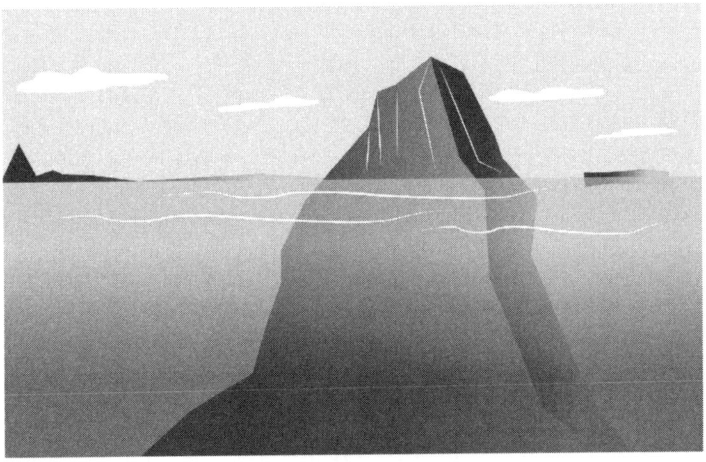

[그림 1-4] 빙산

4) 외국인 환자의 질환 분포

2015년에 우리나라 의료기관을 이용한 외국인 환자는 296,889명이었다(한국보건산업진흥원, 2016). 실환자수는 외래 247,330명, 건강검진 25,070명, 입원 24,489명이었다. 여성 61.3%, 남성 38.7%이었고, 여성 외국인 환자는 2014년에 비해 11.9% 증가하였다. 국적별 분포는 중국이 33.4%로 가장 많았고, 미국 13.8%, 러시아 7.0%, 일본 6.4%, 카자흐스탄과 몽골이 각각 4.2%의 순이었다.

진료과별 분포는 내과통합(가정의학과 포함)이 21.3%, 성형외과 11.1%, 검진센터 9.3%, 피부과 8.6%, 정형외과 6.1%, 산부인과 5.1%, 일반외과 3.6%, 치과 3.1%, 이비인후과, 안과, 신경외과가 각각 3.0%, 비뇨기과 2.4%, 한방통합 3.6%, 기타 진료과 16.7%이었다.

2013년에 우리나라 의료기관을 이용한 중국인 환자의 주요 질환은 소화계 질환이 7.8%로 가장 많았고, 다음으로 근골격계 질환이 6.6%, 비뇨생식기계 질환이 4.5%, 호흡계 질환이 4.2%, 암 3.0%, 순환계 질환 2.6%, 내분비 대사질환 2.1%, 신경계통 질환 1.3% 등의 순이었다(한국보건산업진흥원, 2014).

참고문헌

김경미, 한국관광안전인식에 따른 국가이미지, 태도 및 행동의도에 관한 연구: 방한 일본·중국 관광객을 대상으로, 한양대학교 대학원 석사학위논문, 2011

대한예방의학회 편, 예방의학과 공중보건학, 계축문화사, 2014

박경귀, 경기도 의료관광 역량강화를 위한 전문가 포럼 자료집, 경기도, 2014

반덕진, 히포크라테스의 발견, 후마니타스, 2005

열왕기 하

임범규, 항공기승객의 안전과리에 관한 연구, 한국체육대학교 사회체육대학원 석사학위논문, 2007

전국대학보건관리학교육협의회 편, 보건학원론, 1999

전국대학보건관리학교육협의회 편, 신공중보건학, 2006

진기남, 의료관광의 구조와 실제, 범문에듀케이션, 2013

한국보건산업진흥원, 2013 외국인환자 통계, 2014

한국보건산업진흥원, 2015 외국인환자 유치실적 통계분석보고서, 2016

한국의료분쟁조정중재원, 2016년도 의료분쟁 조정 중재 통계연보, 2017

허정, 서양보건사, 신광출판사, 1997

Armstrong, GL, Conn, LA, Pinner, RW, Trends in Infectious Disease Mortality in the United States During the 20th Century, Journal of American Medical Association 1999;281(1):61-66

Beauchamp, D.E., Public Health as Social Justice, Inquiry 13(1):3-14

Li, H., Cui, W. The historical changes of medical tourism, History of Medicine (Meds 2016), University of Western Ontario Medical Journal 83;2:20-22, 2014

Marland K.S, Fundamentals of safety education, Macmillan, 1973

Torrens, PR., Williams SJ. , Introduction to Health Care Services, Cengage Learning, 2009

Turnock, BJ. Public Health: What It Is and How It Works(3rd ed.), Johns & Bartlett, 2004

WHO, Constitution of the World Health Organization, New York, 1946

Wilkinson, R. (김홍수영 역), 평등해야 건강하다, 후마니타스, 2005
WEF(World Economic Forum), The Travel & Tourism Competitiveness Report 2017
http://content.time.com/time/health/article/0,8599,1861919,00.html
https://www.k-medi.or.kr/Index.do
http://pksmystory.com.ne.kr/04_myth/asclepius.htm
https://www.health-tourism.com/
https://www.health-tourism.com/medical-tourism/history/
http://www.health.org.uk/blog/infographic-what-makes-us-healthy
http://www.yonhapnews.co.kr/bulletin/2016/01/29/0200000000AKR20160129163951017.HTML

제 2 장 보건의료체계와 의료전달체계

1 건강권에 대한 개념

WHO 헌장(1946)은 '가능한 최고 수준의 건강을 향유함은 모든 인간의 기본적 권리의 하나이며, …'라고 기술하여 건강을 인간의 기본권으로 규정하고 있다. 또한 1948년에 선포된 세계인권선언에서는 '모든 인간은 자기와 가족을 위하여 의식주, 의료와 사회적 시설을 향유할 권리를 가지며, …'라고 하여 건강을 의식주 다음의 권리로 규정함으로써 처음으로 건강권의 개념을 제시하였다.

우리나라 헌법 규정에도 건강권의 개념을 포함하고 있다. 헌법 제34조에서는 '모든 국민은 인간다운 생활을 할 권리를 가진다.'라고 규정하였고, 제35조에서는 '모든 국민은 건강하고 쾌적한 환경에서 생활할 권리를 가지며, 국가와 국민은 환경보전을 위하여 노력하여야 한다.'고 하였으며, 제36조에서는 '모든 국민은 보건에 관하여 국가의 보호를 받는다.'라고 규정하여 건강에 관한 국민의 권리를 포함하고 있다.

1) 보건의료체계

체계는 포괄성 면에서 개인<제도<체계<사회<환경의 관계에서 고려해 볼 수 있으며, 이 체계 안에 하부체계로 보건의료체계를 개념화할 수 있다. 보건의료체계란 '보건의료서비스의 생산과 소비 및 분배에 관련되는 법제와 조직' 또는 '국민의 의료이용과 관련된 일체의 사회체제와 관행'으로 정의할 수 있다. 보건의료체계는 관리와 재원조달을 통해서 자원을 창출하여 보건의료서비스를 국민에게 전달함으로써 국민의 건강을 생산하기 위한 것이다.

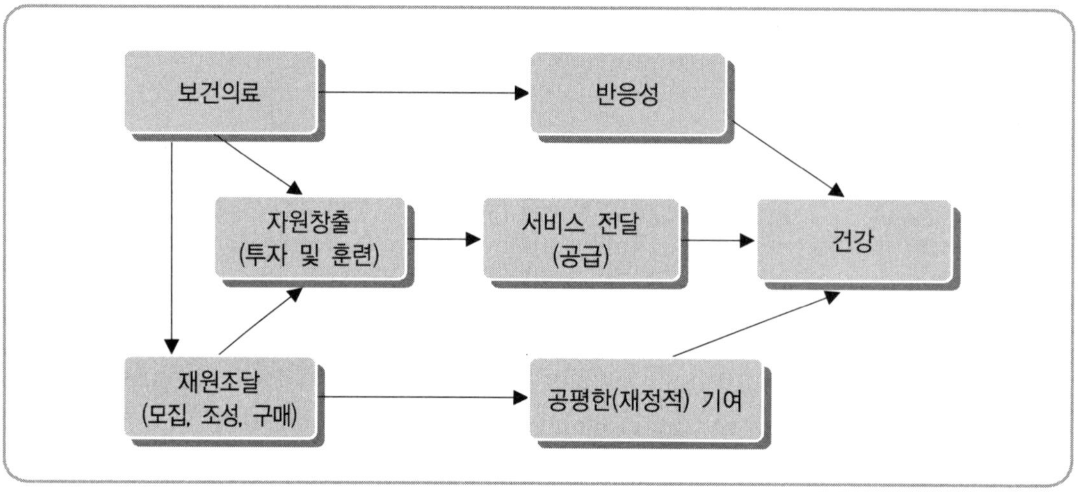

[그림 2-1] 보건체계의 기능과 목적(WHO, 2000)

보건의료체계의 구성요소는 보건의료 자원의 개발, 보건의료 자원의 조직화, 보건의료서비스의 공급(전달), 경제적 지원, 관리이다(WHO, 2000).

2) 보건의료체계의 특성

보건의료체계는 몇 가지 특성을 가진다.

(1) 정보의 비대칭성(asymmetry of information)

정보의 비대칭성이란 의사(공급자)는 환자의 질병과 건강에 관해 많은 지식과 정보를 가지고 있는데 비해, 환자(이용자)는 질병과 건강에 관해 의사에 비해 현저히 적은 지식과 정보를 가지고 있어 양자의 지식과 정보 사이에 격차가 발생하는 현상을 말한다. 이러한 비대칭성 때문에 의사는 환자에 대해 우월적인 자문가의 역할을 할 수 있다.

(2) 수요 발생의 예측 불가능성

많은 질병은 우리가 예측하지 못한 상태에서 발생한다. 따라서, 언제 어떤 질병을 가진 환자를 얼마나 진료해야 할 지 미리 예측하기 어렵다.

(3) 외부효과(externality)

감염성질환은 타인에게 전염될 수 있기 때문에 사람들이 감염성질환을 예방하거나 치료하면 이로 인해 질병 예방의 노력을 하지 않은 다른 사람들도 감염성질병에 이환될 가능성이 줄어든다. 이처럼 어떤 개인은 질병예방을 위한 비용을 들이지 않았는데 다른 사람들의 예방을 위한 비용 지출로 인해 혜택을 누리는 것을 외부경제라고 한다. 반대로 주거지 주변의 공장에서 환경오염물질을 배출하면 공장은 환경오염물질을 배출하면서 생산한 결과로 이익을 얻지만 주민들은 이익을 취하지 않았는데도 환경오염으로 인한 건강 악화 등 불이익을 얻게 되는데 이런 현상을 외부불경제라고 한다.

외부경제가 있는 경우 보건의료서비스(질병예방, 건강증진)의 공급을 시장에 맡길 경우 공급에 비해 수요가 적게 발생한다. 반대로 외부불경제가 있을 경우(환경오염)에 시장에 맡기면 수요에 비해 공급이 많이 발생한다.

(4) 공익성

보건의료서비스는 공익적 특성이 있다. 준공공재라고 하기도 한다. 개인의 구매력에 따라 구입하도록 시장에만 맡기면 의료서비스를 필요로 하는 사람들이 이용하지 못할 수 있다. 건강권 보장을 위해서 경제적 능력과 관계없이 건강의 필요에 따라 이용할 수 있도록 해야 한다.

(5) 환자와 의사의 관계

환자와 의사는 1 : 1의 특수한 관계를 가진다. 즉, 각 환자의 특수성에 따라 진료도 달라질 수 있다는 것이다. 특히 문화적 배경이 다른 외국인 환자를 진료하려면 개인과 질병의 특성에 더해 문화적 특성까지도 고려하여야 한다. 이러한 특성 때문에 대부분의 보건의료서비스는 제조업과 달리 서비스의 질에 대한 표준화와 통제가 어렵고, 진료를 자동화하기도 어렵다.

(6) 공급의 비탄력성

국가에서는 보건의료서비스 공급자를 일정한 조건을 갖춘 사람들로 제한한다. 의사에 대해 면허제도를 도입하고 병상과 의료시설 등을 설립할 경우 인가나 허가제도를 도입하여 진입장벽을 두는데 이러한 점이 일반적인 생산활동과 차별화되는 점이다. 이러한 점 때문에 수요의 변화에 따라 공급을 신속하게 탄력적으로 변화시키기 어렵다. 또한 의사 인력을 양성하기 위해서는 10년 이상의 긴 기간이 소요되기 때문에 수요 증가를 인지하고 의사를 더 많이 양성할 것을 기획한다면 양성된 의사가 배출되는 시점은 최소 10년 이후가 된다.

(7) 결합생산물

병원은 제조업체와 달리 다양한 생산물을 산출한다. 특히 대학병원 등은 진료, 교육, 연구 활동을 수행하기 때문에 산출물도 다양하다.

(8) 소비적 요소와 투자적 요소의 혼재

보건의료서비스는 그 자체로 다른 생산물을 생산하지 못하기 때문에 소비적 요소가 있다. 반면에 보건의료서비스를 통해 사람들의 건강을 유지, 향상시킴으로써 생산요소인 인적 자본을 강화하는 투자적 요소가 동시에 존재한다.

(9) 노동집약적 성격

의료기관은 검진과 진료를 자동화하기 어려운 부분이 많기 때문에 다양하고 많은 인력을 고용하는 노동집약적 특성이 강하다. 의료기관만큼 다양한 직종의 사람들이 일하는 생산현장을 찾기는 쉽지 않다.

(10) 가격경쟁 불허

의료시장에서는 가격경쟁을 허용하지 않는 것이 일반적이다. 대부분의 국가들이 건강보험수가를 정해 가격을 사회적으로 결정해놓는다. 시장에서처럼 가격을 자율적으로 결정하기 어렵다. 다만 해외환자들을 대상으로 하는 의료수가는 건강보험수가의 적용을 받지 않기 때문에 가격경쟁의 요소가 있다.

(11) 보건의료서비스의 비확정성

자연과학의 대상은 대부분 결정론의 영향을 받는다. 예를 들면, 지상의 모든 사물들은 예외없이 만유인력의 법칙의 영향을 받는다. 그러나, 건강과 질병은 확률론에 의해 결정된다. 예를 들면, 어떤 사람들이 감기 바이러스에 노출되었다고 해도 그 중 어떤 사람에게는 질병이 발생하고, 어떤 사람에게는 질병이 발생하지 않는다. 이는 그 사람의 면역력, 환경적 조건 등에 의해 달라지기 때문이다.

(12) 시장실패

보건의료서비스의 공급과 구매를 시장기능에 맡기게 되면 일반 재화처럼 시장에서 수요와 공급에 의해 가격이 결정되지 않는다. 이러한 현상을 시장의 실패라고 한다. 따라서, 세계의 많은 국가에서는 보건의료서비스를 시장에만 맡기지는 않는다. 보건의료서비스를 시장에 맡기는 정도는 국가마다 차이가 있다.

3) 이념과 보건의료체계

보건의료체계는 각 국가가 채택하는 이념에 의해 영향을 받는다. 국가의 이념을 단순화하면 자유와 평등으로 나눌 수 있다. 자유와 평등을 양 극단으로 한 스펙트럼에서 자유를 더 많이 추구하는 국가와 평등을 더 많이 추구하는 국가로 분류할 수 있다. 물론 자유만을 위해서 평등을 완전히 포기하거나 평등만을 위해서 자유를 완전히 포기하는 국가는 거의 없고 이 두 이념 중에서 한 쪽을 더 중요시하고 다른 한 쪽을 덜 중요시하는 정도로 나눌 수 있다. 이러한 이념의 채택에 의해 보건의료체계도 결정된다. 현존하는 대표적인 국가 보건의료체계를 자유를 가장 많이 보장해주는 모델에서 평등을 가장 많이 보장해주는 모델로 차례대로 나열한다면 기업가 모델, 사회보험 모델, 국가보건서비스 모델, 사회주의형 모델이라고 할 수 있다.

(1) 국가 보건의료체계의 유형

① 기업가 모델

기업가 모델은 개인의 자유를 우선적으로 많이 보장하는 보건의료체계이다. 이 모델을 취하는 국가들은 미국, 한국, 대만, 필리핀, 방글라데시, 네팔, 남아프리카공화국, 가나 등이다. 우리나라는 사회보험 방식의 국민건강보험을 채택하고 있지만 의료기관 설립, 의료장비 도입, 의료서비스 제공, 의료기관 선택 및 이용 등을 주로 시장기능에 맡기고 있어서 기업가 모델에 가깝다.

이 모델의 핵심적 가치는 의료서비스 선택의 자유를 최대한 보장하는 것이다. 즉, 이 모델에서는 의료서비스의 제공과 자원 배분을 시장기전에 주로 맡기고 국가는 최소한으로 개입하는 체계이다. 이로 인해 의료보장도 사회보험보다는 민간 의료보험에 주로 의존한다. 기업가 모델의 장점은 다음과 같다(Bruce, Gaydos, 2003).

㉠ 공급자는 서비스의 질을 중시하여 미시적 질을 우선적으로 향상시키려고 한다.

㉡ 의료의 연구와 기술 발전에 기여한다.

㉢ 고급, 고가 의료서비스 개발에 대한 유인이 제공된다.

㉣ 민간보험 가격을 비교하여 보험료가 보다 싼 민간보험을 구매하도록 경쟁시킬 수 있고, 보험자는 보험료를 낮게 유지하기 위해 다른 의료기관보다 진료비가 싼 의료기관과 계약하거나, 직영 방식을 택하여 비용을 절감할 수 있다.

그러나, 이와 같이 경쟁을 통해 의료서비스를 구매하도록 하는 방식은 보험자들이 가입자들의 필요에 비해 의료서비스를 적게 제공할 가능성이 높거나, 소득수준이 높은 가입자만을 선택하여 가입시킴으로써 그 비용절약 효과가 국민에게 골고루 분배되지 않는다는 비판이 있다. 따라서, 민간보험자들은 보험가입자들의 의료이용에 대해 세밀히 심사하는 이용도 심사(utilization review)를 도입하는 경우가 많다. 또한 보험자들은 가입자들의 질환에 대해 사례관리(disease management) 제도를 도입하기 쉽다. 반면에 이 모델의 단점은 다음과 같다.

㉠ 의료이용의 형평성이 크게 저하된다. 기업가 모델에서는 보건의료서비스를 경제력에 따라 분배하기 때문에 보험을 구입하지 못하거나 급여의 포괄성이 낮은 보험을 구입한 사람들이 충분한 의료서비스를 이용하지 못하는 경향이 크다.

㉡ 지역간, 자원간 보건의료자원의 균등한 분포와 포괄적인 의료서비스 이용이 어렵다. 민간의료보험이 위주인 기업가 모델에서 사람들은 자신의 경제적 능력에 따라 의료서비스의 급여에 차이가 있는 민간의료보험을 구입하게 된다. 의사의 진료와 의료기관 설립이 자유로운 상황에서는 수요가 많은 도시에 의사와 의료기관들이 집중하게 되어 지역 간 불균형이 심화된다.

㉢ 의료비 증가를 초래한다. 기업가 모델에서는 의료서비스도 시장기능에 따라 영리를 위해 제공할 수 있도록 허용하므로, 다수의 의료기관들이 영리를 추구하게 되고, 의료기관들은 수익성이 높은 고가의 의료서비스를 개발하게 된다. 이 경우 고소득층은 급여범위가 넓은 민간 의료보험을 구입하게 되어 의료비 지출이 증가한다.

㉣ 보건의료체계의 효율성이 낮다. 기업가 모델에서는 지출하는 의료비에 비교하여 국민의 건강수준이 비교적 좋지 않은 결과로 나타난다. 기업가 모델에서는 국민의 불평등도가 높고 불평등은 특히 하위계층의 건강상태를 열악하게 한다. 2015년 4월 기준으로 미국($56,421)은 1인당 GDP가 그리스($18,863)의 약 3배 정도 되지만 불평등도가 높은 미국인의 건강수준은 불평등도가 낮은 그리스인보다 열악하다.

기업가 모델에서 민간의료보험의 비용절약의 성과는 의료이용이 적은 가입자나 소득수준이 높은 가입자만을 골라 가입시켜서 얻은 결과이며, 절약된 비용이 가입자들에게 환원되는 것이 아니라 민간보험회사의 이익을 증가시키는 데 쓰인다.

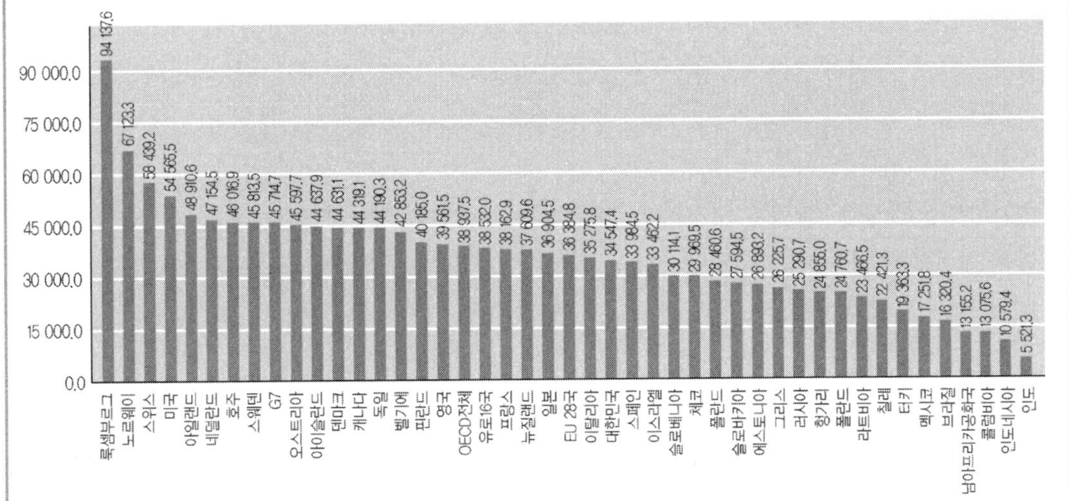

[그림 2-2] 국민 1인당 GDP(US$, 현재가격, 구매력 평가지수)

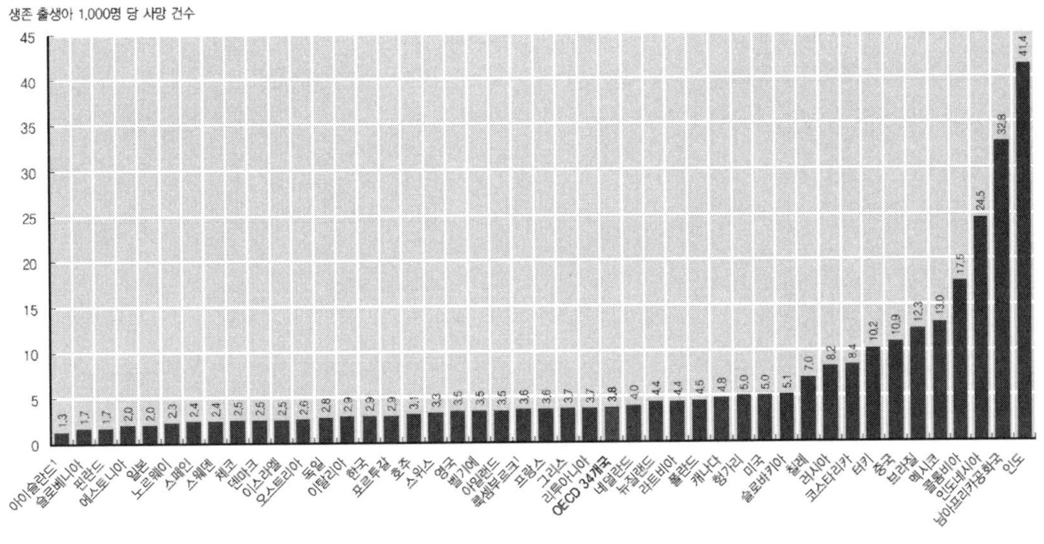

[그림 2-3] 출생아 1,000명당 영아사망률

출처 : https://data.oecd.org/

② 사회보험(National Health Insurance) 모델

사회보험 모델은 전국민에게 건강보험을 적용(universal coverage)시킨다. 건강보험의 재정은 주로 개인과 고용자로부터 조달하며 비영리 기금의 특성을 가진다. 보건의료서비스의 생산요소에 대해서는 공공과 민간의 소유권을 모두 인정한다. 독일과 한국이 사회보험 모델을 채택하고 있다.

사회보험 모델의 장점은 고용자와 피용자가 건강보험 재원조달에 같이 참여한다는 점과 사회 연대성을 유지하는데 기여한다는 점이다. 반면에 사회보험 모델은 관리의료 등과 같은 비용을 절약할 수 있는 진료방식을 채택하기 곤란하다는 것이 단점이다.

③ 국가보건서비스(National Health Service) 모델

국가보건서비스 모델은 국가가 전국민에게 보건의료서비스를 제공하는(universal coverage) 것이다. 국가보건서비스의 운영을 위한 재원은 세금을 통해 조달한다. 국가가 의료기관 등의 생산요소에 대한 소유권을 가지고 직접 통제하면서 전국민에게 거의 무료에 가까운 진료비로 의료서비스를 제공한다. 국가보건서비스 모델을 채택한 국가들은 영국, 캐나다, 뉴질랜드, 스웨덴, 노르웨이 등이다.

④ 사회주의형 모델

사회주의형 모델은 전국민에게 기본적 필요를 형평성 있게 충족시키는 것을 기본으로 한다. 사회주의형 모델의 핵심적 가치는 보건의료서비스의 생산과 배급을 국가에서 계획적으로 통제한다는 점이다. 의료서비스는 원칙상 무료이다. 구소련, 쿠바, 체코 등의 사회주의 국가들이 채택한 방식이다.

사회주의형 모델의 장점은 다음과 같다.

㉠ 보건의료서비스의 형평성이 매우 높다. 사회주의 모델 중에서 쿠바는 적은 보건의료비를 사용하면서 국민의 건강수준을 비교적 높은 수준으로 유지하고 있다.
㉡ 지역간에 의료자원이 균등하게 분포되어 있다.
㉢ 국가에 의한 의료기관 설립과 운영으로 의료비용 절감이 가능하다.

단점은 고급의료가 발전하기 어렵다는 점이다.

[표 2-1] 주요 보건의료체계와 성과

특성	기업가모델	사회보장형 (사회보험형+국민보건서비스형)	사회주의형
서비스의 질	++	+	−
서비스의 포괄성	−	++	++
서비스의 균등분포	−	++	++
선택의 자유	++	+	−
형평성	−	++	++
의료비 절감	−	++	++

출처 : Fry, Horder, 1994
++ 매우 바람직함 + 우수 바람직함 − 바람직하지 못함

보건의료체계의 성과는 기업가 모델은 서비스 질과 선택의 자유는 매우 우수하지만 서비스의 포괄성, 서비스의 균등분포, 형평성, 의료비 절감측면에서는 열등하다. 사회보장형(복지지향성 및 보편주의형)은 서비스의 포괄성, 서비스의 균등분포, 형평성, 의료비 절감측면은 매우 우수하며 서비스의 질과 선택의 자유면에서도 우수한 편이다. 사회주의형은 서비스의 포

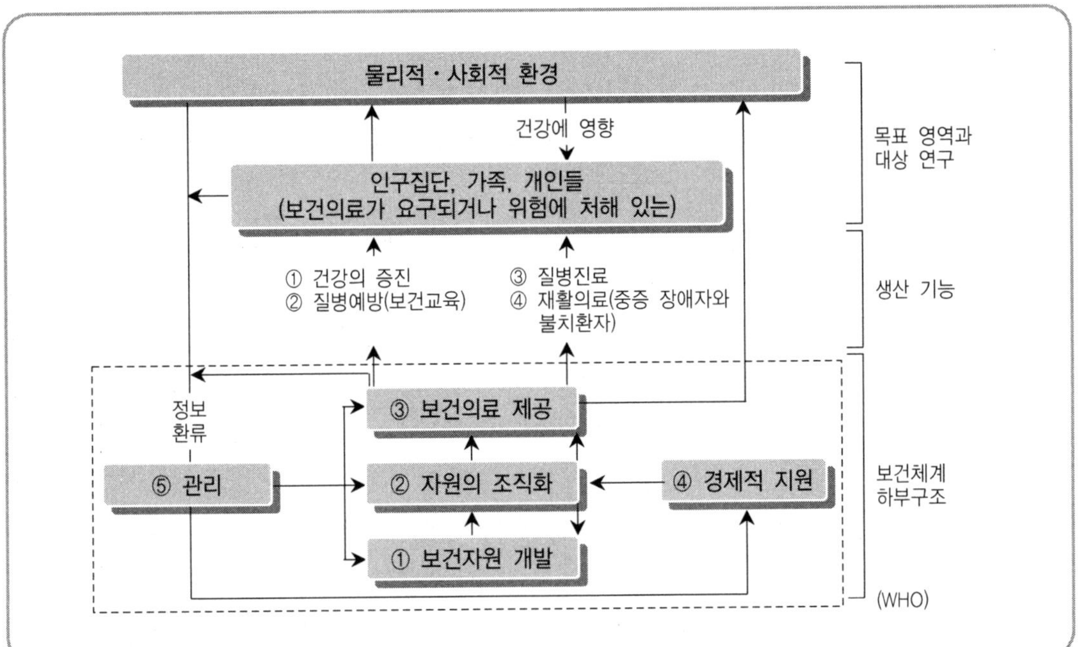

[그림 2-4] 국가보건의료체계(WHO)

괄성, 서비스의 균등분포, 형평성, 의료비 절감측면은 매우 우수하지만 서비스의 질과 선택의 자유에서는 열등한 편이다.

국가보건의료체계는 물리적, 사회적 환경하에서 보건의료서비스를 필요로 하는 인구집단, 가족, 개인들에게 서비스를 제공하는 체계이다. 보건의료서비스를 생산하기 위한 체계를 보건의료의 하부구조라고 한다. 보건의료체계의 하부구조는 인력, 시설, 장비 및 보급품, 지식 등의 보건자원의 개발, 개발된 자원을 결합하여 서비스를 생산할 수 있도록 하는 자원의 조직화, 지도력, 의사결정, 법규 및 규정 등의 조직의 관리, 조직의 운영을 위한 경제적 지원으로 재정의 공공지원, 고용주의 보험료 갹출, 보험자 등이 있으며 예방, 질병치료, 재활 등의 보건의료서비스를 제공하게 된다.

(2) 보건의료 인력

우리나라의 의사 총 수는 2017년 2/4분기에 80,886명이며, 전문의는 2010년에 61,545명에서 2012년에 66,672명으로 증가하였다. 일반의는 2010년에 5,700명에서 2012년에 5,397명으로 감소하였다. 전공의 수는 2010년에 11,934명에서 2012년에 11,475명으로 감소하였다. 인구 1,000명당 의사 수는 1980년에 0.5명에서 2000년에 1.3명, 2003년에 1.6명, 2009년에 2.3명으로 증가하였다.

인구 1,000명당 간호사 수는 2000년에 1.4명에서 2003년에 1.7명으로 OECD국가에 비해 의사, 치과의사, 간호사 수는 적은 편이고 약사는 많은 편이다. 의사 수의 과부족 여부에 대한 논란이 있지만 이에 대한 객관적 판단기준이 없어 판단하기는 쉽지 않다. 의사 수의 과부족을 판단하는 기준으로 몇 가지 지표를 사용한다. 첫번째 지표로 타국의 유사 GDP수준이었을 때의 인구대비 의사 수와 비교하기도 한다.

다음으로 의료수요와 비교한 의사 수를 비교하는 방법이다. 우리나라의 인구 1인당 연간 평균 외래방문횟수는 2016년에 17.36회이었고 2013년의 1인당 평균 병원재원일수는 16.5일이었다. 인구 100명당 평균 재원일수는 3차 종합병원이 21.8일, 2차 종합병원이 28.4일, 병원이 19.5일, 의원이 18.1일이었다. 우리나라의 의료이용은 OECD 국가에 비해 많은 수준이다.

우리나라의 의사 수가 많다는 주장도 있다. 2010년 우리나라의 인구 1,000명 당 의사 수는 2.3명(의사면허 발급 의사 수)인데 이 수는 2009년 OECD회원국의 활동의사 수 3.1명에 비해서는 적은 편이지만 의사밀집도(2009년)에서는 OECD 국가 중 2위로 밀집도가 높다는 주장이다. 또한 OECD국가의 55세 이상 의료진의 비율이 평균 30% 이상으로 우리나라 20% 미만에 비해 높은 편이라는 근거도 제시한다. 고령의 의료진 비율이 높다는 것은 진료 생산성이 낮을 수밖에 없어 젊은 의사의 비율이 높은 우리나라 의사들의 진료역량이 높기 때문이

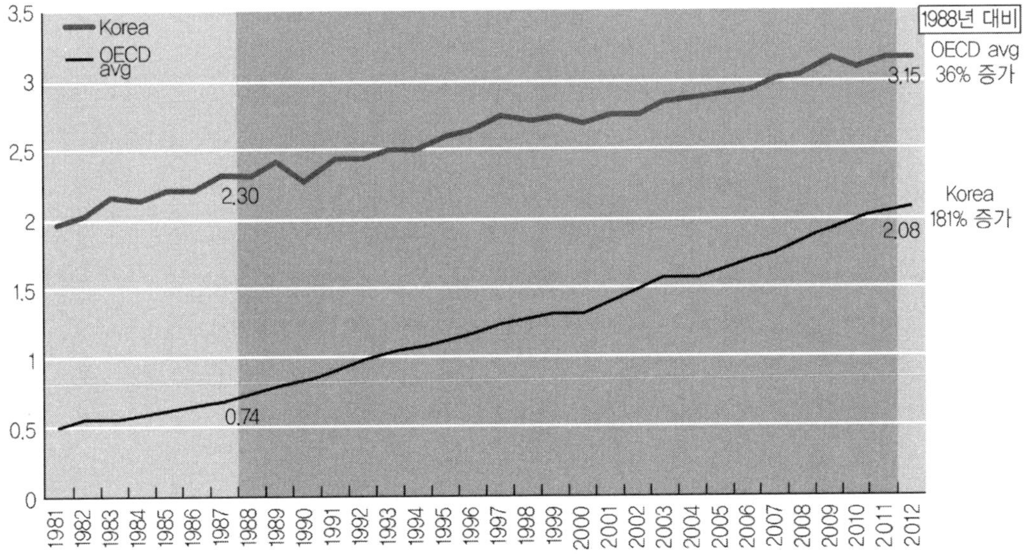

Year	1988	1989	1990	1991	1992	1993	1994	1995	1996	1997	1998	1999	2000
KOREA	0.74	0.80	0.83	0.90	0.97	1.03	1.07	1.12	1.17	1.23	1.27	1.31	1.30
OECD avg	2.30	2.42	2.28	2.43	2.43	2.50	2.50	2.60	2.64	2.75	2.71	2.73	2.69
Year	2001	2002	2003	2004	2005	2006	2007	2008	2009	2010	2011	2012	2013
KOREA	1.39	1.49	1.57	1.57	1.63	1.69	1.74	1.85	1.92	1.99	2.04	2.08	
OECD avg	2.76	2.76	2.84	2.86	2.89	2.92	2.99	3.04	3.16	3.09	3.15	3.15	

[그림 2-5] 인구 1,000명당 의사수 추이(한국과 OECD)

출처 : 김홍식, 2015

라고 주장한다. 마지막으로 현재 우리나라는 연간 3천여 명의 신규 의사를 배출하고 있는데 2030년에는 의사 총수가 OECD평균을 능가할 것이라는 근거를 제시한다. 의사가 필요에 비해 많다는 주장은 주로 의사협회 등에서 주장하는 의견이다.

반면에 우리나라 의사가 부족하다는 주장도 있다. 그 근거로 우선 2010년에 우리나라에서 활동하고 있는 의사 수는 인구 1,000명당 2명인데 이는 OECD 회원국 중 칠레, 터키를 제외하고 가장 낮은 수준이라는 주장이다(국민건강보험공단). 둘째, 의료비 변수만을 고려할 경우 인구 1,000명당 임상의사 수는 2010년에 2.3명, 2020년에는 3.8명이 필요하며, 의료비 외에 경제·사회적 및 의료제도적 변수도 고려할 경우 2010년에 3.5명, 2030년에는 3.2명이 필요하다고 한다. 또한 공공의료 인력도 부족하다고 주장한다(정형선 외, 2011).

우리나라 의사의 지역간 불균형 분포도 심각한 편이다. 서울과 6대 광역시에 거주하는 인구는 우리나라 전체 인구의 47%인데 비해 의사는 89.2%가 집중되어 있다. 또한 전문의는

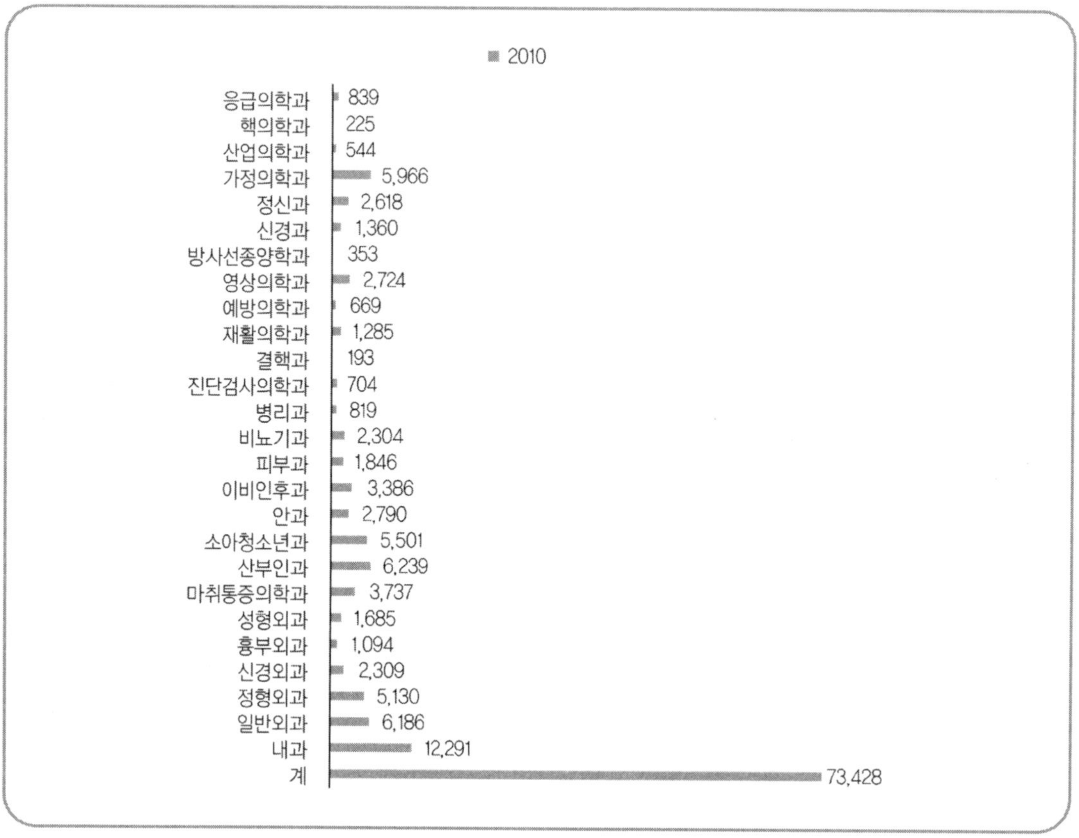

[그림 2-6] 전문과목별 전문의사 수

출처 : 라포르시안, 2012. 01. 10

전문과목간에 수급 불균형이 있으나 국가의 체계적인 수급계획은 없는 실정이다.

우리나라는 과다한 전문의 의사 인력이 양성되고 있다. 전체 의사 중 전문의의 비율이 83.7%(전공의 포함시)로 대부분 전문의로 구성되어 있으며, 개원하고 있는 의사의 92.1%가 전문의이다. 이로 인해 1차의료의 질적 문제와 비효율성의 문제가 제기된다.

의료인력의 질적 불균형도 심한 편이어서 의사들의 자격초과(over-qualification), 자격미달(under-qualification), 자격이상(mis-qualification) 등의 문제가 초래될 가능성이 있다(신영전, 김창엽 외, 2006).

전문의들 중 자신이 진료하고 있는 환자들 중에서 자신의 전문진료과목에 해당되지 않는 환자를 많이 진료하고 있다. 의료관광객을 유치하게 되면 의료관광객이 많이 진료받는 전문과목의 의사 보수가 증가하여 진료과목 간의 두뇌유출(brain drain)이 발생할 수도 있다.

(3) 시설

① 보건의료시설의 정의

Donabedian(1973)은 보건의료시설을 일정 지역내의 일정한 시점의 서비스 제공 단위이며 수행해야 할 기능은 간호, 산전관리, 재활 서비스 등인 것으로 정의하였다. 우리나라 의료법에서 정의하고 있는 의료시설은 '의료인이 대중 또는 특정 다수인을 위하여 의료·조산의 업을 행하는 곳'이다.

② 보건의료시설의 종류

의료법에서는 보건의료시설의 종류를 상급종합병원, 종합병원, 병원, 치과병원, 한방병원, 의원, 치과의원, 한의원, 요양병원, 조산원, 약국 등으로 분류하고 있다.

우리나라 보건의료시설의 소유 지배 구조는 민간부문의 절대 우위와 공공부문의 절대 부족으로 설명할 수 있다. 공공부문 병상점유율은 절대량이 부족한 시기인 1940년대 까지는 40%이었지만 1979년에 전국민의료보험이 도입된 이후에는 민간 의료기관이 많이 설립되면서 공공부문의 비중이 감소하였다. 2000년에는 공공병상 점유율이 8.1%에 불과하였다. 2015년에는 공공병상이 전체 병상의 9.5%이었다(보건복지부, 국립중앙의료원, 2016). 일본의 공공병상 점유율 27.2%(2014), 미국의 공공병상 점유율 22.7%(2013)와 비교해도 매우 낮은 편이다. 병상의 민간 절대우위와 아울러 대부분의 서비스를 민간부문에서 제공하고 있다. 외래와 입원서비스의 90% 정도를 민간부문에서 제공하고 있다.

의료시설의 절대다수가 민간부문인데 따른 공급자의 행태도 문제로 제기된다. 우리나라는 병원의 대다수가 개인 자본에 의해 설립되어 개인이 소유하고 지배하는 병원이 주류이고 이들 병원들은 이윤극대화를 추구하게 된다. 이를 위해서 치료 위주의 서비스를 제공하며, 비급여 진료를 증가시키는 행태로 나타나기도 한다. 또한 과잉진료의 시비가 일어나기도 한다. 한편, 공공부문의 기능은 불명확하고, 민간기관과 유사하다. 많은 공공병원이 수익을 증대하기 위한 노력을 기울이고 있다.

[표 2-2] 공공의료기관 및 민간의료기관 비율(2013) (단위 : 개소, 병상)

	공공의료기관(%)[1]	민간의료기관(%)[2]	계
기관수	0.3(212)	99.7(63,419)	
병상수	9.5(63,476)	90.5(602,964)	100.0(394,169)

출처 : 김주경, 2015
1) 보건복지부·국립중앙의료원, 2016
2) 통계청 및 한국보건산업진흥원 통계DB 조회(KHISS)

[표 2-3] 병·의원 수 및 병상 수 추이

구 분	병·의원수	입원진료 병상수
'83	13.674	83,382
'93	26.661	164,588
'03	45.772	340,988
'08	54.165	478,645
'09	55.769	498,302
'10	56.244	523,357
'11	58.496	564,572
'12	59.519	598,844
'13	60,899	633,087
'14	63,675	668,470
'15	63,419	665,920

출처 : 박수경, 2015, KHISS

우리나라에서는 300병상 정도에서 규모의 경제(Economies of scale)가 이루어지는 것으로 알려지고 있는데 병원의 대다수는 규모의 경제 이하의 병원인 300병상 미만의 규모이다(신영전, 김창엽 외, 2006).

인구 1,000명당 병상수는 1990년에 2.7병상, 2000년에 5.2병상, 2003년에 5.9병상, 2011년에 9.6병상, 2014년에 11.6병상으로 OECD국가들 중에서도 일본 다음으로 많은 편이다.

우리나라의 보건시설은 보건소 251개소, 보건지소 1,314개소, 보건진료소 1,908개소가 있다.

우리나라 의료기관들은 대형 의료기관 중심으로 공급체계가 변화되었다. 의료기관 종별 병상점유율 분포는 1980년에 의원 39.6%, 병원 27.6%, 종합병원 32.6%이었던 것이

[표 2-4] 국가별 인구 1,000명당 병원 병상 수(OECD 자료)

(2012년 또는 최근 기준, 병원 병상 수, 천 명당)

일본	우리나라	독일	프랑스	네덜란드
13.4	10.3	8.3	6.3	4.7
호주	미국	영국	스웨덴	OECD평균
3.8	3.1	2.8	2.6	4.8

출처 : 김주경, 2015

2000년에는 의원 27.6%, 병원 25.8%, 종합병원 46.6%, 2012년에 의원 15.9%, 병원 31.2%, 요양병원 26.6%, 종합병원 15.7%, 기타 10.6%로 요양병원의 점유율이 크게 증가하였다(http://khiss.go.kr/). 또한 대형 의료기관에서 많은 병상을 보유하고, 많은 환자를 진료하게 됨에 따라 경증환자도 대형 의료기관을 이용하는 등 고비용, 저효율현상이 발생되고 있다.

반면에 필요한 의료시설이 없는 지역도 증가하고 있다는 사실이 보도되었는데 산부인과가 없는 시・군이 58개나 되며, 산부인과 전문의가 없는 시・군이 14곳에 달한다(자료 : 프레시안 2013.09.16). 산모사망률은 강원도가 서울의 3배에 이른다고 한다.

공공보건의료기관 사이의 연계체계도 미흡하다. 응급의료체계가 미흡하여 예방할 수 있는 질환이나 상해로 인한 사망률도 높다. 외상환자 중에서 예방할 수 있는 환자의 사망률이 39.6%에 달한다.

응급의료 서비스에 대한 접근이 어려운 지역도 많다(자료 : 프레시안 2013.09.16). 강원도, 영남 내륙, 섬 지역에서는 급성심근경색의 경우 증상 발생 90분 이내에 혈관을 뚫는 시술을 받기 어렵다고 한다(자료 : 프레시안 2013.09.16). 응급의료기관의 낮은 질과 아울러 응급의료전달체계가 부실하여 중증 환자가 낮은 단계의 응급기관에서 진료를 받고, 경증 환자가 높은 수준인 응급의료센터에 집중되는 현상도 벌어지고 있다.

건강증진 및 질병예방 서비스 제공체계가 미흡한 편이며 보건의료서비스의 제공이 효율적으로 관리되지 않고 있다. 의원, 병원, 종합병원들이 환자를 유치하기 위해 병상, 장비를 경쟁적으로 도입하고 있어 비효율을 초래하고, 결과적으로 국민의료비를 증가시키게 된다.

현행 건강보험 지불보상제도에서는 의료수가는 억제하고 있지만 서비스 양은 통제할 수 없다. 그 결과 우리나라의 외래 진료 횟수와 입원일수는 OECD국가 중에서 매우 높은 편이다.

[표 2-5] 인구 1백만 명당 MRI, CT 수(한국과 OECD) (대/인구 백만 명)

	2001년		2012년	
	MRI	CT	MRI	CT
한국	6.8	27.3	23.5	37.1
OECD 평균	6.4	14.9	13.9	23.1

출처 : https://data.oecd.org/

(4) 보건체계의 산출

보건체계의 산출은 국민의 건강수준으로 나타난다. 그러나, 국민의 건강수준을 대표하는 단일지표가 없기 때문에 보건체계의 산출을 설명하기 위하여 몇 가지 대표적 건강지표를 사용한다. 대표적으로 사용하는 지표들은 사망률, 영아사망률, 유병률, 기대여명 등이다.

우리나라의 1,000명당 영아사망률은 1970년에 45명에서 1980년에 17.0명, 2000년에 6.2명, 2012년에 3.0명으로 급격하게 감소하였다. 2011년에 인구 100만 명당 사망률은 33.3명이었다. 기대여명은 1945년에 42세에서 1990년에 71.0세, 2000년에 75.5세, 2005년에 78.6세, 2012년에 81.1세로 급속히 증가하였다(https://data.oecd.org/).

2 보건의료전달체계의 개념

보건의료전달체계는 희소한 보건의료자원을 효율적으로 활용하자는 취지에서 고안된 체계이다. 즉, 인간이 겪는 건강문제의 80~90%는 비교적 낮은 수준의 의료기술로 해결이 가능하다는 것이다. 복잡한 의료기술이 필요한 건강문제는 나머지 부분이며, 매우 복잡한 의료기술이 필요한 건강문제는 1% 정도라는 것이 WHO의 주장이다. 따라서, 의료기술을 3가지 수준으로 분류하고 각 건강문제를 그 수준에 적합한 기술로 치료하는 것이 의료인력과 시설 등 자원을 효율적으로 활용할 수 있는 방안이다. 간단한 질병은 1차 보건의료로 해결할 수 있다. 1차 보건의료는 건강증진, 예방이다. 1차 보건의료는 보건소, 보건지소, 보건진료소 등의 보건기관과 일반의사, 가정의학의사, 예방의학의사, 내과, 외과, 소아과, 산부인과 의사들이 주로 담당한다. 1차 보건의료서비스를 제공하는데 소요되는 비용은 비교적 저렴하다. 보건의료전달체계의 기본 취지는 환자의 건강문제에 대해 전문가가 판단하여 1차 보건의료로 해결할 수 있는 문제는 저렴한 비용으로 해결하자는 것이다. 그러나, 1차 보건의료로 해결할 수 없는 문제는 비용이 더 소요되는 2차 의료기관이나 3차 의료기관에서 해결해야 하며 2차나 3차 진료가 필요한지의 판단을 의사 등 전문가가 하도록 하는 것이다.

이러한 취지에서 1981년 「전국보건의료망 편성을 위한 연구」를 통해 의료기관들을 1, 2, 3차 진료기관으로 구분하였고, 지역별로 진료권을 구분하여 8개 대진료권, 140개 중진료권을 설정하였다. 대진료권은 대체로 광역시 또는 도를, 중진료권은 시 중심으로 의료자원을 고려하여 설정하였다. 그러나, 의료전달체계가 본래의 취지에 맞게 효과적으로 시행되지 않고 있다. 우리나라에서는 응급이나 특수질환, 지정기관 등의 예외를 제외한 일반적인 질환에 대해서는 1차나 2차 진료기관에서 발행한 진료의뢰서를 받지 않고 3차 의료기관을 곧바로 이용할 경우 건강보험 급여를 제한하고 있다.

의료전달체계에서는 일반 환자들은 1차 진료기관을 방문해야 한다. 1차 진료기관에서 치료가 불가능한 환자에 대해서는 1차 진료의사가 진료의뢰서를 작성하여 2차 진료기관이나 3차 진료기관에 의뢰하도록 하였다.

치과와 한방진료는 1, 2차 진료기관으로 설정하여 1차 진료는 모든 치과 및 한방의료기관을 이용할 수 있도록 하였고, 2차 진료는 전국의 치과병원, 한방병원 및 3차 진료기관의 치과를 이용할 수 있도록 하였다. 특수병원은 1차 진료는 3차 의료기관을 제외한 모든 의료기관과 보건기관을 이용할 수 있도록 하였고, 2차 진료는 전국의 특수병원을 이용할 수 있도록 정하였다.

실제로는 의료전달체계가 효과적으로 작동하고 있지 않다. 많은 경우 환자가 의사에게 진료의뢰서를 요청하면 의사들이 정확한 판단없이 진료의뢰서를 발급해주는 것이 현실이다. 의료전달체계가 지켜지지 않는 배경은 환자의 선택에 의한 의료기관 이용이라는 관행과 행위별 수가제 하에서 의료기관들이 가급적 환자를 많이 진료해야 수입이 증가하고, 환자의 상급의료기관 이용을 위한 진료의뢰서 발급 요청을 거절하기 어려운 점, 환자들의 상급 의료기관 선호 등의 이유가 복합적으로 작용된 결과이다.

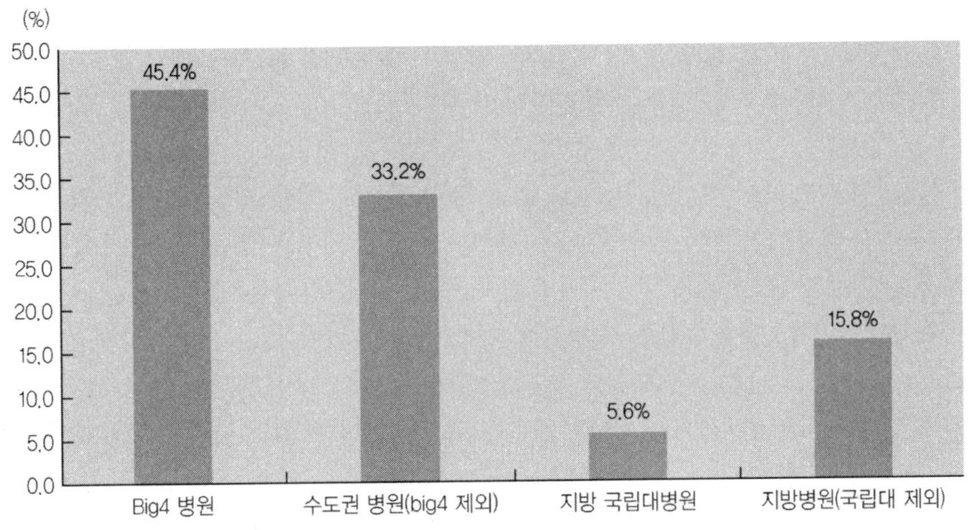

[그림 2-7] 관상동맥우회술 시행 병원별 환자 점유율(2005)

출처 : 보건복지부, 2007

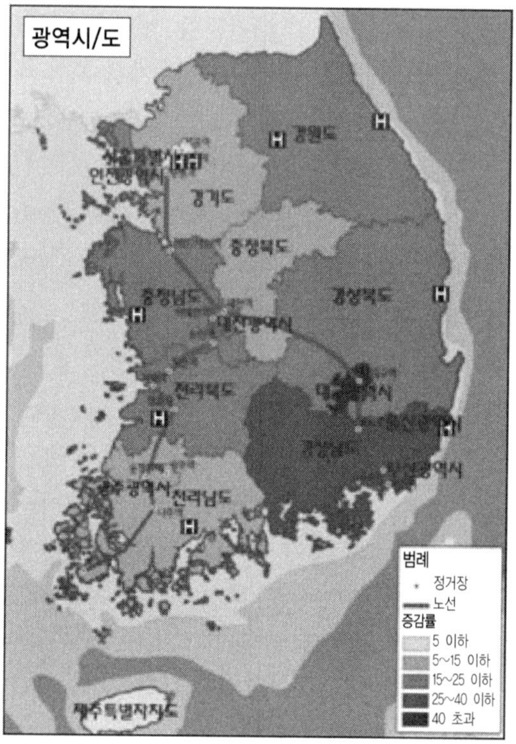

[그림 2-8] 모 대학병원 환자의 거주지역별 증감률

출처 : 문홍진 외, 2010

의료전달체계는 가급적 자신이 거주하고 있는 지역에서 가까운 곳에 있는 의료기관을 이용하도록 하기 위한 제도인데 실제로 자신이 거주하고 있는 지역의 의료기관 이용률이 저조한 것이 현실이다. 일례로 암 환자의 거주지별 의료기관 이용률(자체충족률)은 서울, 부산, 대구 지역은 높지만, 전남, 경북, 제주, 충북, 경남 등은 낮은 편이다.

Barnum & Kutzin(1993)은 병원도 3수준으로 나누는 것이 효율적인 의료자원 활용방법이라고 주장하여 의료전달체계의 이념형을 제시하였다. 1단계 병원은 지역병원 또는 1차 의뢰수준 병원이라고 할 수 있으며, 일반의만 확보하고 있거나, 내과, 산부인과, 외과, 방사선과 의사를 보유할 것을 권장한다. 1차 병원은 일반병리검사를 수행할 수 있는 검사실을 보유하고, 병상당 인력비가 낮다.

2차 병원은 광역병원이라고도 할 수 있으며, 기능이 고도로 분화되어 있고, 전문과목을 5~10개 보유하고 있다. 병상당 인력비는 중간 정도이며, 의과대학과 연결되기도 하고, 200~

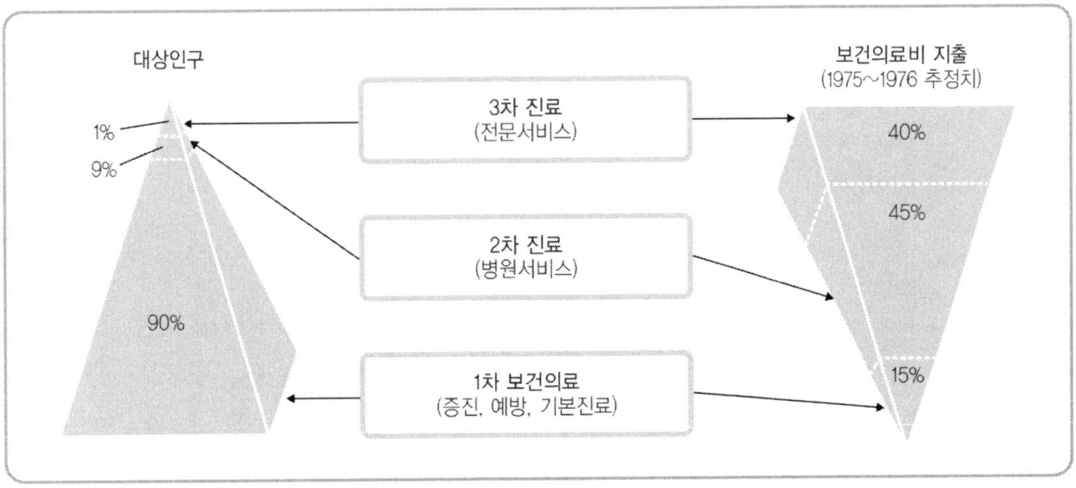

[그림 2-9] 보건의료의 딜레마(가나 사례)

출처 : Ministry of Health, Republic of Ghana, 1978

800병상 규모의 병원이다. 3차 병원은 중앙병원(central hospital)이라고도 하며 가장 전문화된 인력과 기술장비를 보유하고, 임상 서비스가 고도로 세분화되어 있으며, 10개 이상의 전문과목을 개설한 것이다. 병상당 인력비가 높으며, 종종 의과대학과 연결되어 있고, 병상 수는 300~1,500병상 규모이다.

의료전달체계의 목적은 효율적인 의료자원의 이용인데 세계 각국의 현실은 이념형대로 잘 운영되지 않고 있다. 그 대표적인 사례가 1970년대 중반의 가나의 예이다. 가나에서 주민들의 건강상태를 조사, 분석한 결과 90% 정도의 주민이 가진 건강문제는 1차보건의료로 해결할 수 있으며, 9% 정도는 2차 진료로 해결할 수 있고, 나머지 1% 정도만이 3차 진료로 해결할 수 있는 질환이었다. 그러나, 1차 보건의료에는 예산의 15% 정도만이 사용되었고, 2차 진료에 45% 정도의 예산이, 3차 진료에 40% 정도의 예산이 사용되어 예산사용에 있어서는 피라미드가 거꾸로 역전되는 현상이 나타났다.

3 장 비

우리나라 의료기관들은 장비 중에서 CT, MRI, ESWL, 감마나이프, 다빈치로봇, 양성자가속기 등의 고가의료 장비를 과다하게 보유하고 있다. 우리나라의 CT 밀도(인구 1백만명당

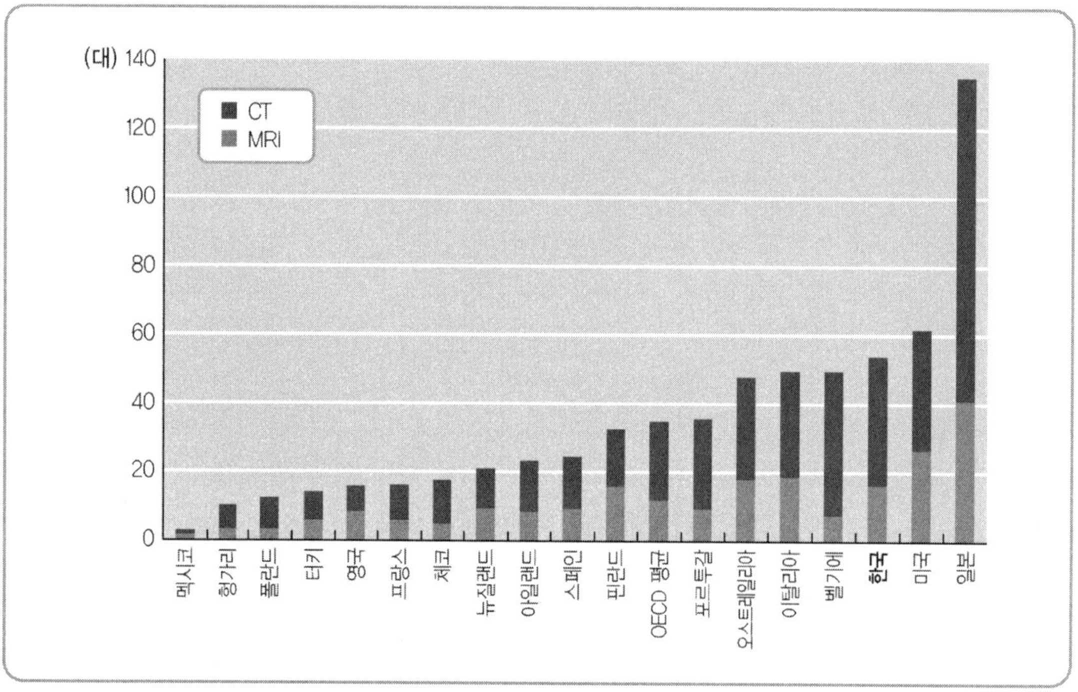

[그림 2-10] 국가별 고가의료기기(MRI, CT) 보유 대수
출처 : OECD, 2016

CT대수)는 1990년에 12.2대이었으나, 2000년에 28.4대, 2003년에 31.9대, 2013년에 37.7대로 OECD국가 중에서 일본 다음으로 많다(OECD, 2016).

우리나라의 CT보유 대수는 2012년말에 1,854대이다(KHIDI, 2013). 병원의 CT 보유율(%)은 높은 편이며 규모가 큰 병원일수록 보유율이 높다. 100병상 이하 규모 병원의 54.5%가, 101-250병상 규모 병원의 81.7%, 251-500병상 82.2%, 501-800병상 규모 병원의 88.9%, 801병상 규모 이상 병원의 64.3%(국립소록도병원, 국립정신병원 제외 시 100%)가 CT를 보유하고 있다.

우리나라에서 보유한 2012년말에 MRI는 1,173대이다(KHIDI, 2014). 인구 100만명당 MRI 대수는 2003년에 9대, 2013년에 24.5대로 많은 편이며, 독일에서 적정대수라고 제시하는 인구 100만명당 1.3대에 비해 월등히 많은 편이다(OECD, 2016).

이처럼 고가의료장비를 많이 보유하는 이유는 의학교육에 고가의료장비를 많이 사용하고 있고, 정부가 고가의료장비 설치를 방임하고 있으며, 의료전달체계가 작용하고 있지 않아서 의료기관간의 기능분화가 잘 이루어지지 않아 더 많은 환자를 유치하기 위해 경쟁하는 결과이다. 고가의료장비가 많은 데 따른 장점은 의학연구, 교육, 진단, 치료, 재활 등의 효과와 능률을 향상시킬 수 있다는 점과 해외환자 유치에 유리하다는 점이다. 반면에 고가의료장비의

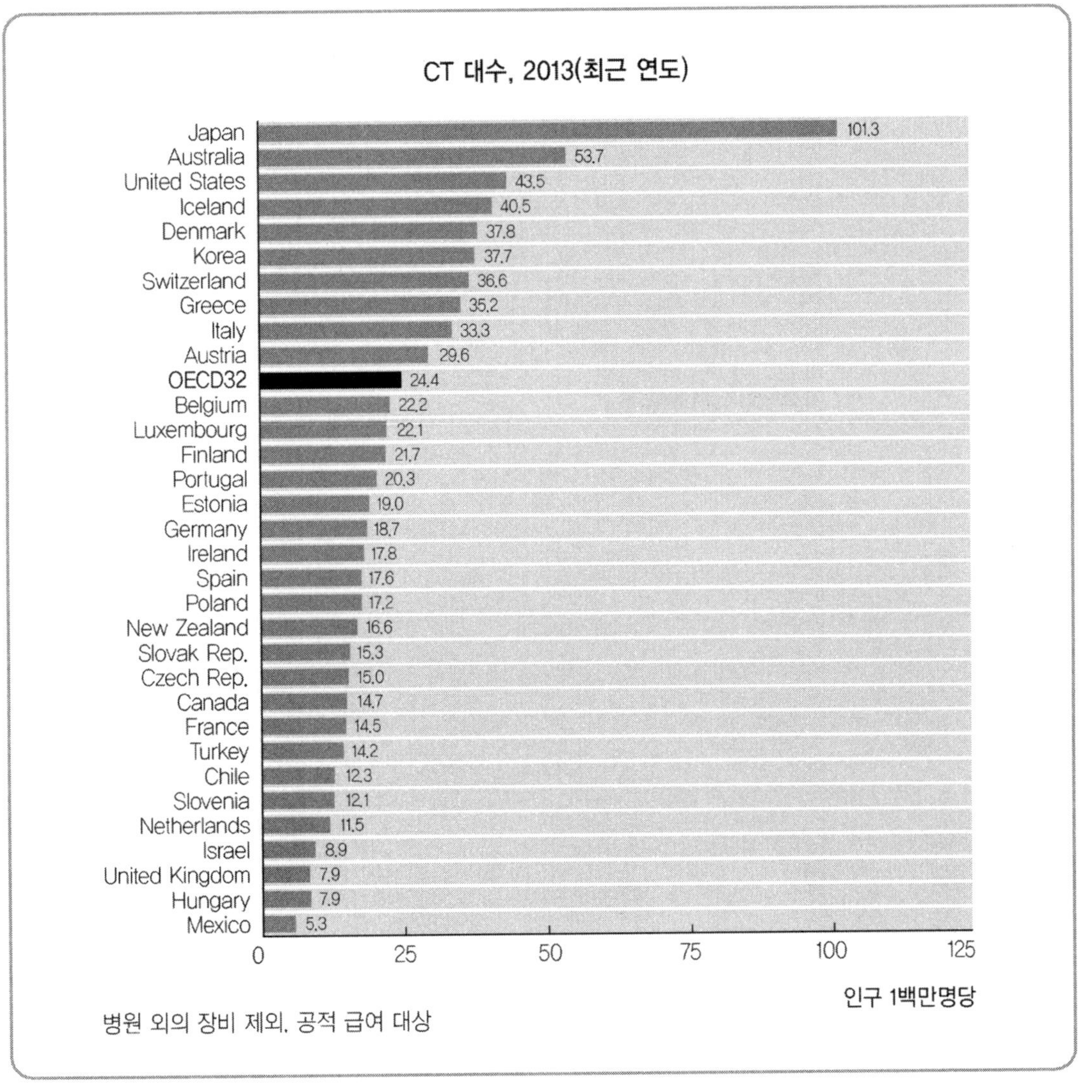

[그림 2-11] 인구 1백만명당 CT 대수

출처 : OECD, 2013

과다한 보유는 의료비를 상승시키고, 의료보험재정 건전성을 악화시킨다. 의료기관들이 보유한 병상 수는 2015년에 665,920병상이다.

고가의료장비의 보유율이 높은데 따라 고가의료장비 검사 건수도 높은 편이다. 우리나라의 인구 1,000명당 CT검사 건수는 2011년에 41.9건, 2012년에 44.9건, 2013년에 145건으로 EU국가 평균인 120건에 비해 높은 편이다.

인구 1,000명당 MRI 검사건수는 2011년에 18.2건으로 OECD국가들에 비해 낮은 수준이다.

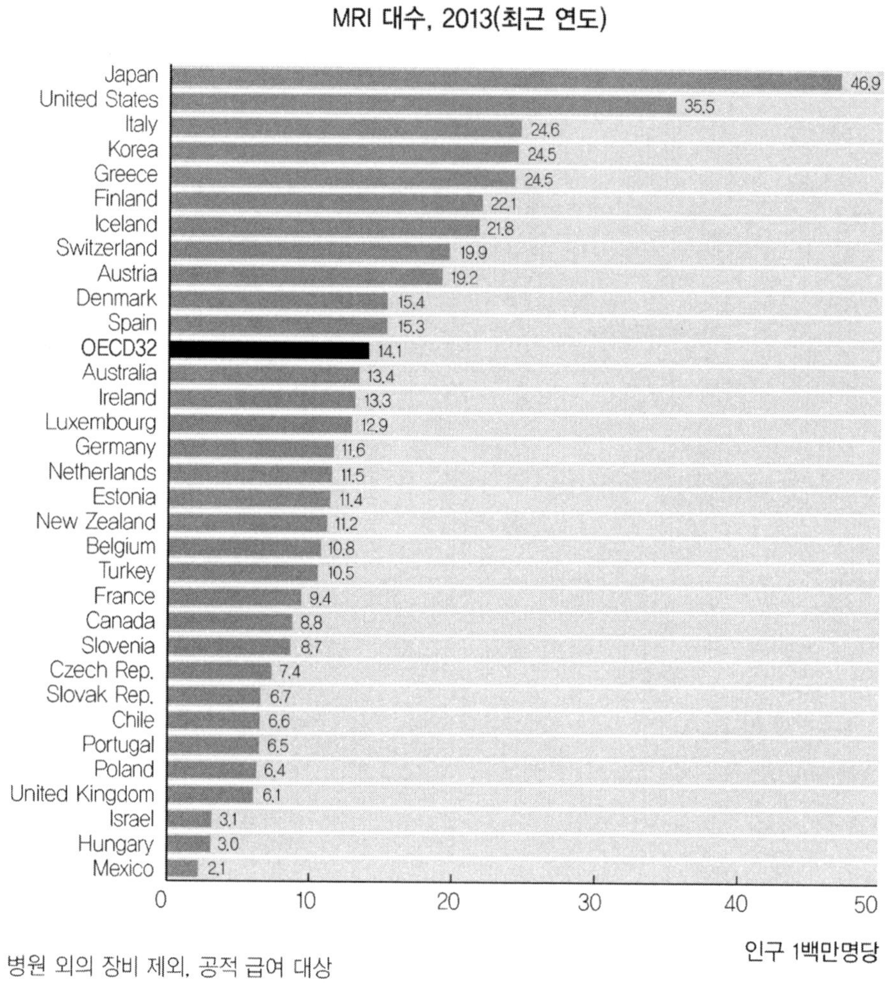

[그림 2-12] 인구 1백만명당 MRI 대수
출처 : OECD, 2013

의료로봇인 다빈치로봇은 미국, 이탈리아, 독일, 프랑스의 다음으로 우리나라가 많이 보유하고 있다. 우리나라에서 다빈치로봇은 34개 병원에서 44대를 보유하고 있다. 인구 100만명당 보유 대수는 한국은 0.56대로 미국(4.20대), 이탈리아(0.79대)에 이어 3위이며, 인구대비 시술 건수 또한 세계 3위(추정치)이다.

다빈치 로봇 수술은 기존의 수술법에 비해 출혈이 적고 입원기간과 수술시간을 줄일 수 있을 뿐만 아니라 정교한 수술 및 초미세부위 수술까지 가능하다는 주장으로 이용이 증가하고 있지만, 로봇 수술이 복강경 수술 등에 비해 치료 성적은 차이가 없어 유용성이 떨어진다는 주장(http://www.koreahealthlog.com/news/newsview.php?newscd=2011010700023)도 있다.

다빈치로봇을 도입하기 위해 대략 30~40억원이 소요되고 연간 유지보수 비용만 2억~2억 5,000만원 가량(http://www.koreahealthlog.com/news/newsview.php?newscd=2011010700023) 소요된다. 고가의료장비의 과다한 보급은 의료비 증가의 원인이 되지만 해외환자 진료에는 긍정적인 요인이 된다.

참고문헌

강희정, 환자중심 의료연계체계 구축, 의약정책포럼 12(3), 2015

김주경, 국민의료비 정책에서 병상자원관리의 함의와 과제, 의약정책포럼 12(3), 2015

김홍식, 의과대학을 추가로 설립할 수 없는 이유, 의약정책포럼 12(3), 2015

라포르시안, 2012.01.10

문홍진, 이원재, GIS를 이용한 KTX 개통 전,후의 입원환자 거주지 분석: A 병원 입원환자를 중심으로, 대한보건연구 36(2): 57-65, 2010

박수경, 병원신증설의 현황과 분석, 의약정책포럼 12(3), 2015

보건복지부, 국립대 발전 및 지원방안에 관한 연구, 2007

보건복지부, 국립중앙의료원, 2016년 공공의료 통계집, 2016

신영전, 김창엽, 감신, 강길원, 박웅섭, 박형근, 유원섭, 윤태호, 이원영, 이진석, 임준, 정백근, 보건의료개혁의 새로운 모색, 2006

정형선, 김진현, 박형근, 이왕준, 한동운, 적정 의사인력 및 전문분야별 전공의 수급추계 연구, 연세대 의료복지연구소, 2011

프레시안, 2013. 09. 16

KHIDI, 2013 보건산업 백서, 2014

OECD 정책센터, 한 눈에 보는 OECD 보건의료 2015, OECD, 2016

Wilkinson, R. (김홍수영 역), 평등해야 건강하다, 후마니타스, 2005

Barnum, Kutzin, Public hospitals in developing countries, Baltimore & London:

The Johns Hopkins University Press, 1993

Bruce J.F., Gaydos, L.M., (지역보건연구회 역), 세계 각국의 보건의료체계, 계축문화사, 2003

Donabedian, A, Aspects of Medical Care Administration, Harvard University Press, Boston, 1973

Fry, J., Horder, J., Primary health care in an international context, Nutfield Provincial Hospitals Trust, London, 1994

Ministry of Health, Republic of Ghana, A primary health care strategy for Ghana, 1978

OECD, Health at a Glance 2013, 2013

WHO, Constitution of the World Health Organization, New York, 1946

WHO, Health Systems: Improving performance, World health report 2000, 2000

https://data.oecd.org/

http://khiss.go.kr/

http://www.koreahealthlog.com/news/newsview.php?newscd=2011010700023

http://kosis.kr/index/index.jsp

제 3 장

의료관광

1 의료관광의 형태

의료관광은 세계무역기구(WTO)에서 주도한 다자간 무역협정인 서비스 교역에 관한 일반협정(GATS)의 적용을 받게 되었다. GATS에서는 서비스 교역을 4가지 모드로 규정하고 있다.

2 서비스 교역의 모드

1) Mode 1 : 국경간 공급(Cross-border Supply)

Mode 1은 서비스 공급자(수출자)와 서비스 소비자(수입자)가 자국에 있으면서 인터넷이나 우편 등을 통해 국경을 넘어 이동하는 서비스를 이용하는 형태를 말한다. 예를 들면, 인터넷을 통한 경영컨설팅, 법률자문 서비스, 통신서비스, 원격 화상상담(telemedicine), 원격상담 및 감시(remote consultations & surveillance), 영상검진 자료 원격판독(teleradiology), 임상병리검사 자료 원격판독(telepathology), 원격수술(telesurgery), 원격정신과(telepsychiatry), 원격교육(remote education), 보험구입(purchase of health insurance) 등을 이용하는 방식이다.

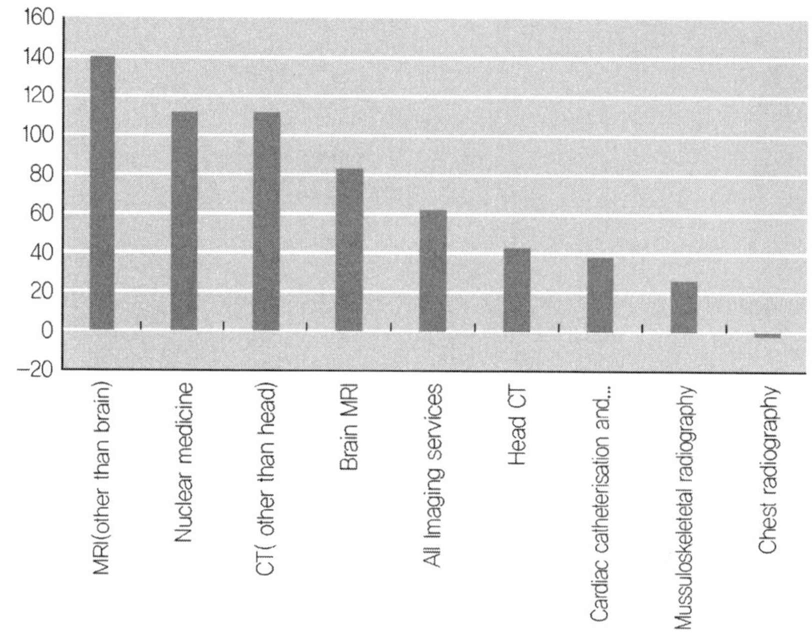

[그림 3-1] 미국 MEDICARE에서의 원격영상판독의 증가율(1999–2004)
출처 : Steinbrook, 2007

미국 내 원격의료 서비스를 이용하는 시장 규모가 3억8천만US$로 연평균 15% 이상 성장할 것으로 예측하였다. 특히 영상자료의 원격판독 수요가 크게 증가하고 있으며, 1999~2004년 기간에 62% 성장하였다. 2003년에 미국 방사선 의사 78%에 대한 조사 결과에 의하면 미국 내에서 영상의학 판독의 67%는 원격으로 이루어지고 있다(Ebbert, Meghea et al. 2007).

미국 등 국내에서의 원격 영상판독이 활발히 이루어지고 있는 것과는 달리 국경간 원격영상의학 서비스의 교역은 매우 저조하다. 단 인도는 다른 국가들과는 달리 원격영상판독 서비스의 국제교역이 성장하고 있다(Ebbert, Meghea et al. 2007). 또한 인도는 임상병리검사의 국제교역도 활발히 이루어지는데 영국 국가보건서비스(British National Health Service)에서는 혈액샘플을 인도로 보내 이메일을 통해서 병리검사 분석결과를 받아보는 교역을 실시하고 있다.

서비스의 국경간 공급은 저조한데 적절한 인프라를 갖춘 국가에서도 낮은 편이다. 서비스의 국경간 교역의 방향도 예측하기 어려운데, 때로는 수입국이 수출국이 되기도 한다. 경제적으로 통합된 국가(EU) 사이에도 교역은 저조하게 이루어지고 있다.

2) Mode 2 : 해외소비(Consumption Abroad)

해외소비는 소비자가 국경을 넘어 공급자를 찾아 소비하는 형태를 말한다. 해외소비가 이루어지는 대표적인 교역 형태는 의료관광이다. 심장수술, 성형수술, 치과진료, 불임치료 등의 의료서비스를 소비하기 위해 외국의 의료기관을 이용한다.

해외소비는 소비자가 자국의 의료서비스를 이용하는데 제약이 되는 자국 내의 유출요인(Push Factors)과 소비자가 목적국을 방문하게 하는 목적국의 유입요인(Pull Factors)이 작용하게 된다. 유출요인은 비싼 국내의 의료수가, 긴 대기시간, 공적 보험 부재, 낮은 의료의 질 등이다. 유입요인은 저렴한 의료수가, 짧은 대기시간, 우수한 의료의 질, 기타 관광관련 요인 등이다. 미국의 경우 의료수가가 높아 아시아 등의 국가로의 유출요인이 작용한다. 따라서, 많은 미국인들이 외국의 의료서비스를 이용하기 원하는 것으로 추정되고 있다.

우리나라는 2009년부터 의료관광을 본격적으로 추진했다고 할 수 있는데 2009년 60,201명(547억원), 2010년 81,789명(1,032억원), 2011년 122,297명(1,809억원), 2012년 159,464명(2,673억원), 2013년 211,218명(3,934억원), 2014년 266,501명, 2015년에는 메르스, 유가하락, 루블화 폭락 등의 악재가 있었음에도 불구하고 29만명(6,694억원)으로 증가했다.

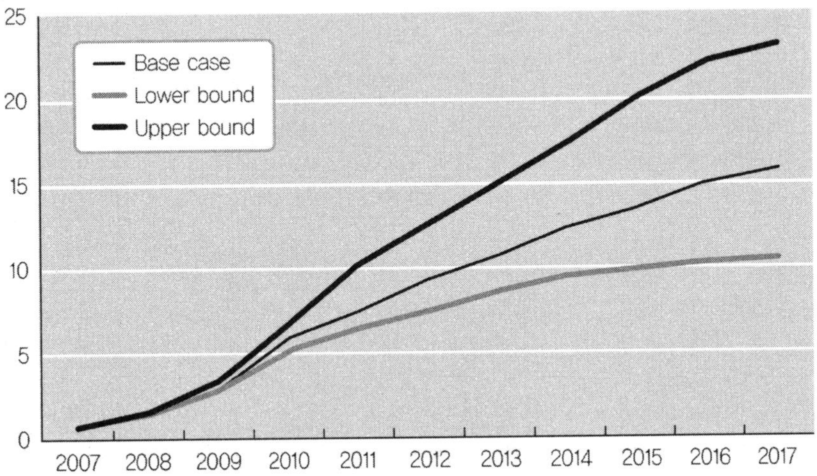

[그림 3-2]

출처 : Deloitte Center for Health Solutions (2009)

해외환자를 유치하는 의료기관은 3,013개, 유치업체는 1,666개로 지금까지는 괄목할만한 성장을 했다고 볼 수 있다. 양적 확대와 아울러 질적으로도 많이 성장했다. 복지부의 통계에 따르면 2015년 대한민국 총 진료수입은 6,694억으로, 2014년 전년대비 20.2% 증가하였고, 2009년 이래 총 2조원을 누적 달성한 것으로 집계되었으며, 연평균 51.8%로 큰 폭으로 증가하고 있다.

[표 3-1] 외국인 환자의 진료과별 분포

구분	2009년	2010년	2011년	2012년	2013년	2014년	2015년	전년대비 증가율
내과통합	18,398 (28.5)	23,632 (23.3)	34,330 (22.2)	45,994 (22.2)	68,453 (24.4)	79,377 (22.3)	79,091 (21.3)	△0.4
성형외과	2,851 (4.4)	4,708 (4.6)	10,387 (6.7)	15,898 (7.7)	24,075 (8.6)	36,224 (10.2)	41,263 (11.1)	13.9
검진센터	8,980 (13.9)	13,272 (13.1)	19,894 (12.9)	23,898 (11.5)	28,135 (10.0)	35,858 (10.1)	34,284 (9.3)	△4.4
피부과	6,015 (9.3)	9,579 (9.4)	12,978 (8.4)	17,224 (8.3)	25,101 (9.0)	29,945 (8.4)	31,900 (8.6)	6.5
정형외과	3,196 (5.0)	4,975 (4.9)	6,876 (4.4)	9,643 (4.7)	14,597 (5.2)	19,211 (5.4)	22,468 (6.1)	17.0
산부인과	3,965 (6.2)	5,656 (5.6)	7,568 (4.9)	10,905 (5.3)	15,899 (5.7)	19,039 (5.4)	18,986 (5.1)	△0.3
일반외과	1,903 (3.0)	2,793 (2.7)	4,304 (2.8)	6,530 (3.2)	10,232 (3.7)	12,465 (3.5)	13,415 (3.6)	7.6
치과	2,032 (3.2)	3,828 (3.8)	5,220 (3.4)	7,001 (3.4)	8,878 (3.2)	11,707 (3.3)	11,309 (3.1)	△3.4
이비인후과	2,484 (3.9)	3,549 (3.5)	5,080 (3.3)	7,313 (3.5)	10,069 (3.6)	11,860 (3.3)	11,275 (3.0)	△4.9
안과	1,921 (3.0)	4,507 (4.4)	5,821 (3.8)	7,933 (3.8)	9,421 (3.4)	14,618 (4.1)	11,230 (3.0)	△23.2
신경외과	1,674 (2.6)	2,177 (2.1)	3,053 (2.0)	5,144 (2.5)	7,897 (2.8)	10,307 (2.9)	11,013 (3.0)	6.8
비뇨기과	1,760 (2.7)	2,629 (2.6)	4,027 (2.6)	5,616 (2.7)	7,906 (2.8)	9,604 (2.7)	9,016 (2.4)	△6.1
한방통합	1,897 (2.9)	4,191 (4.1)	9,793 (6.3)	9,464 (4.6)	9,554 (3.4)	11,743 (3.3)	13,218 (3.6)	12.6
그외진료과	7,388 (11.5)	16,096 (15.8)	25,485 (16.5)	34,496 (16.7)	40,092 (14.3)	53,431 (15.0)	62,025 (16.7)	16.1
합 계	64,464 (100)	101,592 (100)	154,816 (100)	207,059 (100)	280,309 (100)	355,389 (100)	370,493 (100)	4.2

출처 : 한국보건산업진흥원, 2016

3) Mode 3 : 상업적 주재(Commercial Presence)

Mode 3은 상업적 주재로 서비스 공급자(수출자)가 서비스 소비자(수입자)가 있는 국가로 자본을 가지고 이동해 서비스를 판매하는 방식이다. 예를 들면, 외국 병원이 특정국에 법인이나 지사를 설립하고 그 나라에서 병원을 운영하는 경우로, 대표 사무소 설치, 합작투자(joint ventures), 인수합병 등의 방식으로 병원을 운영할 수 있다. 국내의 관점에서는 상업적 주재는 의료기관 해외진출이라고 할 수 있다. 우리나라도 최근 의료기관의 해외진출을 적극적으로 지원하고 있으며 많은 의료기관들이 외국에 의료기관을 설립하는 추세이다.

4) Mode 4 : 자연인의 이동(Movement of Natural Persons)

Mode 4는 서비스 공급자(수출자)가 서비스 소비자(수입자)의 국가로 이동해 서비스를 제공하는 방식이다. 예를 들면, 건설인력이 해외에 진출하여 건물이나 도로 등을 건설하는 경우, K팝 스타들이 해외공연을 하는 경우, 한국 의사가 외국에 진출하여 진료를 하는 경우 등이다.

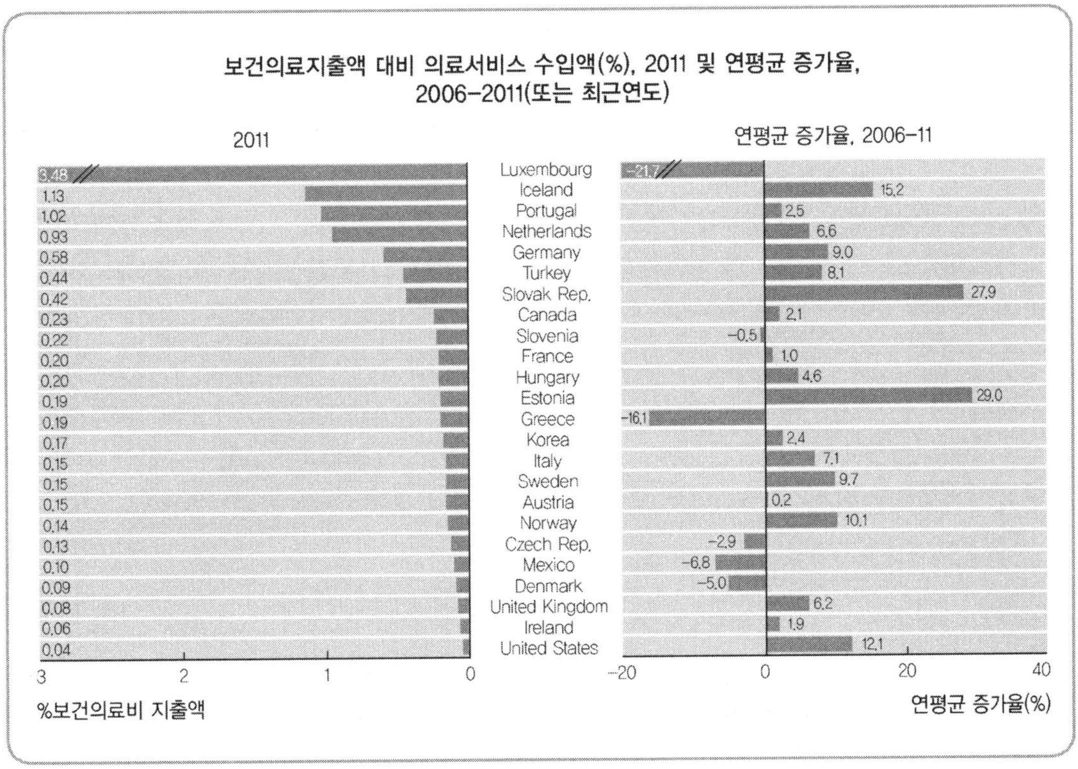

[그림 3-3]

출처 : OECD, 2013

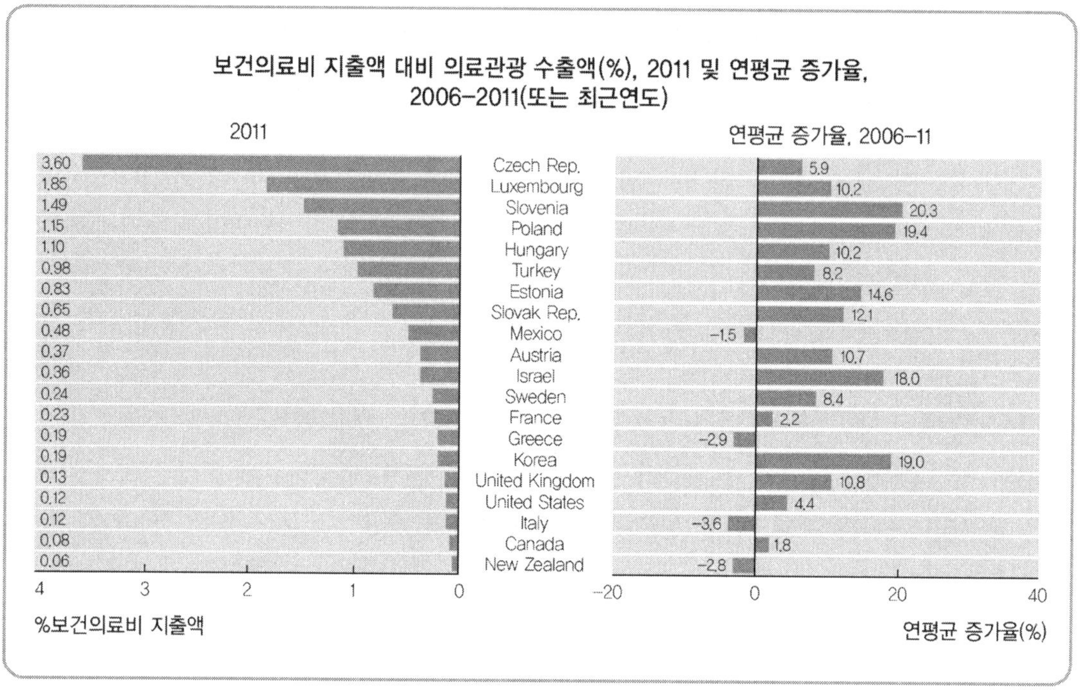

[그림 3-4]

출처 : https://data.worldbank.org/data-catalog/trade-in-services

보건의료지출액 중 의료서비스 수입액(해외 의료서비스 이용액)의 비중은 2011년에 룩셈부르크가 3.48%로 가장 컸고, 다음으로 아이슬랜드 1.13%, 포르투갈 1.02%, 네덜란드 0.93%, 독일 0.58%의 순이었다. 우리나라는 0.17%이었다. 우리나라의 의료서비스 수입액의 비중은 2006년부터 2011년 사이에 연평균 2.4% 증가하였다(OECD, 2013).

보건의료비 지출액 대비 의료서비스 수출액(의료관광객 유치로 인한)의 비중은 2011년에 체코가 3.60%로 가장 컸고, 다음으로 룩셈부르크 1.85%, 슬로베니아 1.49%, 폴란드 1.15%, 헝가리 1.10%의 순이었다. 우리나라는 0.19%이었으며, 2006년부터 2011년 사이의 의료서비스 수출액의 비중은 연평균 19.0% 증가하였다.

3 의료관광 관련 법률

의료관광과 관련한 법률들이 정비되어 있으면 규제와 촉진을 위한 내용들을 규정하고 있다. 의료관광에 관한 법규들은 의료 해외진출 및 외국인환자 유치 지원에 관한 법률, 의료법, 관광진흥법, 출입국관리법 등이다. 의료법에서는 제27조에 무면허 의료행위를 금지하는 조항을 두고 있다. 이 조항에서는 의료인만이 의료행위를 할 수 있도록 규정하였다. 또한 보건복지부령으로 제한적으로 의료행위를 할 수 있는 자는 외국 의료인 중 일정 기간 동안 국내에 체류하는 자, 의과대학, 치과대학, 한의과대학, 의학전문대학원, 치의학전문대학원, 한의학전문대학원, 종합병원, 외국 의료원조기관의 의료봉사 또는 연구 및 시범사업을 위한 의료행위, 의학, 치과의학, 한방의학, 간호학을 전공하는 학교의 학생으로 제한하고 있다.

이 조항에서는 또한 영리를 목적으로 환자를 의료기관이나 의료인에게 소개하거나 알선하는 행위를 금지하고 있다. 다만 환자의 경제적 사정 등의 이유 때문에 관할 시장, 군수, 구청장의 사전승인을 받아 환자를 유치하는 경우와 「국민건강보험법」 제109조에 따른 가입자나 피부양자가 아닌 외국인(국내 거주 외국인 제외)을 유치하기 위한 행위에 대해서는 예외를 인정하고 있다.

의료 해외진출 및 외국인환자 유치 지원에 관한 법률은 외국인환자를 유치하기 위한 의료기관(외국인환자 유치기관이라 함)과 기타 기관(외국인환자 유치업자라고 함)은 보건복지부장관에게 등록하여야 해외환자 유치를 할 수 있도록 규정하고 있다. 외국인환자를 유치하는 유치기관은 외국인환자를 유치하려고 하는 진료과목에 각 1명 이상의 전문의를 확보하여야 한다(의료 해외진출 및 외국인환자 유치 지원에 관한 법률 시행규칙 제6조). 상급종합병원이 외국인환자를 유치하는 경우 종합병원은 병상수의 100분의 8 이내에서만 외국인환자를 유치할 수 있도록 제한하고 있다(의료 해외진출 및 외국인환자 유치 지원에 관한 법률 제8조). 유치업자가 해외환자를 유치하기 위해서는 요건을 갖추어야 하는데 그 요건들은 의료 해외진출 및 외국인환자 유치 지원에 관한 법률 시행규칙에서 정하는 바에 따라 외국인 환자에게 고의 또는 과실로 손해를 입힐 경우 이를 배상할 의료사고배상책임보험 또는 의료배상공제조합에 가입해야 한다. 손해배상 한도액은 의원급 의료기관과 조산원은 1억원, 병원급 의료기관은 1억원, 종합병원은 2억원 이상으로 하는 것이어야 한다(의료 해외진출 및 외국인환자 유치 지원에 관한 법률 시행규칙 제4조).

의료 해외진출 및 외국인환자 유치 지원에 관한 법률 제6조와 제11조에서는 외국인환자 유치기관과 외국인환자 유치업자의 등록과 사업실적 보고를 보건복지부장관에게 하도록 하고 있다.

외국인환자 유치 의료기관은 외국인 전용판매장, 보세판매장, 지정면세점, 국제선 공항, 무역항 등에서는 의료광고를 제한적으로 허용하고 있다(의료 해외진출 및 외국인환자 유치 지원에 관한 법률 제15조). 성형외과와 피부과는 국제선 공항과 무역항에서는 광고가 금지되어 있다.

관광진흥법에서도 의료관광 활성화를 위해 문화체육부장관이 「관광진흥개발기금법」의 관광진흥개발기금을 대여하거나 보조할 수 있도록 규정하고 있다(관광진흥법 제12조의2). 또한 시장, 군수, 구청장이 요건을 갖추어 관광특구를 신청하면 시・도지사가 지정할 수 있도록 규정하고 있다(관광진흥법 제70조). 관광특구는 문화체육부장관이 고시하는 기준을 갖춘 통계전문기관의 통계에 의해 해당 지역의 최근 1년간의 외국인 관광객 수가 10만명(서울특별시는 50만명)일 것을 필요로 한다(관광진흥법 시행령 제58조). 「관광진흥개발기금」을 지원받을 수 있는 기관은 「의료 해외진출 및 외국인환자 유치 지원에 관한 법률」 제6조 제1항에 따라 등록한 외국인환자 유치 의료기관, 제6조 제2항에 따라 등록한 외국인환자 유치업자, 한국관광공사, '기타 의료관광의 활성화를 위한 사업의 추진실적이 있는 보건, 의료, 관광 관련 기관 중 문화체육부장관이 고시하는 기관'이다(관광진흥법 시행령 제8조의2). 관광진흥법에서는 문화체육부장관은 '의료관광 전문인력을 양성하는 전문교육기관 중에서 우수한 교육기관이나 우수 교육과정'을 지원할 수 있도록하였다(관광진흥법 시행령 제8조의3). 국내외에 외국인 의료관광 안내센터를 설치, 운영할 수 있으며, 지방자치단체의 장, 유치기관, 유치업자 등과 공동으로 해외마케팅사업을 추진할 수 있도록 규정하였다(관광진흥법 시행령 제8조의3).

출입국관리법에서는 외국인의 사증발급인정서 발급신청을 외국인을 초청하려는 자가 대신할 수 있도록 정하고 있다(출입국관리법 제9조). 외국인이 국내에 90일을 초과하여 체류하고자 할 경우에는 입국일로부터 90일 이내에 체류지 관할 지방출입국・외국인관서의장에게 외국인 등록을 하도록 규정하고 있다(출입국관리법 제31조).

4 환자 안전

1) 의료분쟁에 대한 조정과 중재

(1) 조정과 중재의 개념

① 조정

조정은 분쟁당사자 중 신청인으로부터 조정 신청이 있는 경우 조정위원회가 사실 조사에 대한 조정안을 작성하여 양측에 일정한 기간을 정하여 권고함으로써 분쟁의 해결을 도모하는 방법이다.

② 중재

중재는 당사자가 종국적으로 의료중재원의 결정에 따르기로 서면으로 합의하고 중재판정에 따르는 방법이며, 중재는 조정절차 중에도 신청할 수 있다.

③ 조정과 중재의 법적 효력

"조정"은 조정결정서의 정본이 당사자에게 송달되어 조정결정에 동의하거나 동의한 것으로 간주되어 조정조서를 작성한 때에는 재판상 화해와 동일한 효력을 가진다. 조정절차 중에 당사자 간에 합의가 이루어져 조정 조서가 작성된 경우에도 재판상의 화해와 동일한 효력을 가진다. "중재"에 대한 판정은 확정판결과 동일한 효력을 가진다.

5 의료사고

1) 의료사고의 정의

의료사고란 '주사, 수혈, 투약의 잘못이나 오진 따위처럼 의료인의 과실로 환자에게 상해나 사망 따위의 사고를 일으키는 일'로 정의되고 있다(네이버 국어사전). 의료사고로 인해 분쟁이 초래되기도 하며, 이를 의료분쟁이라고 한다.

2) 의료분쟁의 추이

환자 안전사고 부분에서는 진료의사·진료비·부작용 등의 사전설명 의무를 강화하고, 환자안전을 위한 가이드라인의 조속한 제시를 통해 외국인환자를 위한 배상책임보험을 서둘러 시행할 필요가 있다.

2013년에 해외환자 중 등록된 유치업자가 유치한 실적은 해외환자 21만여 명 중 27,000명에 불과했다. 해외환자의 77%는 자발적으로 방문한 환자와 불법브로커가 유치한 환자이다.

불법브로커는 유치업체로 등록하지 않은 상태에서 외국인 환자를 알선하는 사람들이다. 이들은 과도한 수수료를 요구하면서 성형 의료기관들을 상대로 협상을 벌인다.

불법브로커 문제에 대해서는 복지부, 경찰청, 유관기관과 연계하여 시장교란 행위에 대해 정기적 단속을 강화해야 하고, 메디컬 코리아 지원센터의 불법브로커 신고센터 운영을 강화시켜야 한다.

마지막으로 과다수수료 부분에 대해서 유관기관과 공동으로 다빈도 질환 중심으로 주요 수술·시술별 적정 진료수가 및 수수료 가이드라인을 개발할 필요가 있다.

의료관광비자는 일반 관광비자보다 절차가 간편하고 유치의료기관의 대리신청이 가능하기 때문에 불법체류자가 많이 발생한다.

의료관광객이 증가함에 따라 의료관광비자(C-3-3 : 90일 이하 의료관광비자, G-1-10 : 90일~1년 치료요양비자)로 입국한 후 불법체류하는 외국인은 2011년 0.7%, 2012년 2.4%, 2013년 3.7%, 2014년 5.7%, 2015년 6.4%로 급증하였다.

불법체류자의 국적별 분포는 베트남 34.1%, 중국 8.6%, 몽골 6.4%, 러시아 1.3% 순이다.

대책으로는 불법체류자가 많이 발생한 유치기관에 대한 행정제재 강화, 불법체류 알선 브로커에 대한 벌금 등 처벌 강화, 불법체류가 많이 발생하는 국가와 유형에 대한 사전 인터뷰 등 심사 강화, 불법체류자가 많이 발생하는 국가의 외국인 환자에 대한 예치금 제도 운영 등도 검토할 필요가 있다.

2010년에 우리나라에서 예상하지 못한 의료사고의 발생확률은 9.2%, 의료사고 발생자의 사망확률은 9.2%이었다(이상일, 2012).

의료분쟁조정중재원에서 개원이후 실시한 의료분쟁 상담 건수는 2012년에 26,831건, 2013년에 36,099건, 2014년에 45,096건, 2015년에 39,793건이었다(의료분쟁조정중재원, 2017). 2013년에는 전년 대비 34.5% 증가하였고, 2014년에는 전년 대비 24.9% 증가하였으나, 2015년에는 전년 대비 11.8% 감소하였다. 전체 상담을 상담 콜센터를 통해 행해지는 전화상담인 일반상담과 일반상담 후 2차 상담으로 의료분쟁조정중재원 방문 또는 온라인 상담으로 이루어지는 전문상담으로 구분할 수 있다. 일반상담 건수는 2012년 23,499건, 2013년 30,415건, 2014년 38,113건, 2015년 32,036건으로 최근들어 감소하였으나 전문상담 건수는 2012년 3,332건, 2013년 5,684건, 2014년 6,983건, 2015년 7,757건으로 증가하는 추세이다. 이는 의료분쟁조정중재원의 상담업무를 통해 일반상담은 많이 이루어지고 있으나 의료 및 법률(조사관, 심사관) 전문인력의 상담서비스가 확대되고 있어 전문상담이 증가하는 것으로 해석되고 있다.

의료분쟁 상담 추이는 2012년에 19,503건, 2013년에 20,755건, 2014년에 22,590건, 2015년에 19,062건이었다. 이중 외국인 환자의 상담건수 총 386건 중 환자의 국적별 비중은 2012년에는 0.4%(88건), 2013년에는 0.6%(135건), 2014년에는 0.7%(148건), 2015년에는 0.5%(110건)에 이르고 있다(한국의료분쟁조정중재원, 2017). 이 기간 동안 의료상담을 받은 외국인 환자의 국적 분포는 중국이 68.9%로 대부분이었으며, 베트남 7.3%, 미국 7.0%, 몽골 3.4%, 러시아 2.6% 등이었다.

이 기간 동안의 의료분쟁 조정 신청 총 건수 5,487건의 진료과목별 분포는 정형외과가 21.4%로 가장 많았으며, 다음으로 내과 15.9%, 신경외과 9.8%, 치과 8.6%, 외과 7.0%, 산부인과 6.3%, 성형외과 4.5%, 응급의학과 3.9%, 한방과 2.8%, 안과 2.5%, 비뇨기과 2.3%, 피부과 2.2%, 이비인후과 2.2%의 순이었다.

3) 의료사고 예방

의료분쟁조정중재원에서는 의료사고를 예방하기 위해서 의료사고 예방교육, 의료사고 예방자료 생산, 의료사고 예방위원회 운영, 유관기관 협력체계 구축 등의 업무를 수행하고 있다.

4) 외국인 환자의 의료분쟁의 조정 중재 처리

외국인 환자와 국내 의료기관(의료인) 사이에 의료분쟁이 발생했을 경우 국내 의료분쟁조정위원회에서 조정 또는 중재를 신청하는 것이 가능하다. 의료분쟁조정중재법 제3조에서는 대한민국 국민이 아닌 경우에도 국내 보건의료기관에 대하여 의료사고에 대한 손해배상을 구할 수 있다고 규정하고 있다. 다만 환자가 사망한 경우 상속은 사망 당시 피상속인의 본국법에 따르는 것으로 하고 있다(국제사법 제49조 제1항).

5) 의료사고 감정 처리

의료분쟁조정중재원이 개원한 2012년 4월 이후 의료사고에 대해 감정처리한 2,131건을 분류하면 증상악화 21.6%, 진단지연 8.4%, 오진 8.1%, 감염 7.5%의 순이었다.

진료과목별로 주요 사고 내용을 분류하면 정형외과(총 446건)는 증상악화 22.0%, 감염 13.7%, 신경손상 8.5%의 순이었고, 내과(총 338건)는 증상악화 29.0%, 진단지연 15.4%, 오진 12.7%, 치과(총 232건)는 증상악화 19.4%, 치아파절 10.3%, 신경손상 6.9%, 신경외과(총 228건)는 증상악화 22.4%, 신경손상 14.9%, 감염 11.0%이었으며, 산부인과(총 182건)는 장기손상 20.3%, 진단지연 14.8%, 증상악화 8.8%의 순이었다.

의료분쟁을 의료행위별로 분류하면 의과는 수술이 34.7%로 가장 많았고, 다음으로 처치 18.3%, 진단 13.5% 순이었다. 치과는 보존이 2.7%로 가장 많았고, 다음으로 보철 2.3%, 발치 2.25의 순이었다. 한의과는 침이 1.75%로 가장 많았고, 다음으로 한약 0.6%, 물리치료 0.5%의 순이었다. 약제과는 조제 0.1%, 복약지도(0.0%)의 순이었다.

의료분쟁조정중재원이 개원한 이후의 668건의 수탁 감정사건의 처리 결과 사망이 55.2%로 가장 많았고, 다음으로 치료 중이 14.7%, 확인불가 10.0%, 장애 9.1%, 완치 5.4%, 기타

5.5%의 순이었다.

참고문헌

이상일, 2012 병원의료정책 춘계 심포지엄 자료집, 2012

이선화, 한국 인바운드 관광산업의 현황과 발전방향, KDB리서치, 2015. 12. 22

임범규, 항공기승객의 안전관리에 관한 연구, 한국체육대학교 사회체육대학원 석사학위논문, 2007

진기남, 의료관광의 구조와 실제, 범문에듀케이션, 2013

한국보건산업진흥원, 2013 외국인환자 통계, 2014

한국보건산업진흥원, 2015 외국인환자 유치실적 통계분석보고서, 2016

한국의료분쟁조정중재원, 2016년도 의료분쟁 조정・통계연보, 2017

허정, 서양보건사, 신광출판사, 1997

Deloitte Center for Health Solutions, Medical tourism, consumers in search of value, Deloitte, 2009

Ebbert, T.L., Meghea, C., Iturbe, S., Forman, H.P., Bhargavan, M., Sunshine, J.H., The state of teleradiology in 2003 and changes since 1999, The Practice of Radiology 188(2):W103-W112

OECD, Health at a Glance 2013

OECD-Eurostat trade in services database, 2016

Steinbrook, R., The age of teleradiology, New England Journal of Medicine 357: 5-7, 2007

World Economic Forum, The Travel & Tourism Competitiveness Report 2017

http://www.index.go.kr/potal/main/EachDtlPageDetail.do?idx_cd=2772

http://khiss.go.kr/

https://data.worldbank.org/data-catalog/trade-in-services

http://www.index.go.kr/potal/main/EachDtlPageDetail.do?idx_cd=2772

제2부

병원서비스관리

제 4 장 병원의 이해

1 병원의 정의 및 분류

1) 병원의 정의

그리스 신화에서 아스클레피우스(Asclepieia)는 의술을 상징하는 지팡이를 들고 자주 등장한다. 아폴로와 콜로니스 사이에서 태어난 아스클레피우스는 의술의 신이라 불릴 정도로 그 능력이 뛰어나 제우스의 노여움을 사게 된다. 아스클레피우스가 지팡이를 지닌 이유는 확실치 않지만, 이 지팡이는 아스클레피우스의 상징이 되고, 지금은 국제보건기구, 미국의사협회, 영국의사협회, 캐나다의사협회의 상징이 되었다. 아스클레피우스는 에피오네와 결혼하여 2남 2녀를 두었는데, 장남 마카온(Machaon)은 외과, 차남 포달레이리오스(Podaleirios)는 정신과와 내과를 담당하는 신이 되고, 장녀 히게이아(Hygeia)는 건강을 돌보는 여신, 차녀 파나케이아(Panacea)는 약물을 관장하는 여신이었다. 히게이아는 오늘날 위생(Hygiene)이라는 단어에, 파나케이아는 만병통치(panacea)라는 단어에 그 이름이 남아 있다.

최초의 문헌들은 이 아스클레피우스의 신전이 진료와 치료를 위한 병원으로 사용되었다고 이야기 된다. 아테네에 아스클레피우스 신전이 세워진 것은 기원전 420년 전후로 펠로폰네소스 전쟁(기원전 431년에서 404년) 중 니키아스 조약이 맺어진 무렵이다. 10년에 걸친 전쟁이 일단 소강상태에 접어들던 때였다. 아테네는 이 전쟁 초기에 스파르타를 맹주로 한 펠로폰네소스 동맹군보다 훨씬 무서운 적을 상대해야만 했다. '아테네 역병' 또는 '투키디데스 역병'이라고 부르는 전염병이 창궐했던 것이다. 아직도 페스트, 두창, 발진티푸스, 맥각중독 등

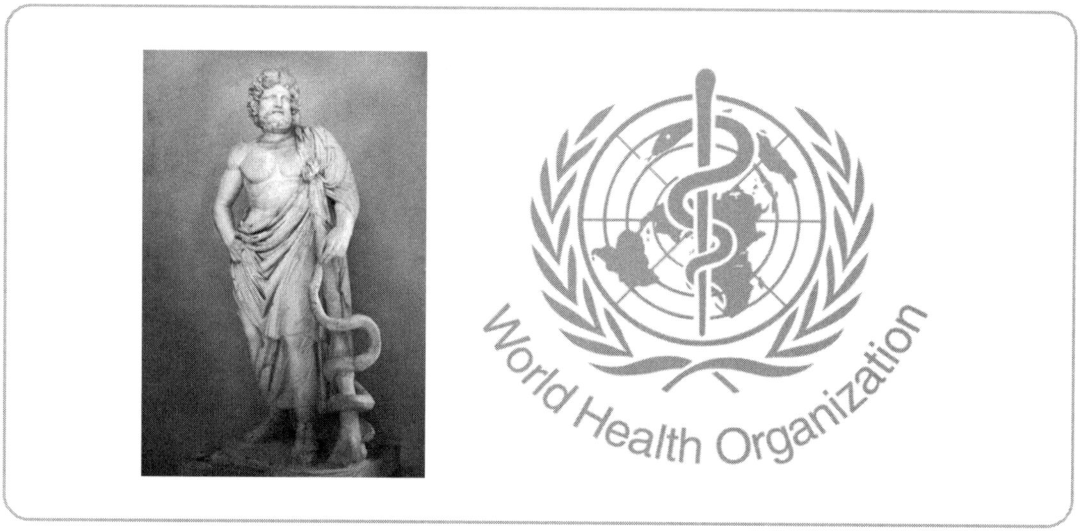

[그림 4-1] 의술의 신 아스클레이피오스와 세계보건기구 로고

정체에 대한 주장이 분분한 이 역병으로 최고 지도자 페리클레스(기원전 495년경~429년)를 비롯해서 아테네 인구의 4분의 1가량이 사망했다. 아테네의 역사가 투키디데스(기원전 465~400년경)는 〈펠로폰네소스 전쟁사〉에 이렇게 기록했다. 그가 직접 목격한 장면일 것이다. "죽은 자들의 시체가 겹겹이 쌓였고 반쯤 죽은 사람들은 거리 주변에서 비틀거리며, 물을 갈구하여 샘 주변으로 몰려들었다. 신성한 장소들도 마찬가지로 시체들로 가득 찼다." 아테네 사람들로는 처음 경험하는 참극이었다. 그들이 찾은 해답 가운데 한 가지가 아스클레피우스 신전의 건립이었다. 이후 로마인들은 기원전 100 주위에 아픈 노예, 검투사, 군인을 위해 valetudinaria라는 건물을 지었다는 것이 고고학의 연구에 의해 밝혀졌다.

병원이라는 영어의 hospital은 라틴어 hospes에서 기원한 것으로 방문객 또는 방문객을 맞이하는 사람이라는 뜻이다. Hospes는 손님을 맞기 위한 숙소라는 의미의 hospitalia에서 중세 hospitale이 되었고 그 후 프랑스어인 Hospital로 변하였다. 영국에서는 14-15세기에 노인과 허약하거나 어려운 사람을 위하여 머무르게 하는 곳이었다. 현대적 의미에서의 병원은 16세기에 들어서서 아프거나 다친 사람들에게 내과적, 외과적 치료를 하는 기관으로 정의하였다.

(1) 병원의 정의

① **세계보건기구 정의** : 지역사회주민들의 예방, 치료 및 재활을 포함하는 포괄적 의료를 행하는 지역사회 의료체계 내에서의 중심기관

② **의료법의 정의** : 의료인이 공중 또는 특정 다수인을 위하여 의료, 조산의 업을 행하는 기관

③ **미국병원협회의 정의** : 조직화된 의료 및 의료관련전문가가 근무하면서 의료서비스 그리고 지속적 간호서비스를 통하여 환자의 진단과 치료, 연구활동을 제공하는 시설

(2) 병원의 특성

병원은 아래와 같은 특성을 가진다.

① 일반적으로 건립에 많은 자금이 소요되고, 건립후 수년간 고정적으로 위치하여 기능된다. 따라서 건립후에는 확장, 변경, 수정이 어렵고 비용이 많이 든다. 설계시공시 장기적 계획과 최대한의 융통성이 부여되어야 한다.

② 의료인력 및 다른 관련자원을 관할하는 전제 자원이기 때문에 의료인력의 분포는 물론 의료제공체계의 운영효과에 직접 영향을 미친다. 따라서 시설의 위치, 규모, 설비투자 등이 지역 전체 의료체계의 운영과 균형적으로 계획되어야 한다.

③ 지역주민의 의료이용과 의료이용행태를 결정하는 주요한 요인이 되므로 지역사회의 사회경제적 환경, 사회간접자본의 수준, 질병의 종류와 양, 관련 의료기관의 서비스 종류와 양 등에 관한 현재와 미래를 고려하여 설계되어야 한다.

④ 다양한 서비스를 제공해야 하므로 독자성의 보장과 동시에 연계와 조정이 용이하여야 한다.

⑤ 의사를 비롯한 다양한 의료인의 작업장이므로 진료의 효율성을 제고하기 위한 각종 표준기준과 인간공학적 설계에 근거해서 건립되어야 하며, 발전하는 신기술의 수용이 용이하여야 한다.

⑥ 의료시설의 서비스 스케이프(진료실, 대기실, 식당, 전화기 등)는 환자의 만족도에 영향을 미칠 수 있으므로 의료서비스의 한 구성요소로 간주되어야 한다. 환자의 만족도는 의사와 환자의 관계를 개선할 수 있으므로 간접적으로 의료의 질 향상에 도움을 줄 수 있다.

2) 병원의 분류

병원(의료기관)의 분류는 다양한 기준에 따라 다양하게 나눌 수 있다.

① **의료법** : 종합병원, 병원, 요양병원, 한방병원, 치과병원, 의원, 한의원, 치과의원, 조산원

② **제공하는 서비스 기준** : 일반병원, 특수병원

③ **설립자(운영주체) 기준** : 국공립병원, 사립병원

④ **이익 추구 형태 기준** : 비영리병원, 영리병원

⑤ **재원일수 기준** : 단기병원, 장기병원

⑥ **의사참여방식 기준** : 개방형병원, 폐쇄형병원

⑦ **관리형태기준** : 전권형병원, 이권형병원, 삼권형병원

⑧ 의료서비스 수준기준 : 1차의료기관, 2차의료기관, 3차의료기관
⑨ 진료시간 기준 : 낮 병원, 밤 병원
⑩ 의학교육 기능 수준 : 수련병원, 비 수련병원
⑪ 건강보험기준에서의 요양기관 기준 : 의료기관, 약국, 한국희귀의약품센터, 보건소, 보건의료원, 보건지소, 보건진료소

(1) 국공립과 사립구분

[표 4-1] 국공립과 사립병원 구분

국공립	국립	국가 또는 지방자치단체에서 설립 운영하는 의료기관
	공공병원	정부투자기관법에 의한 정부투자기관이나 지방공사기업법에 의하여 설립된 의료기관
	특수법인	특별법에 의하여 설립된 병원
사립	학교법인	사립학교법에 근거한 사립대학 부속병원
	사단법인	일정한 목적을 가진 회원으로 구성된 집단이 권리주체인 병원
	재단법인	일정한 목적을 위하여 설립된 법인으로 재단이 실질적 주체로서 법률상의 권리로 설립 운영하는 병원
	사회복지법인	사회복지사업법에 의하여 설립된 병원
	학교법인	의료기관 개설특례규정에 따라 회사 소속직원이나 그 가족의 건강관리를 목적으로 설립한 병원
	의료법인	의료업을 목적으로 설립한 법인이 운영하는 병원
	개인	의료법 30조 규정에 의거 의사, 치과의사, 한의사 등이 설립한 병원

(2) 의료법에 의한 구분

[표 4-2] 의료법에 의한 의료기관 구분설명

종별	임무	종류
의원급	의사, 치과의사, 한의사가 주로 외래환자를 대상으로 그 진료행위를 하는 의료기관	의원 치과의원 한의원
병원급	의사, 치과의사, 한의사가 주로 입원환자를 대상으로 의료행위를 하는 의료기관	병원 치과병원 한방병원 요양병원 종합병원
조산원	조산사가 조산과 임부, 해산부, 산욕부 및 신생아를 대상으로 보건활동과 교육상담을 하는 의료기관	

(3) 상급종합병원과 전문병원

① **상급종합병원** : 종합병원중에서 중증질환에 대하여 난이도가 높은 의료행위를 전문적으로 하는 종합병원을 상급종합병원으로 지정할 수 있음
 ㉠ 20개 이상의 진료과목과 해당 전문의
 ㉡ 전문의 수련기관일 것
 ㉢ 보건복지부령이 정하는 인력, 시설, 장비 등을 갖출 것
 ㉣ 질병군별 환자구성비율이 보건복지부령이 정하는 기준에 해당할 것

② **전문병원** : 병원급 의료기관중에서 특정 진료과목이나 특정질화에 대하여 난이도가 높은 의료행위를 하는 병원을 전문병원으로 지정할 수 있음
 ㉠ 특정 질환별, 진료과목별 환자 구성비율이 보건복지부령이 정하는 기준에 해당할 것
 ㉡ 보건복지부령으로 정하는 수 이상의 진료과목을 갖추고 각 진료과목마다 전속전문의를 둘 것

[표 4-3] 제2기 전문병원 지정현황(관절부문 전문병원)

연번	지정 분야	기관 명칭	지역
1	관절 부문 (18개 병원)	서울성심병원	서울 동대문구
2		부민병원	서울 강서구
3		목동힘찬병원	서울 양천구
4		의료법인인당의료재단부민병원	부산 북구
5		부산센텀병원	부산 수영구
6		의료법인고려의료재단부산고려병원	부산 남구
7		부산본병원	부산 사하구
8		의료법인장산의료재단이춘택병원	경기 수원시
9		바른세상병원	경기 성남시
10		의료법인상원의료재단부평힘찬병원	인천 부평구
11		바로병원	인천 남구
12		나은병원	전북 익산시
13		동아병원	광주 남구
14		여수백병원	전남 여수시
15		순천하나병원	전남 순천시
16		의료법인한성재단포항세명기독병원	경북 포항시
17		진주세란병원	경남 진주시
18		예손병원	경기 부천시

출처 : 제2기 전문병원 지정 보건복지부 보도자료(2015.12.31)

(4) 특수병원

특수병원에는 정신과병원, 결핵과병원, 재활의학과병원, 진폐병원 등으로 특정질환 치료를 위한 병원을 특수병원으로 구분한다.

[표 4-4] 특수병원 현황

진료과목	종합병원	병원	요양병원	군병원	합계
일반병원	339	1385	38	20	1782
정신과병원	0	182	6	0	188
결핵과병원	0	3	0	0	3
재활의학병원	0	36	7	0	43
안과병원	0	12	0	0	12
나병병원	0	2	0	0	2
진폐병원	2	2	1	0	5
요양병원	0	8	1380	0	1388
노인병원	0	2	85	0	87
합계	341	1632	1517	20	3510

출처 : 대한병원협회 홈페이지(2017)

(4) 개방병원과 폐쇄병원

병원에 소속된 의사만으로 환자에게 서비스를 제공하는 것을 폐쇄병원(closed hospital system)이라고 하고, 지역사회의 개원의사(attending physician)를 활용하여 진료하는 병

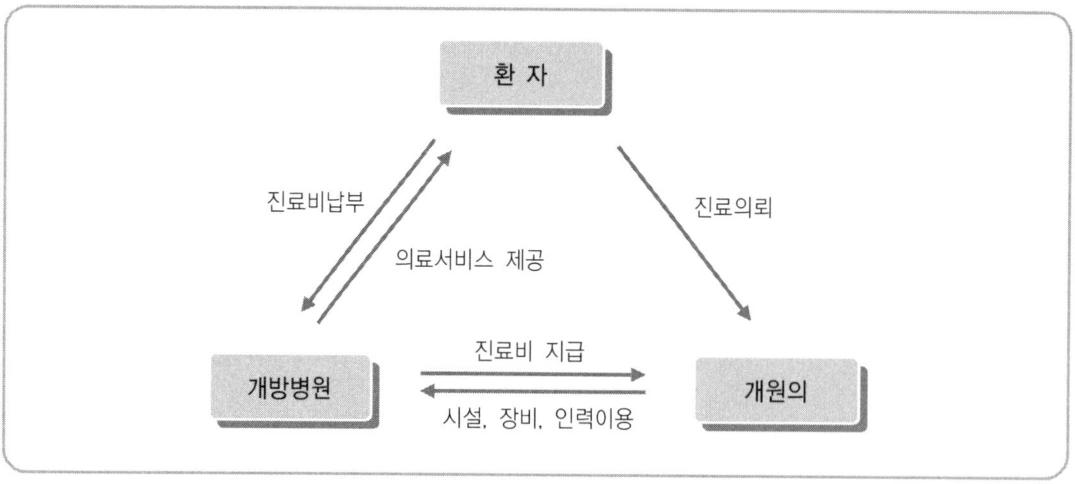

[그림 4-2] 개방병원제도 시스템 모형

원을 개방병원(open hospital system)이라고 한다.

개방병원은 병원 외부에서 독자적으로 개업하고 있는 개업의들이 외래환자의 진료를 수행하면서 입원환자의 진료와 수술, 고가의료장비의 이용과 같은 복잡한 처치와 수술, 검사 등이 필요할 경우 자신들과 계약을 맺고 있는 병원의 인력, 장비, 시설을 이용하는 의료시스템이다.

의료법 제32조 3항의 규정(시설 등의 공동이용)에 의거 의료인(개원의사)은 다른 의료기관(병원)장의 동의를 얻어 그 의료기관(병원)의 시설, 장비 및 인력을 이용하여 진료할 수 있고, 의료기관(병원)의 장은 당해 의료기관(병원)의 환자 진료를 위해 필요한 경우 당해 의료기관(병원)에 소속되지 아니한 의료인(개원의사)으로 하여금 진료를 하게 할 수 있다.

3) 우리나라 보건의료시설의 현황과 문제점

(1) 양적 공급

우리나라는 1980년대 이후 병원과 의원 등 의료기관이 급격히 증가하였고, 2005년 이후에는 요양병원 설립이 크게 증가하였다. 요양병원을 포함한 전체 병원의 경우 1980년에서 2010년까지 약 7.5배 증가하였으나, 의원은 4.3배 증가하여 병원의 증가율이 의원보다 더 높았다. 보건소, 보건지소, 보건진료소 등의 보건기관과 약국은 1990년 이후 거의 변화하지 않고 있다.

[표 4-5] 우리나라 보건의료시설 현황

연도	종합병원	일반병원	특수병원	요양병원	의원	치과병의원	한방병의원	부속의원	조산원	약국	한약국	보건기관
1960	22	128	41		3,863	757	1,779	67		2,525		1,546
1970	12	220	13		5,402	1,344	2,443	111	756	8,439		1,555
1980	82	240	5		6,344	2,028	2,328	266	488	12,337		3,616
1990	228	328	32		10,935	5,292	4,294	256	336	19,523		3,604
1995	266	398	42		14,343	8,304	5,997	246	177	19,624		3,417
2000	285	581	83		19,472	10,527	7,412	185	120	17,968	13	3,433
2005	290	794	106	177	25,412	12,643	9,912	187	46	20,537	270	3,499
2009	312	1,129	134	762	27,104	14,249	11,856	185	38	20,679	510	3,449
2010	312	1,154	147	849	27,334	14,262	11,963	186	37	20,911	486	3,459

출처 : 대한병원협회 홈페이지(2017년)

이러한 병상수의 증가로 인구 1,000명당 입원환자 병상수가 2014년에 11.6병상으로 OECD 국가 평균치인 5.1병상을 훨씬 앞지르는 수준으로 나타났다.

(2) 질적 수준

의료기관의 질적 수준을 시설의 크기, 의료기관당 필요로 하는 인력과 장비의 종류와 수 등의 구조적 조건외에 의료인력의 질, 관리능력 등이 모두 관계되므로 질적 수준을 평가하는 것이 매우 어렵다. 일반적으로 병원에 대해서는 일정수준 이상의 질을 유지하기 위해 병원신임제도(Hospital Accreditation)를 실시하는 경우가 많다. 미국의 JCAHO에서 실시하는 병원신임제도(TJC)가 대표적인데 여기서는 각 병원 부문별 조직, 운영, 시설 장비에 관한 최소의 표준체계를 마련하고 병원마다 이 표준을 충족할 것을 독려하고 있다. 우리나라에서도 의료기관평가인증원을 중심으로 의료기관 인증제를 실시하고 있다.

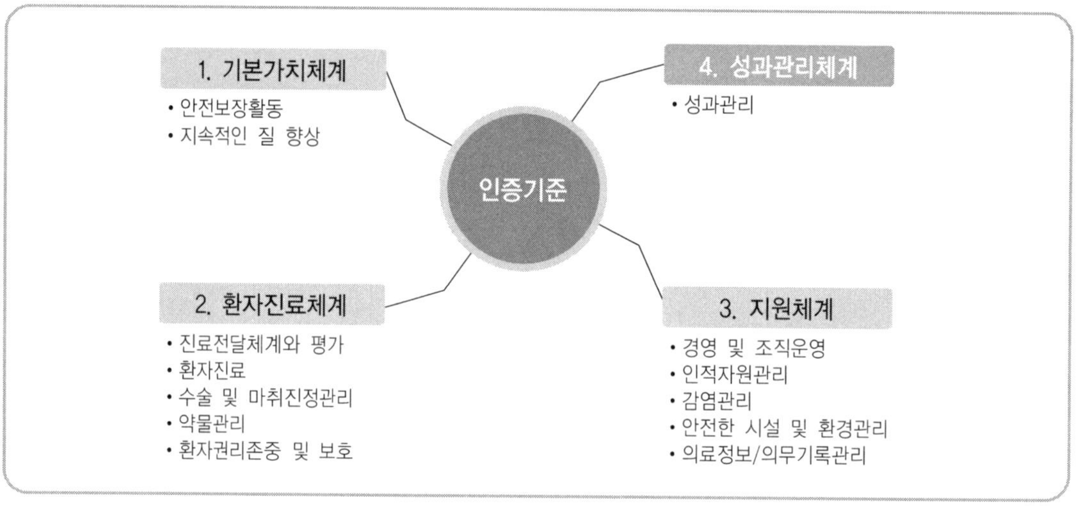

[그림 4-3] 의료기관 인증기준 틀

출처 : 의료기관평가인증원 홈페이지(2017년)

(3) 의료시설의 분포

의료기관의 지역별 분포는 의료인력의 지역별 분포에 직접적 영향을 미친다. 우리나라의 경우 2010년 일반병원의 86.3%, 의원의 91.4%가 도시지역에 집중되어 있고, 일반병원 병상수의 87.4% 및 요양병원 병상수의 81.3%가 도시에 집중되어 있다. 그러나 교통, 통신의 발달로 인해 지역간 불균형분포로 인한 의료의 접근성 문제는 많이 해소되고 있다.

한편 병원의 운영주체별 분포를 보면 주로 민간부문에 의료시설이 집중되어 있다. 우리나라

병원중에서 국공립병원, 특수법인병원 및 사회복지법인 병원을 포함한 공공병원은 2011년에 210개소에 불가하여 전체병원의 8.3%에 불과하고 병상수는 58,194병상으로 전체의 13.5%에 불과하다. 이와 같이 민간부문에 의존함에 따라 의료자원이 도시에 편중되어 도시지역은 의료자원이 남는 반면 농촌지역은 여전히 의료시설이 부족한 실정이다.

(4) 생산성

보건의료시설의 생산성에 영향을 주는 요소로는 의학기술의 발전, 의료인력의 개인적 특성, 의료의 기능적 분화, 의료조직의 부문화 및 세분화, 시설의 규모, 조직관리 기법과 관리자의 속성 등 매우 다양하다. 병원의 생산성과 관련된 대표적 지표로는 입원의 경우 병상이용률, 병상회전율, 평균재원일수 등이 주로 사용되고 있으며, 외래의 경우 의사1인당 평균 진료환자수를 사용하는 경우가 많다. 병상이용률은 병원의 경영실태를 표시하는 가장 기본적인 지표이고, 병상회전율은 동일 종류의 질병군을 취급하고 있는 병원간 생산성 비교에 이용될수 있다. 평균재원일수(ALOS)는 진료한 질병의 특성과 진료생산성을 간접적으로 비교하는데 사용할 수 있다.

[표 4-6] 지역별 의료기관 현황

시/도	종합병원	병원	요양병원	군병원	합계
서울	57	230	119	1	407
부산	29	143	202	1	375
대구	12	118	66	0	196
인천	19	61	74	0	154
광주	22	83	58	0	163
대전	10	40	54	1	105
울산	8	44	51	0	103
경기	60	309	309	5	683
강원	15	48	31	4	98
충북	12	40	46	1	99
충남	13	56	81	2	152
전북	13	82	91	0	186
전남	24	85	77	1	187
경북	18	87	120	2	227
경남	26	155	122	2	305
제주	7	7	10	0	24
세종	0	1	7	0	8
합계	345	1589	1518	20	3472

출처 : 대한병원협회 홈페이지(2017년)

2 병원의 기능과 역할

1) 병원의 기능

(1) 의료서비스의 제공

병원의 고유기능이자 핵심기능은 의료서비스의 제공이다. 의료서비스는 요양급여로 설명할 수 있으며 다음의 항목들이 포함된다.

① 진찰, 검사
② 약제, 치료재료의 급여
③ 처치, 수술기타의 치료
④ 예방, 재활
⑤ 입원
⑥ 간호
⑦ 이송

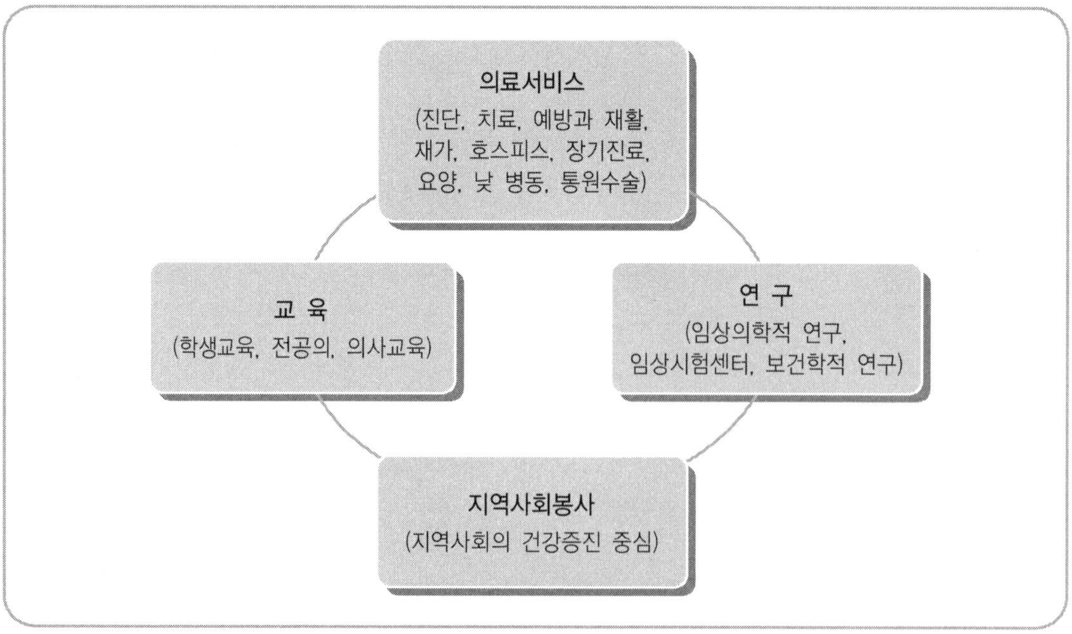

[그림 4-4] 병원의 주요기능
출처 : 병원경영개론(현문사, 2013년)

(2) 교육

병원은 환자치료기술을 지속적으로 의과대학생, 수련의, 전공의에게 전수하여야 하고 새로운 의료기술을 개발하고 발전시켜야 한다. 임상교육이란 환자를 진료하면서 교육하는 것을 말한다. 환자를 직접 대면하지 않고는 실제 교육이 될 수 없기 때문에 의과대학생, 간호대학생, 전공의 그리고 각종 의료기사 등의 교육을 의료기관에서 담당하게 된다.

(3) 연구

세계는 Post-IT시대 국가성장 전략산업으로 보건의료기술(Health Technology, HT)을 지목하고, 다음의 목적으로 연구를 병원의 주요 기능으로 삼고 있다.

첫째, 보건의료기술 개발에 대한 사회적 수요가 폭발적으로 증가하고 있다. 고령화에 따른 만성질환 증가, 신・변종 전염병 창궐 등 보건의료 현안문제의 해결을 위한 기술개발 요구가 증대된다.

둘째, HT는 급증하는 의료비지출 억제를 위한 효과적인 대응 솔루션으로 삼을 수 있다.

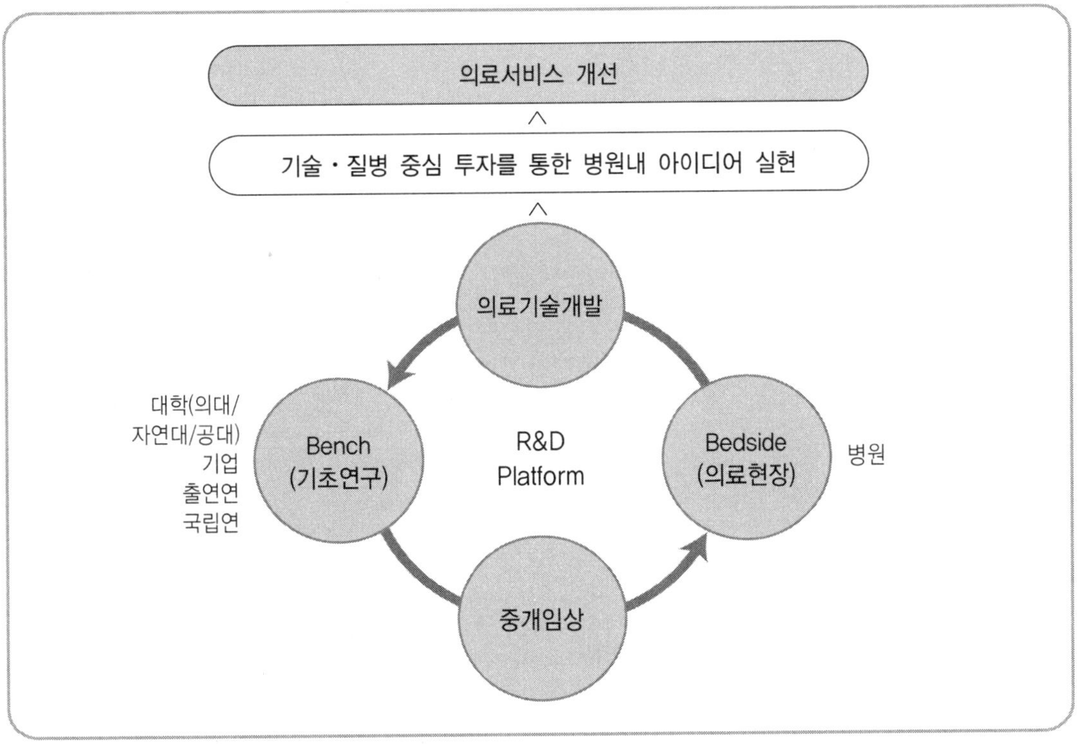

[그림 4-5] 보건복지부지정 연구중심병원의 역할 모형

출처 : 보건산업진흥원 홈페이지(2017년)

우리나라 GDP 대비 의료비지출(6.8%)은 OECD 평균(8.9%)에 비해 낮으나, 총 의비료 증가율(1위), 약제비 증가율(2위)은 위험수준을 나타내고 있다. HT 투자를 통한 비용효과적인 보건의료기술 개발은 의료비지출 효율화를 위한 근본적인 대안으로 볼수 있다. 사망률감소, 의료비절감 등 투자액의 2.4~3배 효과를 가진다(삼성경제연구소, 2010).

셋째, HT 산업은 미래 국가성장을 견인할 新성장동력이다. HT는 타 분야에 비해 고용 및 산업 파급효과가 상대적으로 우위에 있고, 10억원 투자시 고용유발 19.5명으로 타 산업(평균 16.9명)에 우위에 있다. HT R&D 1조원 투자시 3조원 이상 GDP 상승으로 타 산업의 1.5배~2배의 경제적 파급효과 발생한다.

[그림 4-5]는 보건의료기술진흥법에 의한 연구중심병원의 역할 모형도이다.

(4) 지역사회봉사

병원은 지역사회 건강증진을 위해 노력하여야 한다. 병원은 급성기, 아급성기, 요양의료서

'건강식 제공 프로그램' … 8주만에 참여자 평균 1.39kg·체질량 0.51mg/㎡ 감소

분당서울대병원(원장 이철희)이 국립대병원 최초로 세계보건기구(WHO)가 인증한 '건강증진병원(HPH, Health Promoting Hospitals & Health Services)'으로 지정돼 다양한 건강증진 활동에 박차를 가하고 있다.

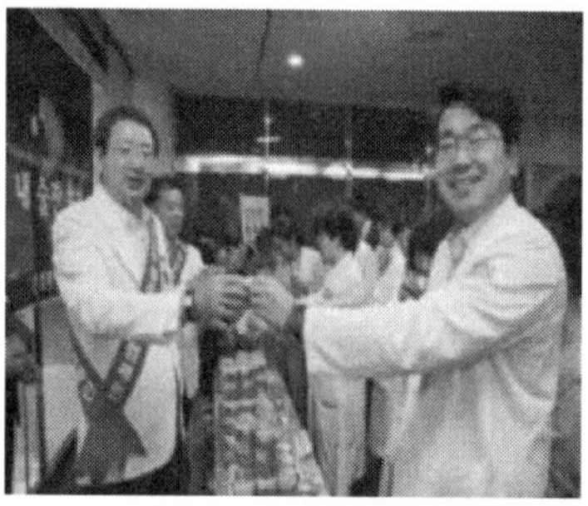

▲ 건강증진병원

29일 분당서울대병원에 따르면 WHO의 건강증진병원(WHO–HPH)인증 제도는 병원들이 찾아오는 환자들의 질병만을 치료하던 '소극적 역할'에서 환자와 보호자는 물론 직원, 나아가 지역주민들에 이르기까지 스스로 건강증진 활동을 할 수 있도록 지원하는 '적극적 역할'까지 담당토록 개발된 프로그램이다.

국립대병원 최초의 WHO 건강증진병원인 분당서울대병원은 건강증진 활동의 일환으로 '건강식 제공 프로그램'을 운영하고 있다. 건강식이 실제 건강정도에 미치는 영향을 정확히 측정하기 위해 참여를 희망하는 신청자 중에서도 '체질량지수(BMI, Body Mass Index)'가 건강 위험신호 수준인 23mg/㎡ 이상의 사람을 대상으로 파일럿 프로그램(시범사업)을 운영했다.

프로그램 기간 중 제공된 건강식은 칼로리 500kcal 내외, 나트륨 2g에 맞춰진 저칼로리·저염 식단으로 맛과 영양에 부족함이 없도록 구성됐다. 8주간 아침·저녁은 일반적인 식사를 이용하고 점심 한 끼만 건강식으로 바꿔 섭취한 결과, 프로그램 종료루 평균 1.39kg의 체중 감량 효과와 0.51mg/㎡의 체질량지수 감량 효과가 있었다. 이 결과를 바탕으로 이번에는 대상을 늘려 128명에게 12주간 같은 프로그램을 실시한 결과, 전체 평균 2.1kg의 체중 감량 효과와 복부둘레 평균 1.9cm 감소 효과가 확인됐다.

한편 분당서울대병원 공공의료사업단은 '가벼운 한잔, 가벼운 내일'이라는 슬로건 아래 '건강한 음주문화의 날'을 선포하고, 건강증진을 위한 다채로운 이벤트를 진행했다. '절주 팔찌'를 배포하고 '무알콜 음료 시음회'를 개최하는 등 건강을 위해 스스로 절주를 실천할 수 있도록 방법을 알려주고 건강한 음주 문화 분위기를 조성했다.

[그림 4-6] 건강증진 관련 기사(의학신문)

출처 : 의학신문(2014.12.29 기사)

비스를 제공하는 것 외에도 지역사회 건강증진을 위해 유기적 협조를 다하여야 한다. 최근 WHO에서는 건강증진병원의 개념으로 이 역할을 설명한다.

세계보건기구의 건강증진병원(WHO-HPH) 인증제도는 병원들이 찾아오는 환자들의 질병만을 치료하던 '소극적 역할'에서 환자와 보호자는 물론 직원, 나아가 지역주민들에 이르기까지 스스로 건강증진 활동을 할 수 있도록 지원하는 '적극적 역할'까지 담당하도록 개발된 프로그램이다.

2) 병원의 역할(미국병원협회)

(1) **경제적 기여자**(economic contributors) : 직업창출과 경제적 기여(미국 채용부분 2위)
(2) **치료를 위한 관문**(gateways to care) : 모든 형태의 지역사회에서의 치료를 제공
(3) **혁신의 중심**(centers of innovation) : 전문화된 의료서비스를 제공하므로 가장 최신의 의학적이고 기술적 혁신을 추구함
(4) **지역사회 건강증진**(improving community health) : 단지 몸을 치료하는 것이 아니라 지역사회를 더욱 건강하게 함으로써 지역사회의 건강을 증진함
(5) **의료의 질과 안전에 기여**(committed to quality and safety) : 병원은 의료의 질과 안전에 대한 책임을 가진 주체임

3 병원의 특성

1) 병원조직관리의 특성

(1) 다양한 직종과 높은 전문인력의 비중

의료서비스는 특히 사람의 기술과 노동력에 의존하는 산업이다. 많은 인력을 필요로 할 뿐만 아니라 그 인력의 대부분이 면허나 자격을 가진 전문인력으로 구성되며, 그 전문인력의 종류 또한 다양하다.

(2) 다양하고 이질적인 집단, 노동집약적 조직

병원조직은 구성원들이 향수하는 직무가치의 다과, 대소의 서열에 따라 위계현상이 뚜렷한 사회계층을 가지고 있다. 이 위계구조는 의사집단과 비의사집단으로 대표되며 이들 집단관계

[표 4-7] 보건의료인력 면허와 자격종류

관련법규		보건의료인력 종별	종수	자격구분	교부처
의료법	2조	의료인(의사, 치과의사, 한의사, 간호사, 조산사)	5	면허	보건복지부
	77조	전문의(내과, 신경과, 정신건강의학과, 외과, 정형외과, 신경외과, 흉부외과, 성형외과, 마취통증의학과, 산부인과, 소아청소년과, 안과, 이비인후과, 피부과, 비뇨기과, 영상의학과, 방사선종양학과, 병리과, 결핵과, 진단검사의학과, 재활의학과, 예방의학과, 가정의학과, 핵의학과, 응급의학과, 직업환경의학과)	26	자격	〃
	77조	치과전문의(구강악안면외과, 치과보철과, 치주과, 치과교정과, 소아치과, 치과보존과, 구강내과, 구강악안면방사선과, 구강병리과, 예방치과)	10	자격	〃
	77조	한의사전문의(한방내과, 한방부인과, 한방소아과, 한방신경정신과, 침구과, 한방재활의학과, 한방안・이비인후・피부과, 사상체질과)	8	자격	〃
	78조	전문간호사(보건, 마취, 정신, 가정, 감염관리, 산업, 응급, 노인, 중환자, 호스피스, 아동, 임상, 종양)	13	자격	〃
	79조	한지의료인 (한지의사, 한지치과의사, 한지한의사)	3	면호	〃
	80조	간호조무사	1	자격	시,도지사
	81조	의료유사업자(접골사, 침사, 구사)	3	자격	시,도지사
	82조	안마사	1	자격	시,도지사
의료기사등에 관한 법률 2조		의료기사(임상병리사, 방사선사, 물리치료사, 작업치료사, 치과기공사, 치과위생사) 의료기사등(의무기록사, 안경사)	6 2	면허	보건복지부
응급의료에 관한 법률 36조		응급구조사(1급, 2급)	2		〃
국민건강증진법 12조		보건교육사(1급, 2급, 3급)	3	자격	〃
정신보건법 7조		정신보건전문요원(정신보건임상심리사, 정신보건간호사, 정신보건사회복지사 각 1,2급)	6	자격	〃
장애인복지법 7조		의지, 보조기기사	1	자격	〃
약사법 2조,3조,44조		약사, 한약사, 한약업사	3	면허 자격	〃 시,도지사
식품위생법 53조		조리사	1	면허	시,군,구청장
국민영양관리법 15조		영양사	1	면허	보건복지부
위생사에 관한 법 3조		위생사	1	면허	〃
수의사법 3조		수의사	1	면허	농림수산식품부
사회복지사업법 11조		사회복지사(1급, 2급)	2	자격	보건복지부
산업안전보건법 52조		산업위생지도사, 산업안전지도사	2	자격	고용노동부

출처 : 예방의학과 공중보건학(계축문화사) 재정리

는 역할과 책임에 따른 수평관계이면서 직무의 지시와 지시에 따른 수행이 뒤따르는 수직적 관계를 형성하고 있다. 또한 다양한 직종은 고급인력이 매우 많고, 여성인력이 많은 것도 그 특징이라고 할 수 있다.

병원조직은 많은 초기투자비와 경상유지비가 요구되고, 가용자본이 집약되었다고 하더라도 노동집약적 특성을 벗어날 수 없다. 의료서비스의 본질적인 특성, 즉 대량생산이 불가능하며 의료행위는 인간의 전문성에 의존해야 하는 판단과 행위이기 때문이다.

(3) 동기의 다양성과 통제의 어려움

직종이 다양하고 구성원이 많다는 것은 병원조직 구성원의 다양한 동기가 존재한다는 것을 의미한다. 이것은 구성원의 욕구를 충족시키며 잠재력을 이끌어내기 위한 노력이 필요하다는 것을 의미한다.

병원조직은 한편으로는 군대와 같은 일사분란한 수직적 특성을 가지고 있으면서 다른 한편으로는 전문직에 의해 의사결정이 매우 자율적인 조직이다. 통제적이고 권위적이면서도 한편으로는 자율적이며 민주적 의사결정을 하는 구성원을 관리하는 데에는 통제의 어려움이 필연적이다.

(4) 의존적이며 배타적인 업무관계

구성원의 업무를 독립적 기능, 의존적 기능, 상호의존적 기능으로 구분할 때 병원 조직은 그 업무수행상 고도의 상호의존성을 요구하는 조직이다. 환자진료에 있어서 의사와 간호사의 협력과 의존, 간호사와 약사, 의료기사, 원무과 직원간의 의존성은 업무수행에 필수적이다. 그 반면 배타적이고 이기적인 특성을 가지고 있기도 하다. 자신이 가진 전문성으로 인해 병원인적자원관리는 상호의존적인 활동을 지원하는 섬세한 조정을 요구하게 되고, 일반적 기준과 원칙의 강조만으로 관리가 어려운 점이 있다. 따라서 병원관리자는 병원조직문화를 통해 직원 서로간에 상호의존적이면서도 전문성을 존중하는 조직관리를 이루어 가야 한다.

(5) 이원화된 권위체계

병원의 인적구성과 조직체계는 복잡하고 이원화된 체계로 구성되어 있다. 의료부문과 관리부문으로 나뉜다. 의료부문은 직접 진료를 담당하는 의료전문인력으로 구성된 진료과, 진료팀, 진료센터, 간호조직, 의료기술조직이 여기에 해당한다. 자율성과 전문적 권위가 이 조직을 움직이는 중요한 원리이다. 관리부문은 인적자원관리, 재무와 회계관리, 구매와 물류관리, 시설과 장비관리, 기획과 전략, 홍보와 마케팅, 원무와 고객만족관리, 정보관리 등 의료부문의 기능 수행이 원활히 이루어질 수 있도록 지원하는 기능을 주된 업무로 한다. 여기서는 규정, 공식적인 책임과 권한 같은 조직운영원리가 중요하다. 두 부문은 서로 다른 권위에 의해 조직이 통제되고 운영되는 특성을 가지고 있다.

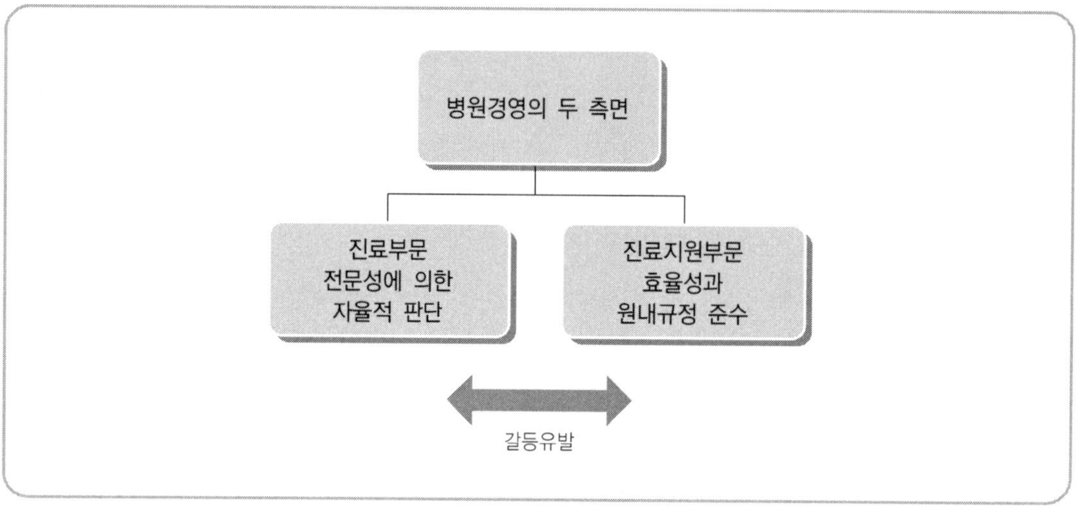

[그림 4-7] 병원경영의 두 갈등요인

(6) 24시간 운영체계

병원조직은 24시간 운영되는 체계이다. 외래체계와 주요 관리기능은 주로 주간에만 운영되지만, 입원병동 특수집중치료시설, 응급실, 수술실과 이를 지원하는 일부 진료지원부서는 휴일없이 24시간 운영해야 한다. 따라서 병원의 구성원 중 상당수는 3교대 근무 또는 야간 당직 근무를 해야 하며, 응급상황에 대비한 준비가 있어야 한다. 특정시간대에 운영되는 기능과 24시간 운영되는 기능이 혼재되어 있으므로 인력, 시설, 장비에 대한 효율적 운용이 쉽지 않다.

2) 의료서비스 마케팅의 특성

(1) 의료서비스는 공공재이다.

의료서비스는 보건의료서비스는 모든 사람이 기본적으로 누려야 하는 기본 권리 중의 하나이다. 세계보건기구의 헌법전문에 설명한 것처럼, 가질 수 있는 최상의 건강상태를 누리는 것은 모든 인간의 기본적 권리 중의 하나이다. 이 권리는 보편적(누구에게나 주어짐)으로 주어져야 하고, 취소 불능이다(뺏을 수 없음). 가질 수 있는 최상의 건강상태는 다음과 같이 설명될 수 있다. 모든 정부와 공공 관료는 최대한 빨리 이용가능한 보건관리로 이어질 수 있는 정책과 행동계획을 도입하는 것이 필요하다. 따라서, 보건은 모든 국민에게 필수적으로 제공되어져야 하는 공공재의 성격을 띠고 있다.

공공재란 국방・경찰・소방・공원・도로 등과 같은 재화 또는 서비스를 말한다. 시장에서 거래되는 재화나 서비스를 이용하려면 그에 상응하는 대가를 지불해야 하는데, 공공재는 시장의 가격 원리가 적용될 수 없고 그 대가를 지불하지 않고도 재화나 서비스를 이용할 수 있는 비배제성의 속성을 가지고 있다. 또한 일반적인 재화나 서비스는 사람들이 이것을 소비하면 다른 사람이 소비할 기회를 줄여 사람들 사이의 경합관계에 놓이게 되지만 공공재는 사람들이 소비를 위해 서로 경합할 필요가 없는 비경쟁성의 속성도 가지고 있다.

(2) 의료서비스는 신뢰상품이다.

의료서비스의 질은 공급자가 판단하는 질과 환자가 인지하는 질이다. 공급자의 질은 주로 기술적 질이라고 할 수 있고, 환자가 인지하는 질은 기대에 대한 부합정도로서 기능적 질이라고 할 수 있다. 일반적으로 환자의 기능적 질에 대한 평가는 용이한 반면, 공급자의 기술적 질을 평가하는 것은 어렵다. 즉, 의료서비스는 환자에 의해 평가받는 신뢰품질의 상품이다.

의료서비스는 서비스의 수행과정, 서비스 수행직원의 행위 자체, 전문적 기술 내지는 지식과 같은 무형적 요소로 이루어진다. 즉 유형성이 우세한(tangible dominant) 상품의 가장 반대편에서 무형성이 우세한 상품으로 설명될 수 있다.

(3) 의료서비스는 고관여상품이다.

마케팅에서 관여도(involvement)란 주어진 상황에서 특정 대상에 대한 개인의 중요성 지

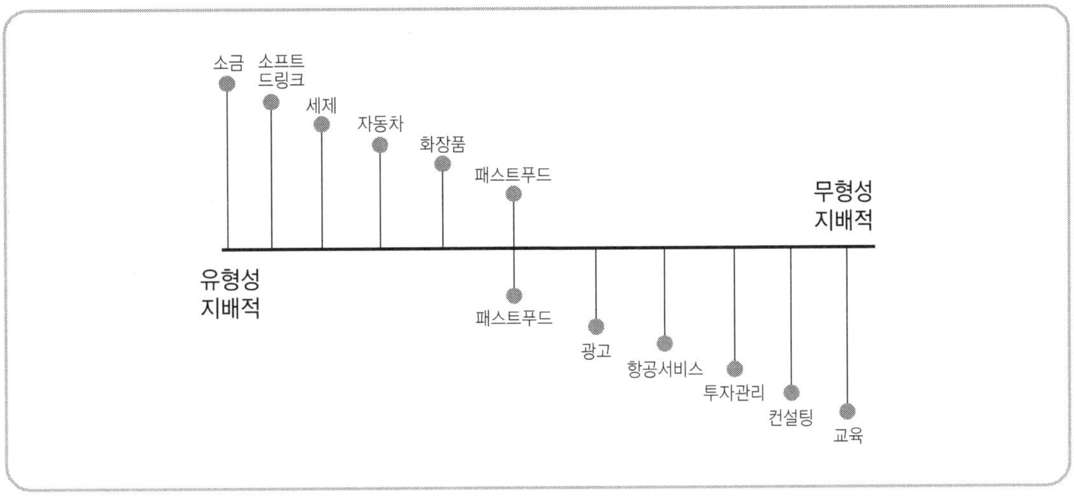

[그림 4-8] 서비스의 유형성과 무형성

각정도를 말한다. 높은 신뢰품질의 속성을 갖고 있는 의료서비스는 사람의 신체에 직접 시행되어 사람의 생명과 직결될 가능성이 매우 높다. 즉 의료서비스는 관여도가 매우 높은 상품으로 이해될 수 있으며, 고객은 반드시 가격외에 개인적, 제품별, 상황적 여러 가지 평가기준으로 대안을 평가하게 된다. 즉 의료서비스는 문제인식 – 정보탐색 – 대안평가 – 구매 – 구매후 행동에서 저관여 구매상품과는 다른 의사결정과정을 거치게 된다.

(4) 의료서비스는 수요에 대한 예측이 어렵다.

의료서비스는 매년 정기적으로 하는 신체검사 등 몇가지를 제외하고 수요 자체를 예측하기 어렵다. 이는 의료서비스가 통상적인 진료외에 유행성 질환 등으로 수요가 발생하는 경우가 많으며, 질병 발생과 관련한 개인의 변수가 너무 많기 때문이다. 따라서 이러한 문제로 인해 의료서비스는 유휴자원을 최소화 하는 것이 어렵다는 특성을 가지게 된다.

(5) 의료서비스는 공급자 위주의 구매결정과정으로 이루어진다.

의료서비스의 구매에서 최초 의료기관 및 의사선택은 소비자인 환자에 의해서 주도적으로 결정되지만, 의료진 결정이후 병리학적인 검사(혈액검사, 엑스레이 검사 등)와 치료과정상의 각종 진단, 처치, 치료일정, 수술여부, 퇴원 후 통원치료 등의 대부분 의료서비스 진행과정의 구매결정은 의사가 주도권을 가지고 진행한다.

(6) 의료서비스는 고객경험관리가 중요하다.

의료서비스는 고객이 서비스 생산과정에 적극적으로 참여하게 되고, 서비스가 공동생산의 개념으로 이루어진다. 예를 들어 이,미용실, 호텔 등에서와 같은 곳에서는 고객이 대접받기 보다는 고객도 서비스과정에 자체 참여하게 되므로 고객이 서비스기관의 부분적 지원이라는 용어로 호칭되기도 한다. 이러한 고객경험의 측면에서 서비스 인카운터(service encounter), 즉 고객과 서비스 제공자가 공유하는 시공간상에서 이루어지는 상호작용은 매우 중요하다. 서비스 인카운터는 고객경험을 만들수도 있고 망칠수도 있다. 따라서 병원은 환자와 그 가족을 의료서비스에 적극적으로 참여시키는 방법을 개발할 필요가 있으며, 그때 참여라는 말은 고객에게 권한을 주는 것으로 이해해야 한다.

고객을 서비스 제공과정에 참여시킬 때 발생할 수 있는 장점은 크게 세가지로 설명할 수 있다. 첫째, 서비스 품질에 대한 의식이 높아지고 있는 현실에서 의료서비스 참여는 환자의 실망을 줄일 수 있다. 둘째 의료서비스 참여는 서비스에 요구되는 시간을 줄일 수 있다. 셋째 의료서비스 참여는 직원비용을 줄일 수 있다.

참고문헌

국제의료기관평가위원회 http://www.jointcommissioninternational.org)
김영훈, 병원경영학원론, 수문사, 2011
대한병원협회 수련환경평가본부(https://www.kha.or.kr)
대한병원협회(http://www.hospitalmaps.or.kr)
대한예방의학회, 예방의학과 공중보건, 계축문화사, 2014
마이런 포틀러, 의료서비스, 한언, 2014
문상식 외, 국민건강보험론, 보문각, 2013
미국병원시설협회(http://www.hfmmagazine.com)
미국병원협회(http://www.aha.org/)
보건복지부, 개방병원운용제도 개선, 2003
보건복지부, 제2기 전문병원 111개 병원지정, 2014
보건의료산업학회, 병원경영개론, 현문사, 2013
원융희, 병원경영학, 대학서림, 2002
유승흠 외, 병원경영의 이론과 실제, 수문사, 1998
이진규, 현대경영학, 법문사, 2015
임창희, 경영학원론, 학현사, 2009
조우현 외, 의료서비스마케팅 이론과 실제, 아카데미아, 2016
한국보건산업진흥원(https://www.khidi.or.kr/rndhospital)
황병덕 외, 병원경영학, 수문사, 2017

제 5 장 진료서비스의 이해

1 환자관리 서비스

병원은 다양한 이해관계자와 고객들이 존재하는 곳이다. 환자, 환자가족, 방문객, 제3지불자, 거래처, 의사, 직원 등 그 이해관계자는 다양하고 그들의 기대와 동기는 매우 다르다고 할 수 있다.

환자는 의료제공자들로부터 직접적으로 임상서비스를 받거나, 제3자 지불자들을 통해 서비스를 처리하는 사람들이다. 고객이란 조직이 거래하는 상대를 의미한다. 주요고객은 환자이고, 부차적 고객에는 환자가족, 방문자, 제3자지불자, 거래처 직원, 내부직원 등이 있다.

병원에서 가장 중요한 관계는 의사와 환자의 관계이다. 진료서비스는 그 관계에서의 역할을 어떻게 하느냐이므로 진료서비스를 이해하기 이전 의사와 환자의 관계를 어떻게 설정하고 이해할 것인가는 매우 중요하다고 할 수 있다.

Parsons는 환자 역할(sick role) 행태를 수행하는 과정에서 나타나는 규범적 양상을 네 가지로 정의하였다.

첫째, 질병에 대한 책임을 환자 개인에게 지우지 않는다.

둘째, 환자는 건강해질 때까지 정상적인 사회적 역할을 면제 받는다.

셋째, 질병은 바람직한 상태가 아니다.

넷째, 환자는 반드시 전문가의 진료와 도움을 구해야 한다.

Parsons는 이 네 가지 규범에 의하여 의사가 환자를 진료하는 전문직으로 정의하고 그 과정에서 형성되는 의사-환자의 관계 양상을 규정하였다. 의사는 사회체계의 기능을 유지하기 위하여 질병을 관리 통제하는 역할을 수행하는 전문직이며 이러한 기능과 역할을 수행하기 위해서 의사들의 전문직 윤리와 규범에 의해 자율적으로 규제되는 권위와 자율성을 지닌 전문가 집단으로 발전하게 되었다고 설명한다. 의사들이 자기 자신의 이해가 아닌 환자의 이해를 대변하는 역할을 수행할 수 있는 권위와 자율성을 지니게 된 것은 의사가 되기 위한 고도의 전문적인 교육 및 수련과정을 통한 사회화 과정과 함께 사실적으로 기대되는 역할을 수행하기 위한 자율적인 통제규율을 갖고 있기 때문이라는 설명이다.

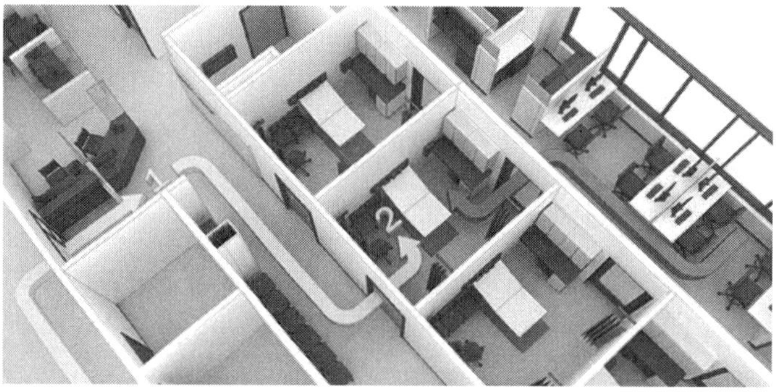

[그림 5-1] 의사와 환자의 접근 경로

출처 : 미국병원시설협회 홈페이지(미국병원시설협회, http://www.hfmmagazine.com, 2017년)

그러나 Parsons의 이러한 설명은 주로 급성기 질병에서의 의사와 환자의 관계를 설명할 수 있고 당뇨병과 같은 만성질환 환자에게는 적용하기 어렵다는 비판이 있다. Szsaz와 Hollender는 다음의 3가지 환자-의사의 관계유형으로 기존의 환자-의사 관계를 보완 설명한다.

[표 5-1] 의사-환자의 관계 유형(Szsaz와 Hollender)

유형	의사의 역할	환자의 역할	환자 유형	비유
시행-수혜	환자에게 무언가를 시행하여 줌	수혜자 (반응할 수 없음)	마취, 혼수 급성외상	부모-어린아이
지도-협조	환자가 무엇을 할 것인가 말해줌	협조자 (명령에 따름)	급성 감염성 질환	부모-청소년
상호참여	환자가 자신을 위해 무엇을 하도록 도와줌	참여자	만성질환, 정신질환	어른-어른

제1형 : 환자가 의사에게 절대적으로 의존하는 경우
제2형 : 의사가 환자를 지도하는 우월한 위치에 있는 경우
제3형 : 환자와 의사가 서로 행동에 관여하는 관계, 서로 대등한 동반자로 본다.

1) 외래환자 관리

(1) 외래업무 개요

외래진료란 병원에 입원하지 않은 상태에서 병원내의 각종 시설을 이용하여 의료에 관한 서비스를 제공받는 것을 말한다.

외래환자는 병원의 이용 경험에 따라 신환과 구환으로 질병별 수진횟수에 따라 초진과 재진, 그리고 선택진료환자와 일반환자로 내원 형태에 따라 응급환자와 일반환자로 구분하며 의료보장 유형에 따라 국민건강보험환자, 의료급여환자, 산업재해보상보험환자, 공무상요양환자, 자동차보험환자, 일반환자 등으로 구분한다.

병원에 내원하는 모든 환자의 공통적인 심리는 건강한 사람들이라도 혹시 중병에 걸려 있지나 않을까 하는 두려움을 가지고 있다. 환자들은 심리적으로 위축된 상태에서 사소한 일에도 신경을 집중하기 때문에 병원에 들어서는 순간부터 진료접수, 진료대기, 진료, 각종 검사, 수납, 처방전 발급, 주차 등에 이르기까지 세심한 배려가 필요하다. 환자들은 단순하게 병원을 내원한 환자가 아니라 의료서비스를 제공받는 고객으로 양질의 의료를 제공받고 빠른 시일내에 질병으로부터 벗어나며, 쾌적한 환경에서 병원 종사자들로부터 따뜻하고 친절한 대우를 받고 자기의 질병에 대해 충분히 상담할 것을 원하고 있다. 병원에 내원하는 고객들의 원만한 외래진료를 위하여 원무 담당자들이 처리할 외래업무의 구체적인 목표는 다음과 같다.

첫째, 병원 내원환자들의 의료서비스의 만족도를 높여 고객의 이탈을 방지하고 새로운 고객(신환)을 창출함으로써 진료수익을 꾀하는 것이다.

둘째, 신속하고 편리한 업무처리절차로 의료인과 고객 모두 만족하는 서비스를 제공하여 한다.

셋째, 시설 및 장비의 현대화로 쾌적하고 안락한 진료환경을 마련해야 한다.

넷째, 진료비 발생과 수납과정에서 미수금누적 등의 원인으로 병원재정이 악화되는 상황을 미연에 방지하여야 한다.

이러한 목표를 바탕으로 외래업무를 수행한다면 경쟁이 극심한 의료환경에서 고객중심의 진료로 고객의 만족도를 높일 수 있는 의료기관으로 거듭날 수 있을 것이다.

(2) 외래업무 흐름

외래원무는 환자의 진료와 관련하여 수행되는 제반수속과 절차에 관한 것으로서 환자가 병원에 내원하여 진료 후 입원하거나 귀가하기까지 과정을 말한다. 내원환자의 외래 진료서비스를 원활하게 제공하여 고객만족도를 높일수 있는 외래업무 절차는 다음과 같다.

[그림 5-2]에서 보는 바와 같이 외래업무에는 환자들의 진료신청에서부터 보험유형별 초·재진 접수, 진찰료 수납, 보장 유형별 진료비 수납, 수입집계, 기관부담금 청구, 진료예약 등으로 구분된다.

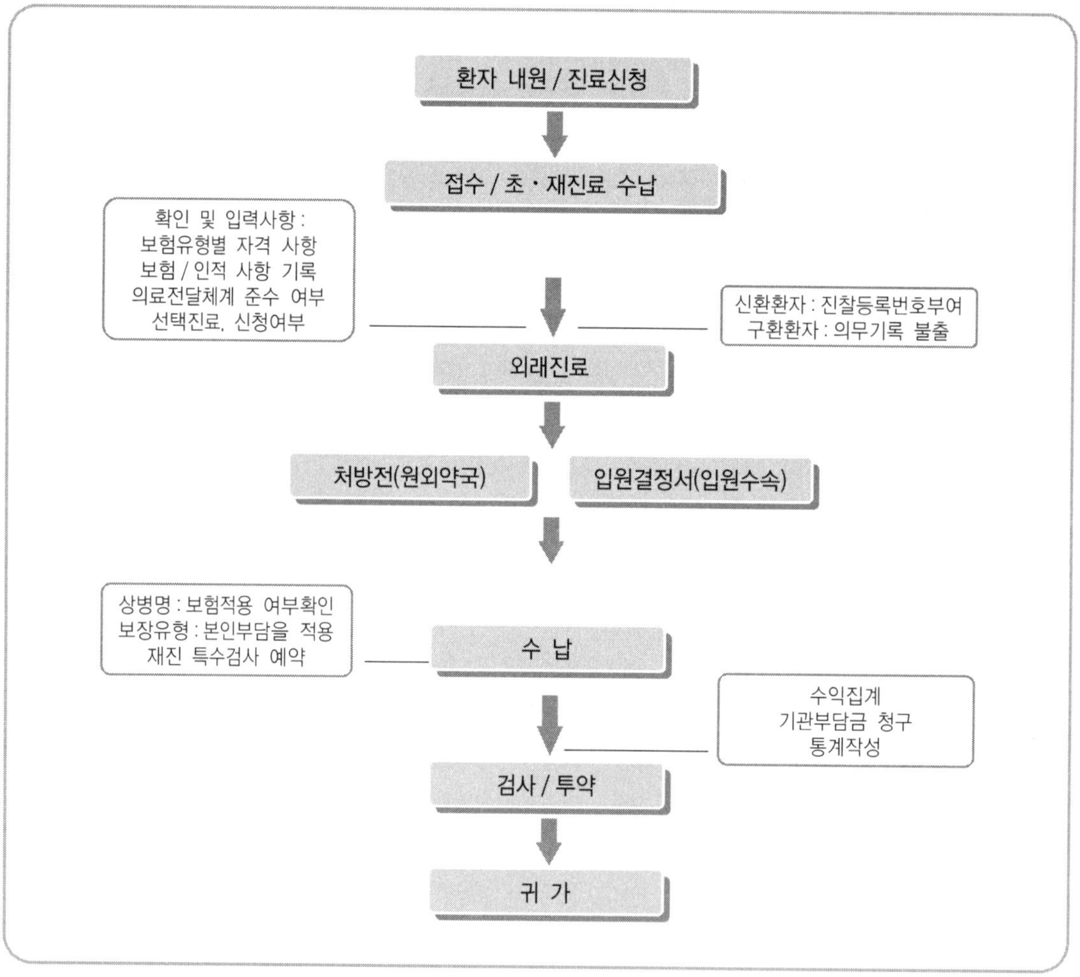

[그림 5-2] 외래업무 절차

(3) 외래업무 내용

① 진료신청 및 접수

진료를 받고자 내원한 고객들이 병원에서 가장 먼저하는 일은 진료신청서를 작성하여 접수창구에서 접수를 하는 일이다. 진료신청서 양식은 각 병원마다 각기 다르게 사용하고 있지만 그 내용은 거의 동일하다. 진료신청서의 내용으로는 환자 본인의 성명, 주민등록번호, 주소, 전화번호와 같은 인적사항과 진료를 받고자 하는 진료과, 의사, 선택진료 여부, 의료보장 유형을 기록한다.

접수는 병원의 규모와 각 병원의 전산상황에 따라 달라지지만 근래에는 거의 모든 병원의 전산시스템 구축으로 접수업무에서의 환자들의 불편은 상당히 감소하고 있는 추세이다.

외래접수 업무시에는 환자인적사항, 보험유형별 자격사항, 의료전달체계 준수여부, 선택진료 신청여부 확인 등의 절차를 거쳐 병원전산에 입력한다.

㉠ 환자 인적사항 확인

접수창구에서는 진료신청서가 접수되면 환자의 신분증 및 건강보험증 등으로 본인여부 확인이 우선시 되어야 한다. 많은 의료기관에서는 환자들의 불편 및 대시기간을 이유로 환자의 확인 절차를 생략하는 경우가 많다. 일부 환자들 중에는 개인들의 경제사정 및 기타 이유들로 타인의 주민등록번호 등으로 부정수급을 받는 일들이 간혹 발생하고 있다. 이를 방지하고 부정수급을 예방하는 가장 최선의 방법은 의료기관에서 환자 접수부터 철저한 확인절차를 거치는 일일 것이다.

대부분의 의료기관에서는 원무업무의 전산화로 인적사항을 전산에 입력하면 국민건강보험공단 홈페이지와 연계되어 수진자 자격확인이 실시간으로 이루어지고 수진자의 자격여부, 자격취득일자, 건강보험증 번호, 희귀난치성 질환 의료비 지원 대상여부 및 특정기호 까지 의료기관 접수화면으로 자동입력이 가능하다. 단, 요양기관 공인인증서로 인증서 로그인 후 사용가능하다.

② 보험유형별 자격사항(수가유형)

보험유형별로 각 의료보장제도와 관련되어 요양기관 의료서비스의 내용 및 의료수가, 본인부담금 등이 달라지므로 자격관리가 미흡한 경우 진료수익에 직접적인 영향을 미친다.

국민건강보험 및 의료급여자격 여부 확인을 위해서는 내원동기를 파악해야 한다. 일반질병일 경우에는 대부분 보험 적용이 가능하나 외상으로 인한 상병일 때에는 건강보험공단

[표 5-2] 보험유형별 적용수가 및 보험자 구분

보험유형		적용수가	관련법규	보험자	적용대상
국민건강 보험	직장	건강보험수가	국민건강 보험법	국민건강 보험공단	1인이상 사업장의 근로자 공무원 및 사립학교교직원
	지역				자영업자, 농어민
의료급여		의료급여수가	의료급여법	지방자치단체 (시,군,구청)	무소득, 영세민, 국가유공자 등
자동차보험		자보수가 (건강보험수가기준)	자동차 손해배상보장법	손해보험사 공제조합	교통사고 피해자
산업재해 보상보험		산재수가 (건강보험수가기준)	산업재해 보상보험법	근로복지공단	산재 적용근로자중 재해근로자

이나 급여보장기관(시・군・구청)에 급여제한여부조회를 해야 할 경우가 있으며 산업재해보상보험이나 자동차보험 등 타 법령에 의해 보험혜택을 받는 경우도 있다.

산업재해보상보험의 경우 근로복지공단에서의 요양승인이 나기 전까지는 국민건강보험 적용이 가능하고 타 의료기관에서 전원 온 환자의 경우에는 전원승인을 받고 온 환자인지 확인한 후 산업재해보상보험으로 처리해주어야 한다.

자동차보험은 보험회사나 공제조합으로부터 진료비 지급보증이 된 환자에 한하여 자동차보험으로 처리해주며 그렇지 않을 경우 일반으로 처리하나 환자가 건강보험 적용을 원할 때에는 먼저 건강보험으로 선처리 가능하다.

또한 요양기관 이용자가 건강보험증이나 의료급여증을 제시하지 못한 때에는 앞서 설명한 바와 같이 요양기관에서 인터넷으로 수진자 자격 확인이 가능하지만 수진자 자격확인이 불가능한 경우에는 건강보험 수가로 전액본인부담하고 7일 이내(공휴일 제외)에 건강보험증이나 관련증빙서류를 지참 방문하여 환불 받을 수 있도록 안내한다.

③ 의료전달체계 준수 여부

의료전달체계에 따라 국민건강보험의 경우 1단계 진료와 2단계 진료로 구분하며 의료급여의 경우에는 1단계 진료와 2단계 진료, 3단계 진료로 구분하고 선택의료기관 제도를 두어 의료급여 제공기관에 제한을 두고 있다. 만약 이러한 의료전달체계를 무시하고 상급의료기관에서 진료를 받고자 하거나 선택의료기관의 진료의뢰도 없이 타 의료기관에서 진료를 받고자 한다면 보험급여 적용을 해주어서는 안되며 건강보험수가로 전액 본인부담이 적용된다.

④ 선택진료 신청여부

선택진료제도는 「의료법」 제46조를 근거로 환자 또는 보호자가 일정 자격을 갖춘 의사 중에서 특정인을 직접 선택하여 진료를 받을 수 있도록 하고, 그로 인한 일정비율의 추가 비용을 환자가 직접 부담하는 제도이다.

「선택진료에 관한 규칙」에는 선택진료 의사의 자격 및 범위를 면허취득 후 15년이 경과한 치과의사 및 한의사, 전문의 자격인정을 받은 후 10년이 경과한 의사, 대학병원 또는 대학부속 한방병원의 조교수 이상인 의사 등으로 규정하고 있다.

선택진료 항목 및 추가비용 산정기준은 다음과 같다(2014.7.24 개정).

㉠ 진찰(한방포함) : 진찰료의 40% 이내 범위
㉡ 입원(한방포함) : 입원료의 15% 이내 범위
㉢ 검사(한방포함) : 검사료의 30% 이내 범위
㉣ 영상진단 및 방사선치료 : 영상진단료의 15%(방사선치료료는 30%, 방사선혈관촬영료는 60%) 이내 범위
㉤ 마취 : 마취료의 50% 이내 범위
㉥ 정신요법 : 정신요법료의 30%(심층분석은 60%) 이내 범위
㉦ 처치 · 수술(한방포함) : 처치 · 수술료의 50% 이내 범위
㉧ 침 · 구 및 부항 : 침 · 구 및 부항료의 50% 이내 범위

(4) 외래진료

① 진료과 접수

환자들은 접수창구에서 발급된 접수증이나 선택진료 신청서를 해당 진료과에 접수한다. 처방전달시스템(OCS)이나 전자의무기록(EMR)을 실시하는 의료기관은 접수증 없이 바로 해당 진료과로 이동하는 경우도 있다. 이때 내부 전산망으로 환자의 의무기록은 해당 진료과에서 바로 확인이 가능하다.

② 진료

해당 진료과에서는 진료과 접수화면에 표시된 순서대로 진료를 받는다. 일부 의료기관에서는 진료대기현황을 TV, PC모니터 등에 나타내 주기도 한다.

[별지 제1호서식] 〈개정 2014.7.24〉

선택진료([ ]외래 · [ ]입원) 신청서

처리기간	즉시		
환자 성명			
주　소			
전화번호		생년월일	

주진료과	선택 및 서명	선택진료의사 성명
	[ ]	

선택진료 신청 시 추가비용 부담 내역 (건강보험 급여 상대가치점수 대비)

1. 진찰(한방포함): 진찰료의 40% 이내
2. 입원(한방포함): 입원료의 15% 이내
3. 검사(한방포함): 검사료의 30% 이내
4. 영상진단: 영상진단료의 15% 이내
5. 방사선치료: 방사선치료료의 30% 이내
6. 방사선혈관촬영: 방사선혈관촬영료의 60% 이내
7. 마취: 마취료의 50% 이내
8. 정신요법: 정신요법료의 30% 이내 (심층분석은 60% 이내)
9. 처치 · 수술(한방포함): 처치 · 수술료의 50% 이내
10. 침 · 구 및 부항: 침 · 구 및 부항료의 50% 이내

〈진료지원항목 선택진료 추가〉

진료지원항목에 대한 선택진료는 반드시 신청해야 하는 것은 아니며, 아래 해당 진료지원항목의 선택 및 서명란에 "✔" 표시와 서명을 하고, 선택진료의사 성명을 적거나 선택진료의사 위임란에 "✔" 표시를 한 경우에만 선택진료에 따른 추가비용을 본인이 부담하게 됩니다.

진료지원항목	선택 및 서명		선택진료 의사 성명	선택진료 의사 위임
진찰(한방포함)	[ ]			[ ]
검사(한방 포함)	[ ]			[ ]
영상진단	[ ]			[ ]
방사선치료	[ ]			[ ]
방사선혈관촬영	[ ]			[ ]
마취	[ ]			[ ]
정신요법	[ ]			[ ]
처치 · 수술(한방포함)	[ ]			[ ]
침 · 구 및 부항	[ ]			[ ]

「의료법」 제46조제1항 및 「선택진료에 관한 규칙」 제2조에 따라 위와 같이 선택진료를 신청합니다.

년　　월　　일

신청인　　(서명 또는 인)

(환자와의 관계　　　　)

○○ **병원장** 귀하

참 고 사 항

1. 환자 또는 그 보호자는 의료기관에 게시 또는 비치되어 있는 다음 사항이 적힌 안내문을 꼼꼼히 확인하신 후 선택진료 의사 등을 결정하시기 바랍니다.
   가. 진료과목별로 추가비용을 징수할 수 있는 선택진료를 담당하는 의사등과 추가비용을 징수하지 아니하는 의사등의 명단 및 진료시간표
   나. 추가비용을 징수할 수 있는 선택진료를 담당하는 의사등의 경력 · 세부전문분야 등 환자 또는 그 보호자가 특정한 의사등을 선택할 수 있는 정보
   다. 추가비용을 징수하고자 하는 선택진료의 항목과 추가비용의 산정기준에 의하여 산출된 금액
2. 환자 또는 그 보호자는 선택진료를 추가, 변경 또는 해지할 수 있습니다.
3. 진료형태(입원, 외래)에 따라 선택진료신청서를 각각 작성하여야 하며, 선택진료를 해지하거나 변경하지 않고 동일질환으로 진료행위가 계속 이어지는 경우에는 이후 진료행위에 대하여도 선택진료를 신청한 것으로 봅니다.(다만, 입원은 입원 단위별로 신청하여야 합니다)
4. 주진료과에 대한 선택진료신청은 1개 과목, 1명의 선택진료 의사 · 치과의사 또는 한의사를 선택할 수 있습니다.
5. 환자 또는 그 보호자가 주진료과 의사에게 진료지원항목의 선택진료를 위임하는 경우에는 선택진료의사 위임란에 "✔" 표시를 하여야 합니다.
6. 환자 또는 그 보호자가 선택진료신청서 사본을 요청할 경우 선택진료의료기관은 사본을 발급해 주어야 합니다.
7. 선택진료비 적정 납부 여부와 관련한 사항은 건강보험심사평가원(☎1644-2000)을 통해 확인하실 수 있습니다.

210mm×297mm[백상지 80g/㎡(재활용품)]

[별지 제2호서식] 〈개정 2016.8.31.〉

선택진료([ ]변경 · [ ]해지) 신청서

처리기간	즉시

환자 등록번호	
환자 성명	생년월일
주 소 (전화번호 :)	

	변경 전		변경 후	
	진료과목 (진료지원항목)	선택진료 의사 · 치과의사 또는 한의사 성명	진료과목 (진료지원항목)	선택진료 의사 · 치과의사 또는 한의사 성명
변경사항				
해지사항				

「의료법」 제46조제2항 및 「선택진료에 관한 규칙」 제2조에 따라 위와 같이 선택진료 ([ ]변경 · [ ]해지)를 신청합니다.

년 월 일

신청인 (서명 또는 인)

(환자와의 관계)

○○○○ **병원장** 귀하

참 고 사 항

1. 환자 또는 그 보호자는 의료기관에 게시 또는 비치되어 있는 다음 사항이 적힌 안내문을 꼼꼼히 확인하신 후 선택진료 의사 등을 결정하시기 바랍니다.
   가. 진료과목별로 추가비용을 징수할 수 있는 선택진료를 담당하는 의사등과 추가비용을 징수하지 아니하는 의사등의 명단 및 진료시간표
   나. 추가비용을 징수할 수 있는 선택진료를 담당하는 의사등의 경력 · 세부전문분야 등 환자 또는 그 보호자가 특정한 의사등을 선택할 수 있는 정보
   다. 추가비용을 징수하고자 하는 선택진료의 항목과 추가비용의 산정기준에 의하여 산출된 금액
2. 환자 또는 그 보호자는 선택진료를 추가, 변경 또는 해지할 수 있습니다.
3. 진료형태(입원, 외래)에 따라 변경 · 해지 신청서를 각각 작성하여야 하며, 선택진료를 해지하거나 변경하지 않고 동일질환으로 진료행위가 계속 이어지는 경우에는 이후 진료행위에 대하여도 선택진료를 신청한 것으로 봅니다(다만, 입원은 입원단위별로 신청하여야 합니다).
4. 주진료과에 대한 선택진료신청은 1개 과목, 1명의 선택진료 의사 · 치과의사 또는 한의사를 선택할 수 있습니다.
5. 환자 또는 그 보호자가 선택진료신청서 사본을 요청할 경우 선택진료의료기관은 사본을 발급해 주어야 합니다.
6. 선택진료비 적정 납부 여부와 관련한 사항은 건강보험심사평가원(☎1644-2000)을 통해 확인하실 수 있습니다.

210mm×297mm[백상지 80g/㎡(재활용품)]

[별지 제3호서식] 〈개정 2016.8.31.〉

선택진료의료기관([ ]신규 · [ ]변경) 현황 통보서

※ 바탕색이 어두운 난은 통보인이 적지 않습니다.

요양기관	명칭		요양기관 기호
	전화번호	팩스번호	허가병상수
	소재지 우편번호( )		
통보인	성명		전화번호

진료과목	전체 의사수 (A)	진료가능 의사수 (B)	실제진료참여 의사수 (B′)	추가비용징수 자격을 갖춘 진료가능 의사수 (C)	추가비용징수 의사수 (D)	B - D	D/C(%)	적용일
총 계								

「의료법」 제46조제6항 및 「선택진료에 관한 규칙」 제8조에 따라 위와 같이 선택진료의료기관([ ]신규 · [ ]변경) 현황을 통보합니다.

년 월 일

○○○의료기관의 장 (서명 또는 인)

건강보험심사평가원장 귀하

작 성 방 법

1. "허가병상수"는 현황 통보서 제출일 현재 허가병상수입니다.
2. "진료과목"은 「의료법」 제43조 및 「의료법 시행규칙」 제41조에 따른 진료과목 순이며, 대한의학회의 세부전문의 제도인증을 받은 내과세부전문과목을 운영하는 상급종합병원, 종합병원은 세부전문과목별로 작성합니다.
3. "전체 의사수(A)"는 재직 중인 총 의사(인턴, 레지던트 포함)의 인원수입니다.
4. "진료가능 의사수(B)"는 진료과목별로 전체 의사 중 「선택진료에 관한 규칙」 제4조제2항 각 호에 해당하는 의사를 제외한 실제 진료가 가능한 의사의 인원수입니다.
5. "실제진료참여 의사수(B′)"는 진료과목별로 전체 의사 중 「선택진료에 관한 규칙」 제4조제2항 각 호에 해당하는 의사를 제외한 실제 진료에 참여하는 의사의 인원수입니다.
6. "추가비용징수 자격을 갖춘 진료가능 의사수(C)"는 (B) 중 「선택진료에 관한 규칙」 제4조제1항에 따른 추가비용 징수 자격을 갖춘 의사의 인원수입니다.
7. "추가비용징수 의사수(D)"는 추가비용징수 자격을 갖춘 진료 가능 의사 중 추가 비용을 받지 않는 의사를 제외한 실제로 추가비용을 징수하고 있는 의사의 인원수입니다.

210mm×297mm[백상지 80g/㎡]

③ 처방입력 및 처방전 발행

진료 중 진단 및 치료를 위해서는 관련 검사 및 촬영, 처치, 투약 등의 처방을 하게 되며 처방전달시스템(OCS)을 이용하는 경우 병명과 처방을 동시에 전산에 입력한다. 처방전 발생시 병명까지 기록할 수 있게 하는 것이 좋으며 비급여 항목에 대해서는 진료과에서 환자에게 충분히 설명하고 처방전을 발행하여야 한다.

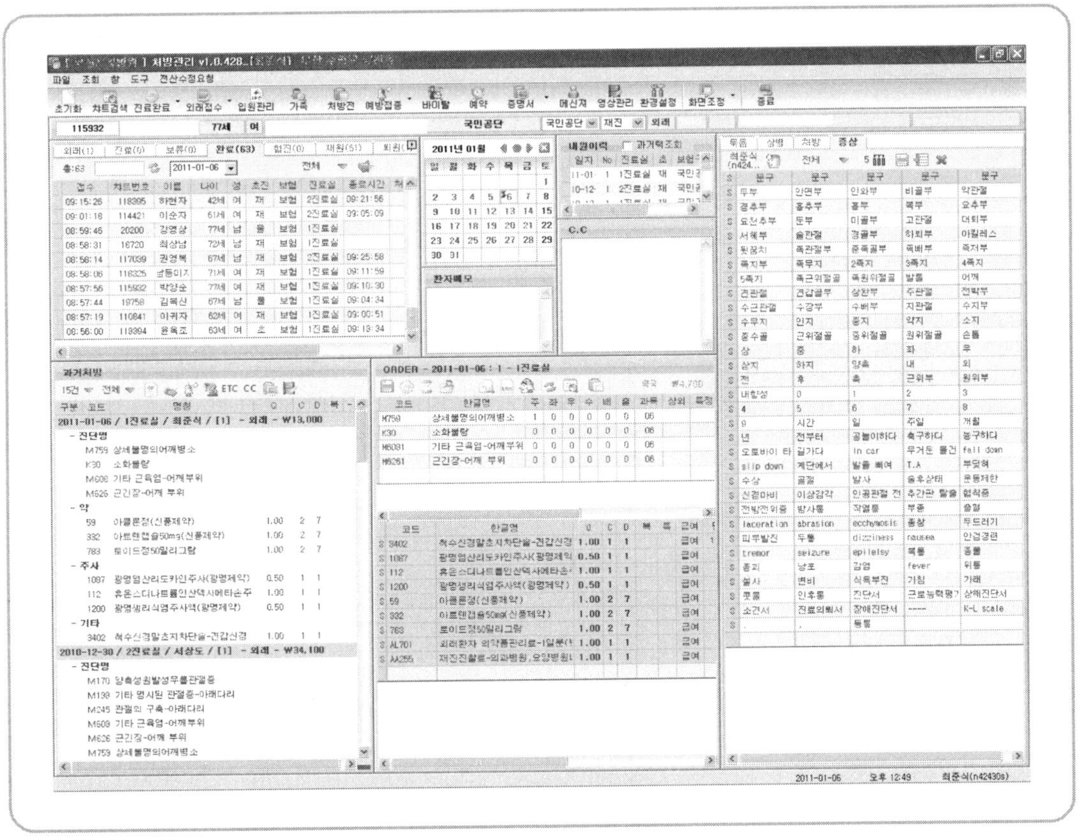

[그림 5-3] 처방입력 화면

④ 진료예약

진료단계에서 검사 및 촬영 처방이 나올 경우 당일에 시행할 경우도 있으나 대기환자의 증가 등으로 검사 날짜를 예약하는 경우가 많다. 그럴 경우 검사결과가 나오는 시점 이후에 해당 진료과에 진료예약을 할 수 있도록 한다.

[표 5-3] 진료과 약어

진료과	약어	영문 Full Name
내과	IM(MED)	internal medicine
외과	GS	general surgery
소아과	PED	pediatric
산부인과	OBGY	obstetric & gynecology
정신과	PSY	psychiatry
정형외과	OS	orthopedic surgery
안과	OPH	opthhalmology
이비인후과	ENT	ear, nose, throat
피부과	DER	dermatology
비뇨기과	URO	urology
진단방사선과	DR	diagnostic radiology
신경외과	NS	neuro surgery
흉부외과	CS	cardiovascular surgery
마취통증의학과	AN	anesthesiology
병리과	DP	diagnotic pathology
진단검사의학과	LM	laboratory medicine
성형외과	PS	plastic surgery
방사선종양학과	RO	radiation oncology
신경과	NR	neurology
재활의학과	RM	rehabilitation medicine
가정의학과	FM	family medicine
산업의학과	EM	environmental medicine
핵의학과	NM	nuclear medicine
응급의학과	ER	emergency medicine
치과	DENT	dentistry
내과중환자실	MICU	medical intensive care unit
외과중환자실	SICU	surgery intensive care unit
신생아중환자실	NICU	neonatal intensive care unit
수술실	OR	operation room
물리치료실	PTR	physical therapy room
인공신장실	AKU	artificial kidney unit
골수이식	BMT	bone marrow transplant
건강증진센터	HPC	health promotion center

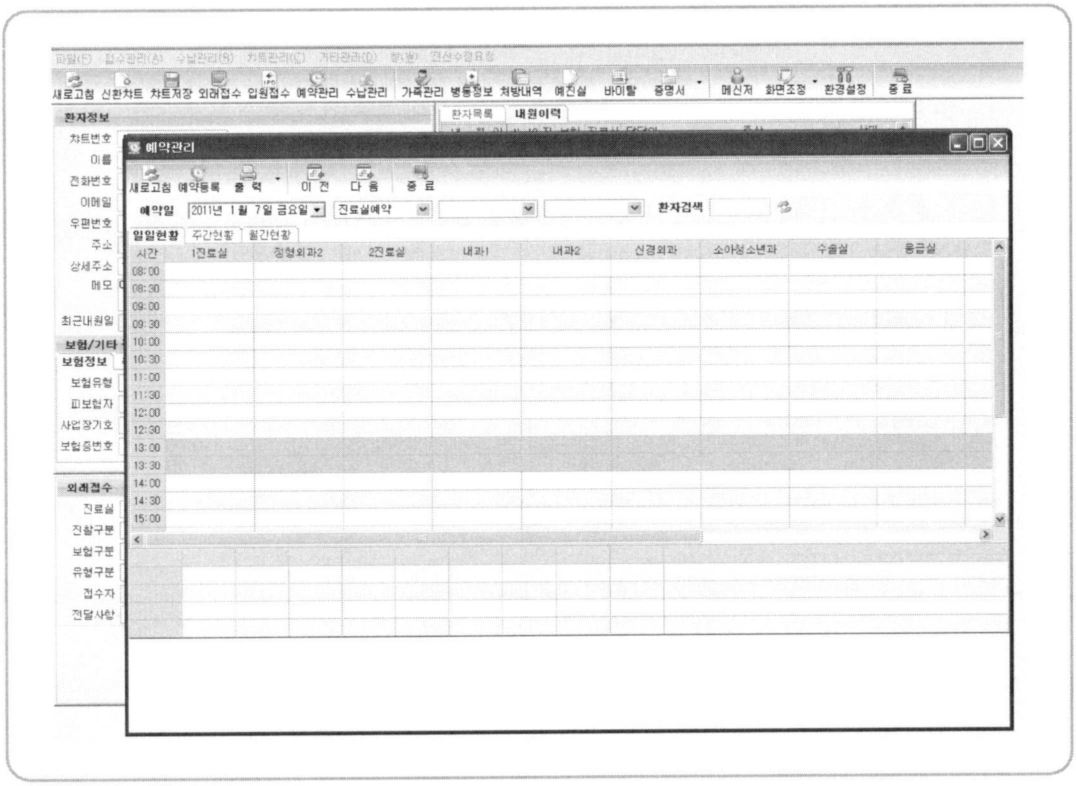

[그림 5-4] 진료예약 화면

⑤ 입원결정서 발부

진료 또는 검사 후 입원진료를 요하는 환자에게는 입원결정서를 교부하여 입원수속을 할 수 있도록 도운다.

(5) 진료비 계산 및 수납

수납창구에서는 진료비 계산 및 수납업무를 담당한다. 진료비 계산과 수납은 정확한 수가가 적용되어야 하며 진료업무를 현금화 시키는 과정이므로 외래업무에서 중요한 비중을 차지하고 있는 업무이다. 또한 진료비 수납과정에서 환자들은 진료비에 대한 문의나 민원제기가 많이 발생하므로 진료비 수납업무에 신중을 기해야 한다. 환자들의 보험유형에 따라 급여수가 및 본인부담률이 각기 달리 적용되므로 계산전 다시 한번 확인절차를 거쳐야 하며 희귀난치성 질환 및 등록 암환자의 경우 상병명에 따라 본인부담금이 달라진다. 희귀난치성 질환이나 암 등으로 진료를 받았을 경우와 희귀난치성 질환이나 암과는 상관 없는 질병으로 진료를

[별지 제6호서식] 〈개정 2017.6.29.〉

[ ]외래 [ ]입원 ([ ]퇴원[ ]중간) 진료비 계산서·영수증

환자등록번호	환자 성명	진료기간	야간(공휴일)진료
		. . .부터 . . .까지	[ ] 야간 [ ] 공휴일

진료과목	질병군(DRG)번호	병실	환자구분	영수증번호(연월-일련번호)

항목			급여: 일부 본인부담 본인부담금	급여: 일부 본인부담 공단부담금	급여: 전액 본인부담	비급여: 선택진료료	비급여: 선택진료료 외
기본항목	진찰료						
	입원료						
	식대						
	투약 및 조제료	행위료					
		약품비					
	주사료	행위료					
		약품비					
	마취료						
	처치 및 수술료						
	검사료						
	영상진단료						
	방사선치료료						
	치료재료대						
	재활 및 물리치료료						
	정신요법료						
	전혈 및 혈액성분제제료						
선택항목	CT 진단료						
	MRI 진단료						
	PET 진단료						
	초음파 진단료						
	보철·교정료						
「국민건강보험법」 제41조의4에 따른 요양급여							
65세 이상 등 정액							
정액수가(요양병원)							
정액수가(완화의료)							
질병군 포괄수가							
합계			①	②	③	④	⑤
상한액 초과금			⑥	-			

금액산정내용		
⑦ 진료비 총액 (①+②+③+④+⑤)		
⑧ 환자부담 총액 (①-⑥)+③+④+⑤		
⑨ 이미 납부한 금액		
⑩ 납부할 금액 (⑧-⑨)		
⑪ 납부한 금액	카드	
	현금영수증	
	현금	
	합계	
납부하지 않은 금액 (⑩-⑪)		
현금영수증( )		
신분확인번호		
현금영수증 승인번호		
* 요양기관 임의활용공간		

선택진료 신청	[ ] 유 [ ] 무

요양기관 종류	[ ] 의원급·보건기관 [ ] 병원급 [ ] 종합병원 [ ] 상급종합병원			
사업자등록번호		상호		전화번호
사업장 소재지			대표자	[인]

년 월 일

항목별 설명

1. 일부 본인부담 : 일반적으로 다음과 같이 본인부담률을 적용하나, 요양기관 지역, 요양기관의 종별, 환자 자격, 「국민건강보험법」 제41조의4에 따른 요양급여 여부, 병실종류 등에 따라 달라질 수 있습니다.
   - 외래 본인부담률 : 요양기관 종별에 따라 30%~60%(의료급여는 수급권자 종별 및 의료급여기관 유형 등에 따라 0원~2500원, 0%~15%) 등
   - 입원 본인부담률 : 20%(의료급여는 수급권자 종별 및 의료급여기관 유형 등에 따라 0% ~ 10%) 등

   ※ 식대 : 50%(의료급여는 20%)

   CT·MRI·PET: 외래 본인부담률(의료급여는 입원 본인부담률과 동일)

   「국민건강보험법」 제41조의4에 따른 요양급여(선별급여): 보건복지부장관이 고시한 항목별 본인부담률

   ※ 상급종합병원의 4인실 입원료: 30%
2. 전액 본인부담 : 「국민건강보험법 시행규칙」 별표 6 또는 「의료급여법 시행규칙」 별표 1의2에 따라 적용되는 항목으로 건강보험(의료급여)에서 금액을 정하고 있으나 진료비 전액을 환자 본인이 부담합니다.
3. 상한액 초과금 : 본인부담액 상한제에 따라 같은 의료기관에서 연간 500만원(2015년부터는 「국민건강보험법 시행령」 별표 3 제2호에 따라 산정한 본인부담상한액의 최고 금액, 환자가 내는 보험료 등에 따라 다를 수 있음) 이상 본인부담금이 발생한 경우 공단이 부담하는 초과분 중 사전 정산하는 금액을 말합니다.

   ※ 전액 본인부담 및 「국민건강보험법」 제41조의4에 따른 요양급여의 본인부담금 등은 본인부담상한액 산정시 제외합니다.
4. "질병군 포괄수가"란 「국민건강보험법 시행령」 제21조제3항제2호 및 「국민건강보험 요양급여의 기준에 관한 규칙」 제8조제3항에 따라 보건복지부장관이 고시한 질병군 입원진료에 대하여 해당 입원진료와 관련되는 여러 의료행위를 하나의 행위로 정하여 요양급여비용을 결정한 것을 말합니다. 다만, 해당 질병군의 입원진료와 관련되는 의료행위라도 비급여대상이나 이송처치료 등 포괄수가에서 제외되는 항목은 위 표의 기본항목 및 선택항목란에 합산하여 표기됩니다.

일반사항 안내

1. 이 계산서·영수증에 대한 세부내용은 요양기관에 요구하여 제공받을 수 있습니다.
2. 「국민건강보험법」 제48조 또는 「의료급여법」 제11조의3에 따라 환자가 전액 부담한 비용과 비급여로 부담한 비용의 타당성 여부를 건강보험심사평가원(☎1644-2000, 홈페이지: www.hira.or.kr)에 확인 요청하실 수 있습니다.
3. 계산서·영수증은 「소득세법」에 따른 의료비 공제신청 또는 「조세특례제한법」에 따른 현금영수증 공제신청(현금영수증 승인번호가 적힌 경우만 해당합니다)에 사용할 수 있습니다. 다만, 지출증빙용으로 발급된 "현금영수증(지출증빙)"은 공제신청에 사용할 수 없습니다. (현금영수증 문의 126 인터넷 홈페이지: http://현금영수증.kr)

주(註) : 진료항목 중 선택항목은 요양기관의 특성에 따라 추가 또는 생략할 수 있으며, 야간(공휴일)진료 시 진료비가 가산될 수 있습니다.

210㎜×297㎜[백상지 80g/㎡]

했을 경우를 구분하여 수납하여야 한다. 만약 접수업무에서 희귀난치성 질환 대상자로 등록되어 접수하였으나 당일 진료 주상병명이 희귀난치성 질환 대상 상병이 아닐 경우에는 수납업무에서 일반환자로 적용하여 진료비를 계산하여야 한다.

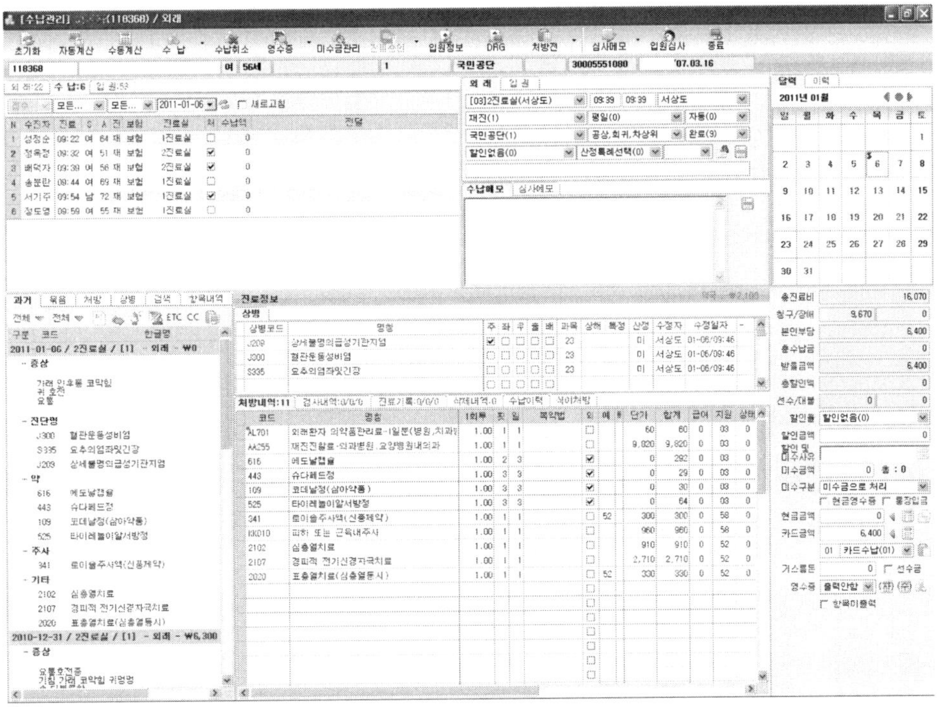

[그림 5-5] 진료비 수납 화면

(6) 진료예약

① 진료예약제도 필요성

병원 내원 환자들의 불만족 요인을 살펴보면 고가의 진료비, 치료효과 미흡, 진료대기시간이 길다는 것이다. 현 수가체계의 변동이 없는 한 진료비 불만족은 해소가 어려우며 치료효과의 기대치는 환자에 따라 달리 나타나므로 해결의 어려움이 있다. 하지만 진료대기시간의 단축은 의료기관의 노력으로 충분히 해결할 수 있는 문제이다. 긴 대기시간은 환자들에게 불편을 줄 뿐만아니라 병원관리에도 상당한 어려움을 준다. 예를 들면 환자가 많이 내원하는 시간은 오전 10시와 점심식사 이후 시간이다. 이 시간에는 환자가 집중적으로 내원하기 때문에 병원 주차, 진료대기 장소의 협소, 승강기 운행 등 비효율적인 병원시설 관리의 원인이 된다. 결국 환자가 동시에 내원하면 병원의 시설적 측면이나 진료서비스의 질적 저하를 가져올 수 있다. 그러므로 병원은 진료체계의 가변성 및 인력・시설・장비의 효율적 이용을 도모하고 내원환자의 전체적인 의료서비스 만족도를 향상시키기 위해서는 시간대별 내원환자수를 조정하는 진료예약제도를 도입하여 환자의 내원시간을 분산시킬 필요가 있다.

② 진료예약 방법

환자의 병원이용형태는 요일별, 시간대별로 해당병원 진료과의 특수성에 따라 서로 다른 양상을 나타낸다. 각 병원과 각 진료과별로 환자의 방문형태를 분석하여 방문시간을 조정해야 한다. 외래환자의 예약은 환자의 방문예약이나 전화, 인터넷으로 예약하는 방법이 있다. 재진은 진료 당일 다음 진료일시를 미리 예약하고 진찰료를 선수납한다. 이 경우 진찰료를 미리 선수납하므로 예약 일시를 잘 지키지만 초진일 경우 환자가 방문하지 않고도 예약할 수 있는 전화나 인터넷을 이용하고 있어 진료예약 약속을 어기는 경우가 종종 발생한다. 이를 방지하기 위해서 예약일시를 휴대폰 문자로 전송해주는 서비스를 제공하거나 전화로 예약 확인을 하는 병원들도 있다.

③ 예약시간 배정

㉠ 환자당 일정 시간을 배정
㉡ 일정 시간내 일정 환자수 배정
㉢ 1일 진료가능 환자수 배정

④ 진료예약제 효과

㉠ 이용자 만족 증대

환자의 대시시간 단축 및 이용자들의 불만요인을 감소시킨다. 진료예약으로 병원을 방문하는 환자의 진료가 신속하게 이루어질 수 있고 대기시간 장기화에 따른 간접의료비용도 줄일 수 있어 의료서비스 개선에 크게 기여할 수 있다.

㉡ 업무능률 향상

진료를 담당하는 의사나 진료실의 간호사 및 의무기록실 직원들은 특정시간에 집중되는 업무를 분산시키므로 업무에 효율성을 기할 수 있다.

㉢ 인력관리의 효율화

병원의 각 부서에서는 업무량이 가장 많은 시점을 기준으로 인력배치를 희망한다. 각 부서의 업무량을 시간대별로 분산시키면 인력의 효율적 배치가 가능해진다.

㉣ 병원관리의 효율화

대기시간의 단축은 병원내 이용자들이 머무는 시간의 단축을 의미한다. 이는 시설물의 관리비 절감은 물론 병원내의 혼잡을 줄이고 조용한 진료분위기를 유지할 수 있다. 또한 근래의 문제시 되고 있는 병원의 주차문제도 해결할 수 있다.

㉤ 환자의 증가

환자의 불만 해소로 진료에 대한 만족도가 올라가고 환자의 병원 만족도 상승이 내원환자의 증가로 이어질 수 있다.

2) 입원 관리

(1) 입원업무 개요

입원진료란 환자가 의사의 소견에 따라 소정의 절차를 거쳐 24시간 병원에 머물면서 진료를 받는 것을 말한다.

입원은 의사가 판단하여 의료진의 관찰이 지속적으로 필요한 경우, 환자의 통원이 치료에 불편함을 끼치는 경우, 환자의 상태가 통원을 감당할 수 없는 상태의 경우, 감염의 위험이 있는 경우, 6시간 이상 입원실에 체류하면서 의료진의 관찰 및 관리하에 치료를 받는 경우에 한하며 단순한 피로회복이나 통원으로 인한 내원 불편 등으로 환자 본인이 입원을 희망하는 경우에는 보험급여를 받을 수 없다. 또한 입원실 체류시간 뿐만 아니라 환자의 증상, 진단, 치료내용과 경위, 환자의 행동 등을 종합하여 판단하여야 한다.

환자가 내원하여 의사의 판단으로 입원이 필요할 때에는 입원결정서가 발급되며 입원수속창구에서는 보험유형별 자격확인, 진료비지불보증, 선택진료 여부 상태를 확인한 후 환자상태, 성별, 진료과, 전염성 여부, 상병병실 희망여부에 따라 병실을 배정한다.

(2) 입원업무 흐름

입원이 결정되면 입원수속 창구에서는 병실을 배정한다. 병실 배정시에는 의료보장내용을 확인하고 입원우선순위를 검토하여 환자가 상급병실을 원하면 병동과 협의하여 병실을 배정하여야 한다. 입원기간 중에는 중간 진료비 계산, 문제환자 파악 및 조치, 입원환자 고충 및 민원처리, 전실·전과, 외출·외박 관리 등 재원환자 관리가 필요하다.

입원 중이던 환자가 퇴원이 결정되면 진료비를 계산하는데 담당부서에서는 급여제한여부, 퇴원 당일 진료내역 및 고액 진료비 산정여부 등을 중심으로 진료비를 계산한다. 진료비 계산이 완료되면 진료비 수납 부서에서는 환자에게 연락하여 진료비를 수납토록 한다.

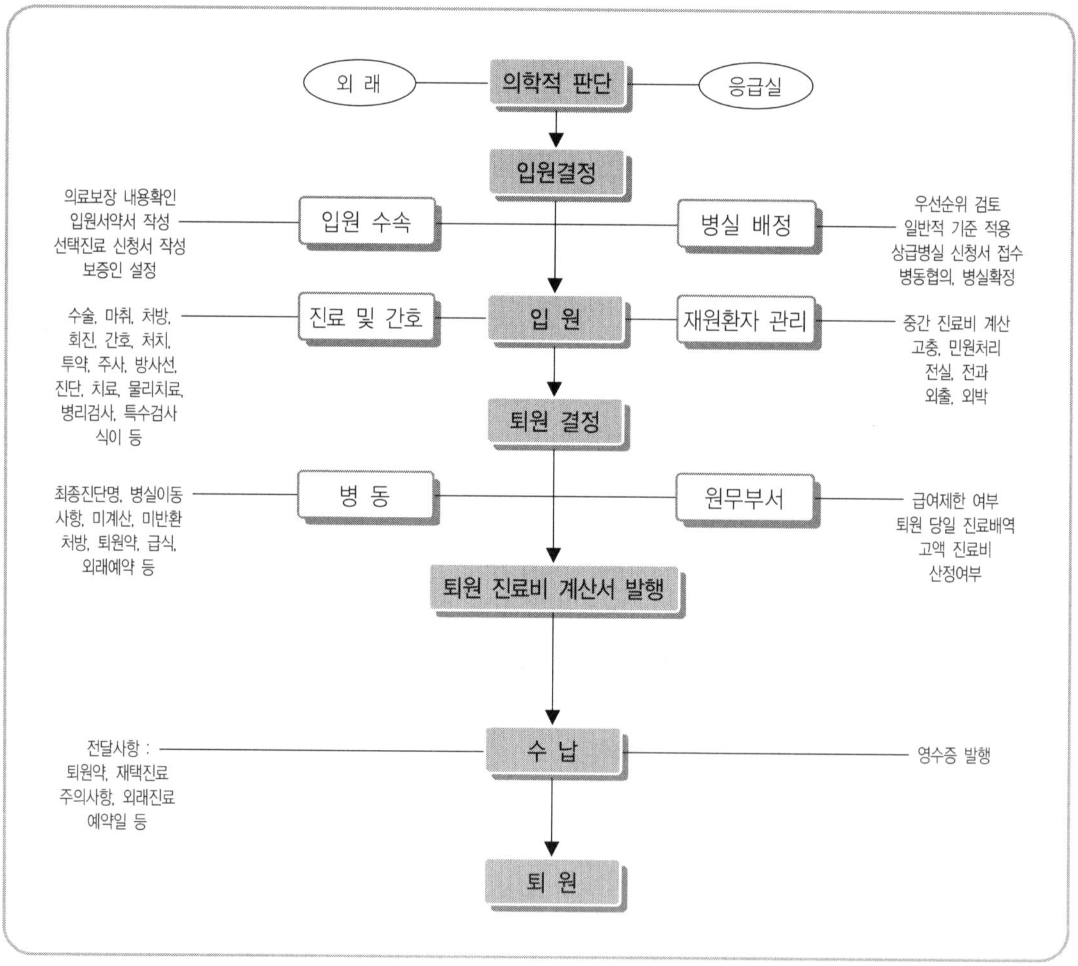

[그림 5-6] 입원환자 업무 흐름도

(3) 입원업무 내용

① 입원결정

환자가 외래 또는 응급실에서 입원이 결정되면 담당의사는 입원결정서를 발부한다. 입원실이 여유가 있고 환자가 즉시 입원할 수 있다면 입원결정서 발부 직후 입원이 가능하나, 그렇지 못할 경우에는 입원 우선순위를 정하여 입원업무를 수행한다.

㉠ 입원신청

의사가 발부한 입원결정서를 원무부서 입원담당자에게 제출하고 입원수속 담당자는 입원결정서의 내용에 따라 환자수가유형을 파악하고, 입원일정을 조정하며 병실배정 등의 입원수속 업무를 진행한다. 입원수속을 할 때 수가구분에 따라 환자의 유형을 파악하는 것이 매우 중요하다.

질병의 경우 대부분 건강보험 급여가 가능하나 외상에 의한 상병명인 경우 국민건강보험공단에 "급여제한여부조회서"를 통보하도록 하며, 자동차사고나 산업재해사고의 경우 보험유형에 맞게 적절한 급여가 이루어지도록 환자나 보호자에게 안내한다. 또한 DRG제도를 시행중인 병원에서는 DRG상병 여부를 확인한다.

㉡ 입원우선순위

병실의 여유가 없을 경우에는 입원우선순위에 따라 병실을 배정하는데 이때 공정성이 확보되어야 입원대기자의 불만이 줄어들게 된다. 대부분의 병원에서는 일반적으로 응급수술이나 중환자의 입원을 우선으로 시행하고 있다.

ⓐ 응급수술을 요하는 환자
ⓑ 수술 예약환자
ⓒ 응급실에 대기 중인 중환자
ⓓ 응급실 대기환자
ⓔ 외래환자 중 중증환자
ⓕ 접수순서에 의한 환자

㉢ 입원약정서 작성

환자의 의료수가 유형이 결정되면 보호자로 하여금 입원약정서를 작성하게 한다. 입원약정서는 의료제공에 대한 대가인 진료비 납부는 물론이고 병원의 제규정과 절차를 이행할 것을 약속하는 쌍방계약의 과정이다. 따라서 입원서약서에는 인적사항 외에도 연대보증인 등을 성실히 기록하여야 한다. 고액 진료비나 문제환자로 예상되는 경우에는 입원수속을 할 때 확실한 보증인을 확보하여야 한다. 특히 상해사고나 자해 등의 사고인 경우 국민건강보험 급여 제한이 될 소지가 높으므로 입원약정서의 작성이 무엇보다도 중요하다. 입원약정서는 의료기관에서 서식을 만들어 입원 환자들에게 요구하고 있으며 환자들에게 일방적으로 불리한 내용이 다소 포함되어 있다는 불만이 지속적으로 제기되어 2009년 12월 18일 공정거래위원회에서 입원환자의 입원약정서 표준약관을 제작하였다.

• **입원약정서 접수시 담당자 유의사항**
  - 환자의 인적사항을 정확히 기재 확인 후 보증인을 설정하고 필히 주민등록과의 사실 여부를 대조한다.
  - 건강보험, 의료급여 자격 유효기간 등을 점검한다.
  - 입원약정서 기재 사항 보완
  - 입원보증금 징수(일반환자)

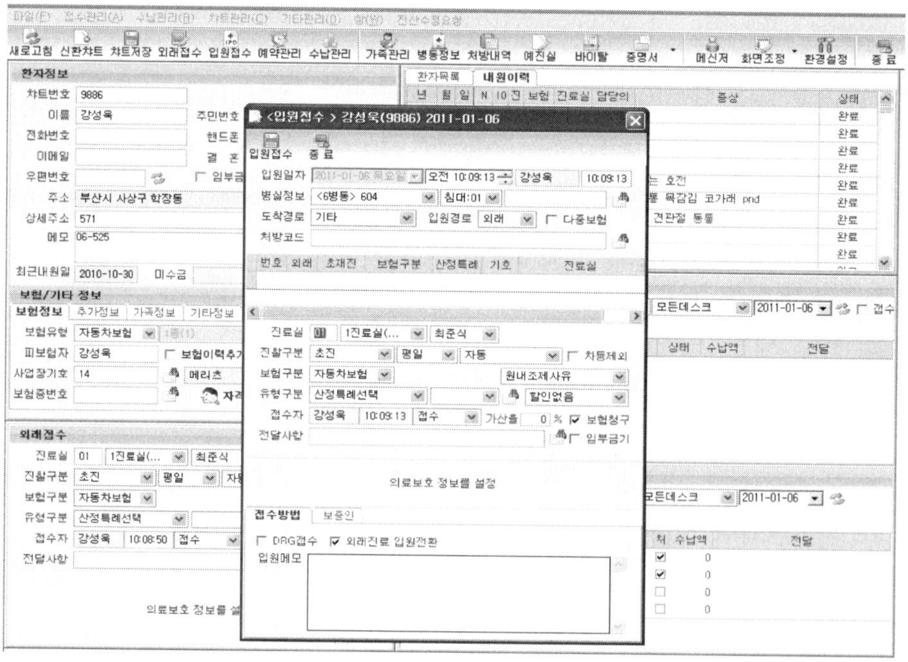

[그림 5-7] 입원 접수 화면

등록번호	
성 명	

입 원 약 정 서

공정거래위원회

환 자 성 명 : (남, 여)
주민등록번호 : 전 화 :
주 소 :

1. 귀 의료기관에서 제시한 제반 규칙을 준수함은 물론, 치료와 퇴원 등 의사 및 간호사(또는 직원)의 정당한 지시에 따르겠습니다.
2. 환자가 의료기관의 정당한 진료지침이나 교육에 반하는 **무단 외출 · 외박으로 인하여 발생하는 환자의 손해에 대한 책임은 원칙적으로 환자에게 있습니다.**
3. **입원료 기타 입원기간 동안 발생하는 진료비는 귀 의료기관에서 정하는 납부기한 내에 환자와 연대보증인이 연대하여 납부하겠으며,** 정당한 이유 없이 체납될 때에는 채권확보를 위한 법적조치에 이의가 없으며, 만일 본건 의료분쟁 등으로 인하여 소송을 제기할 경우 관할법원은 민사소송법에 따릅니다.
4. 입원기간 중에 환자 및 보호자가 귀 의료기관의 비품 또는 기물을 고의 또는 과실로 망실, 훼손한 때에는 이를 변상합니다.
5. 입원기간 중 환자 또는 보호자 등이 소지 중인 현금 기타 귀중품은 **귀 의료기관이 지정한 보관 장소가 있는 경우에는 보관 장소에 보관하고, 보관 장소가 따로 없는 경우에는 귀 의료기관이 지정한 직원에게 보관을 의뢰합니다. 이를 이행치 아니하여 현금 기타 귀중품 등이 분실 및 훼손되어 발생한 손해에 대하여는 의료기관은 책임이 없습니다.**
6. 진료상 발생하는 문제와 수술 또는 수술 후에 일어나는 문제에 분쟁이 생겼을 때에는 의료법에 따라 원인이 발생한 날부터 1년 이내에 시 · 도지사에게 의료심사조정위원회의 조정을 신청할 수 있습니다.

20 년 월 일

위 약정인 : (서명 또는 기명날인)

대리인(환자의) : (서명 또는 기명날인)
주민등록번호 : 전 화 :
주 소 :

연대보증인(환자의) : (서명 또는 기명날인)
주민등록번호 : 전 화 :
주소 :
보증채무 최고액 : 원 **보증기간 : 년**

00 **병원장 귀하**

㉣ 병실배정

입원약정서가 작성되면 진료과, 환자상태, 성별, 전염성 여부, 상급병실 희망여부 등을 고려하려 병실을 배정한다. 상급병실 희망시 "상급병실 사용 신청서"를 별도로 작성하고, 선택진료를 신청할 때에도 "선택진료 신청서"를 별도로 작성하게 한다. 병실배정이 완료되면 인적사항 및 병명을 해당병동에 통보하고 병상을 준비하도록 한다. 입원수속이 이루어진 후에도 병실이 비어 있지 않은 경우에는 외래에서 입원에 필요한 검사를 시행하거나, 입원대기실이 마련된 병원에서는 입원대기실에서 대기토록 한다.

② 재원환자관리

㉠ 재원일수 관리

재원일수란 한 환자가 입원하여 퇴원까지의 전체 입원기간을 말한다. 재원일수의 단축은 병상이 부족한 병원일 경우 수익증대의 효과가 있으나 병상이 비어 있을 경우에는 오히려 수익이 감소한다. 한 환자당 재원일수가 길어지면 1일당 평균 진료비는 낮아지고 1인당 총진료비는 높아진다. 병원의 병상회전율이 높은 병원은 1일당 평균 진료비가 높아야지만 더 많은 진료수익을 창출할 수 있다.

재원일수는 병원의 진료수익과 밀접한 관계가 있으며 병원별, 질환별 특성에 따라 차이가 있을 수 있고 대체적으로 재원일수의 효율적 관리가 이루어지는 병원은 재원일수가 짧게 나타나고 그렇지 못한 경우에는 길게 나타나는 경향이 있다.

㉡ 재원일수 단축효과

ⓐ 병원의 진료수익 증대

ⓑ 의료자원의 효율적 이용

ⓒ 환자 본인부담 감소 및 사회간접비용 감소

ⓓ 장기간 입원대기로 인한 환자 불만 해소

장기재원 원인은 환자의 원인과 병원측 원인이 있다. 환자측 요인은 보상심리, 만성질환, 무의탁 증가, 민영보험, 경제사정, 진료상의 문제 등이고 병원측 요인은 검사지연, 입원 후 검사 및 수술예약, 환자의 편의제공, 진료과별 경쟁, 퇴원계산 지연, 진료 및 진료비 문제 등이 있다.

㉢ 재원일수 단축방법

ⓐ 수술 전 외래검사 및 수술예약 후 입원

외래에서 질병을 확인하고 입원수술이 필요하다고 판단되는 경우에는 수술에 필요한 검사를 외래에서 시행한 후 수술날짜를 예약하고 예약된 날짜에 입원하거나 필요한 경우 하루 전 입원하여 진료를 제공하는 방법이다.

ⓑ 협력병원 후송

상태가 호전되었다고 판단되면 의료전달체계에 의해 하급의료기관 또는 연고지 의료기관으로 환자를 회송하여 진료를 받을 수 있도록 한다.

ⓒ 입원대기 검사

입원대기 검사란 입원대기자가 많아 입원수속 후 병실로 바로 입실하지 못하는 경우 대기시간을 이용하여 입원에 필요한 기본적인 검사를 시행하는 방법이다.

ⓓ 퇴원예고제

퇴원예고제란 의사가 퇴원할 환자(보호자)에게 퇴원 전일 퇴원 지시를 함으로써 그 환자에 대한 제반사항이 다음날 오전(AM 12:00) 중으로 모두 완료되어 그 환자의 퇴원수속에 따르는 시간 낭비를 최소한 줄이며 환자가 퇴원할 수 있도록 하는 것이다. 즉, 진료 및 원무행정의 전산화로 퇴원시점을 미리 환자, 간호부서, 원무부서에 알려 주어 하루 전 퇴원을 결정하는 제도이다. 이 퇴원예고제는 환자가 치유의 기쁨을 미리 가질 수 있으며 계속 진료를 받아야 할 경우에도 마음의 준비를 할 수가 있고 각 병동간호사실에서는 퇴원 전에 확인 또는 환자를 위한 여러 가지 필요 사항들을 사전에 정확하게 조치하므로 환자가 퇴원할 때 만족할 수 있다. 원무부서에서도 퇴원진료비에 대한 안내는 물론이고 비어 있는 병상현황을 조기에 파악하여 입원대기환자들에게 입원시간정보를 사전에 제공함으로써 입원 대기환자의 불안감을 해소하고 오전 중에 입원시킴으로 병실업무의 효율성을 높일 수 있다.

㉣ 퇴원예고제의 효과

ⓐ 병원 이미지 및 서비스 향상

병원 관리의 효율화를 통한 의료서비스 개선 및 병원 이미지 향상

ⓑ 입·퇴원 환자의 불편, 불만 요인 해소

입원 예약 후 내원했음에도 불구하고 입원수속이 늦어져 창구 앞에서 장시간 대기하고 입원을 하게 되기 때문에 환자에 대한 검사, 처방 등은 오후 회진 후에야 발급되고 이로 인해 입원환자에 대한 수술이나 투약 등의 진료가 지연되는 결과

를 초래하고, 타 환자의 진료에도 지장을 주는 불편함

ⓒ 병상회전율 증가 및 의료수익의 증대 – 재원일수 감소
입원수속이 늦어지면 입원당일에는 검사 및 진료를 할 수 없기 때문에 입원환자의 평균재원일수가 하루씩 더 늘어나는 요인으로 작용

ⓓ 의료 인력의 효율적인 관리개선으로 능률적인 전문성 제고
담당의사 및 간호부서의 업무 분산화로 의료 인력의 업무능률 향상

ⓔ 재원(퇴원)미수금의 조기 회수
퇴원일을 미리 고지하여 사전에 진료비를 준비할 수 있게 하고 진료비의 누락 및 지연을 방지하여 병원경영의 효율성 도모

ⓕ 진료비에 대한 민원 억제 및 삭감률 감소효과
진료비 사전심사 기능으로 장기입원환자의 경우 진료비 청구 업무가 간편화 되며 환자에 대한 진료비 누락 및 과잉산정 감소

③ **퇴원수속**

진료비계산부서의 진료비 계산이 빨리 이루어져야 퇴원수속이 신속하게 이루어진다. 병원에 따라 입원 처방 입력부서가 달라진다. 간호부서에서 입력하는 경우 퇴원계산이 내려

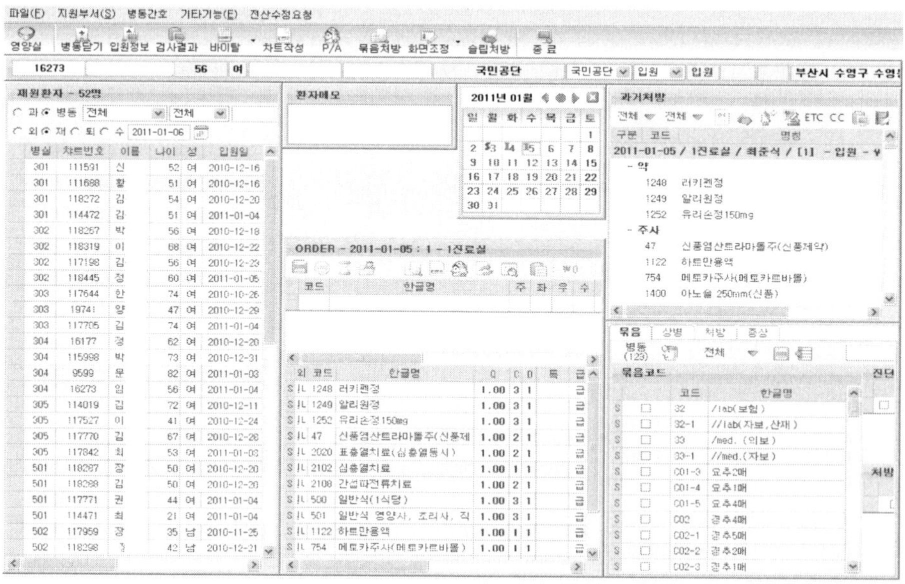

[그림 5-8] 간호부서 처방입력화면

오면 간호부서에서 입력한 처방내용을 다시 한번 확인한다. 이때 진료수가가 높은 수술료, 마취료 및 진료용 재료대, 주사약제 등 중요도와 고가의 진료수가를 중심으로 하여 우선 검토하며 진료비 청구서에 필요한 참고사항을 입력한다. 입원 처방을 간호부서에서 입력하지 않고 진료비계산부서에서 입력할 경우 발생되는 처방전은 매일 입력하여 퇴원 통보와 동시에 진료비 계산이 이루어질 수 있도록 관리하여야 하며 만약 매일 입력이 불가능할 경우 퇴원예고가 된 후 즉시 처방전을 입력하여 신속한 퇴원수속이 이루어질 수 있도록 하여야 한다.

㉠ **퇴원심사**

퇴원심사란 입원진료 중 발행된 처방전에 의해 입력된 진료비가 정확하게 산정되었는지 진료기록부와 확인하는 과정이다. 진료기록부의 상병명, 보험유형별 진료수가 및 급여범위, 진료수가가 높은 수술료, 마취료 및 진료용 재료대, 주사약제 등 중요도와 고가의 진료수가를 중심으로 전산화면으로 확인하여 잘못 입력된 부분은 수정한다. 즉, 퇴원심사는 입원환자의 퇴원에 있어서 최종 진료비 계산 전에 진료비가 적절하게 계산 및 산정 되었는지를 검토하는 과정을 말한다.

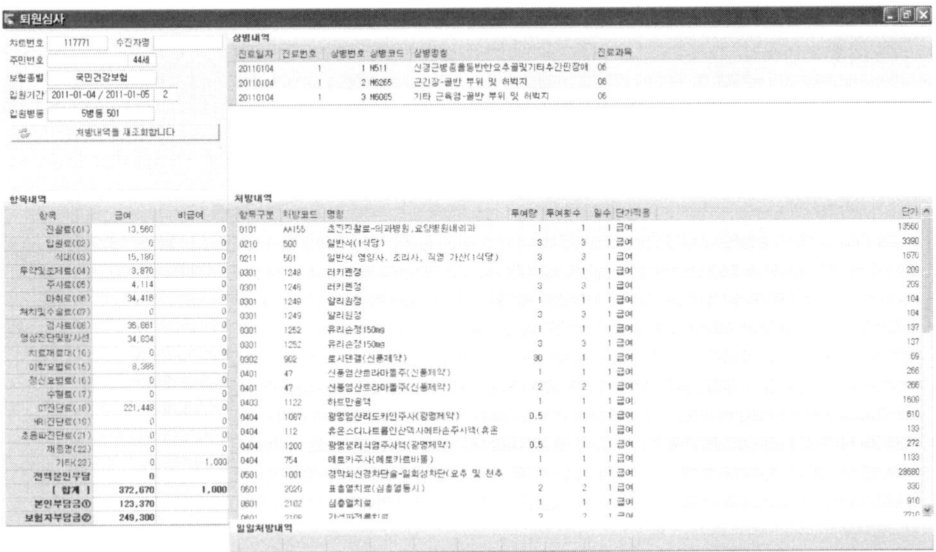

[그림 5-9] 퇴원심사 화면

㉡ 청구심사

병원에서 보험자가 부담하는 보험자 부담분 진료비를 청구하기 전에 심사하는 것을 청구 심사 또는 사후심사라고 한다. 청구심사는 보험자에게 적정 진료비를 청구하는데 목적이 있다.

㉢ 퇴원 진료비 심사 유의사항

ⓐ 자격 확인(성명, 주민등록번호 누락)
ⓑ 암, 중증질환, 희귀난치성 의료지원대상자 등록 확인
ⓒ 고가 재료대 및 약제 누락 확인
ⓓ 수술료, 마취료 누락 확인(야간 및 공휴가산 여부 확인)
ⓔ 고가 검사 및 약제 급여인정기준 확인(MRI, PET 등)
ⓕ 상명병과 검사, 약품 일치여부 확인
ⓖ 상해외인 및 특정기호 부여 확인
ⓗ 진료비 청구시 필요한 첨부자료 확인

3) 응급의료관리

(1) 응급의료

응급의료에 관한 법률 제2조에 "응급환자"라 함은 질병, 분만, 각종 사고 및 재해로 인한 부상이나 기타 위급한 상태로 인하여 즉시 필요한 응급처치를 받지 아니하면 생명을 보존할 수 없거나 심신상의 중대한 위해가 발생할 가능성이 있는 환자 또는 이에 준하는 사람을 말하며, "응급의료"라 함은 응급환자가 발생한 때부터 생명의 위험에서 회복되거나 심신상의 중대한 위해가 제거되기까지의 과정에서 응급환자를 위하여 행하여지는 상담・구조・이송・응급처치 및 진료 등의 조치를 말한다. 또한 "응급처치"라 함은 응급의료행위의 하나로서 응급환자의 기도를 확보하고 심장박동의 회복, 그 밖에 생명의 위험이나 증상의 현저한 악화를 방지하기 위하여 긴급히 필요로 하는 처치를 말한다.

① 응급증상

㉠ **신경학적 응급증상** : 급성의식장애, 급성신경학적 이상, 구토・의식장애 등의 증상이 있는 두부 손상

㉡ **심혈관계 응급증상** : 심폐소생술이 필요한 증상, 급성호흡곤란, 심장질환으로 인한 급성 흉통, 심계항진, 박동이상 및 쇼크

㉢ **중독 및 대사장애** : 심한 탈수, 약물·알콜 또는 기타 물질의 과다복용이나 중독, 급성대사장애(간부전·신부전·당뇨병 등)

㉣ **외과적 응급증상** : 개복술을 요하는 급성복증(급성복막염·장폐색증·급성췌장염 등 중한 경우에 한함), 광범위한 화상(외부신체 표면적의 18% 이상), 관통상, 개방성·다발성 골절 또는 대퇴부 척추의 골절, 사지를 절단할 우려가 있는 혈관 손상, 전신마취하에 응급수술을 요하는 증상, 다발성 외상

㉤ **출혈** : 계속되는 각혈, 지혈이 안되는 출혈, 급성 위장관 출혈

㉥ **안과적 응급증상** : 화학물질에 의한 눈의 손상, 급성 시력 손실

㉦ **알러지** : 얼굴 부종을 동반한 알러지 반응

㉧ **소아과적 응급증상** : 소아경련성 장애

㉨ **정신과적 응급증상** : 자신 또는 다른 사람을 해할 우려가 있는 정신장애

② 응급증상에 준하는 증상

㉠ **신경학적 응급증상** : 의식장애, 현훈

㉡ **심혈관계 응급증상** : 호흡곤란, 과호흡

㉢ **외과적 응급증상** : 화상, 급성복증을 포함한 배의 전반적인 이상증상, 골절·외상 또는 탈골, 그 밖에 응급수술을 요하는 증상, 배뇨장애

㉣ **출혈** : 혈관손상

㉤ **소아과적 응급증상** : 소아 경련, 38℃ 이상인 소아 고열(공휴일·야간 등 의료서비스가 제공되기 어려운 때에 8세 이하의 소아에게 나타나는 증상을 말한다)

㉥ **산부인과적 응급증상** : 분만 또는 성폭력으로 인하여 산부인과적 검사 또는 처치가 필요한 증상

㉦ **이물에 의한 응급증상** : 귀·눈·코·항문 등에 이물이 들어가 제거술이 필요한 환자

(2) 응급환자 분류

① 긴급환자

수분 혹은 빠른 시간 이내에 치료하지 않으면 사망하거나 신체에 치명적인 영향이 초래

되는 환자

㉠ 기도폐쇄

㉡ 심한 호흡곤란

㉢ 과다출혈

㉣ 지혈이 안되는 출혈

㉤ 의식장애

㉥ 쇼크

㉦ 중증화상

㉧ 심정지 환자

② 응급환자

수시간 이내에 치료하지 않으면 사망 혹은 합병증 발생률이 높은 환자

㉠ 기도상 문제가 없는 화상

㉡ 다발성골절

㉢ 척수 손상에 상관없는 등 부위부상

③ 비응급환자

수시간 이후 치료하여도 생명에는 관계가 적다고 판단되는 경증환자

㉠ 근・골격계 손상과 연부조직 손상

㉡ 타박상

㉢ 소량의 출혈

④ 지연환자

사망하였거나 생존가능성이 없는 환자로 응급실 도착당시 사망환자

㉠ 사망자

㉡ 20분 이상 맥박이 없는 경우

㉢ 화재에 완전히 화상 입은 경우

㉣ 심폐소생술로 소생 불가능자

(3) 응급의료 절차

① 응급의료의 거부금지

응급의료기관에서 근무하는 응급의료종사자는 응급환자를 상시 진료할 수 있도록 응급의료 업무에 성실히 종사하여야 하며 업무 중에 응급의료를 요청 받거나 응급환자를 발견한 때에는 즉시 응급의료를 행하여야 하며 정당한 사유 없이 이를 거부하거나 기피하지 못한다.

② 응급의료의 설명・동의

㉠ 응급환자가 의사결정능력이 없는 경우와 설명 및 동의절차로 인하여 응급의료가 지체되어 환자의 생명에 위험 또는 심신상의 중대한 장애를 초래하는 경우를 제외하고는 응급환자에게 응급의료에 관하여 설명하고 그 동의를 얻어야 한다.

㉡ 응급환자가 의사결정능력이 없는 경우 법정대리인이 동행한 때에는 그 법정대리인에게 응급의료에 관하여 설명하고 그 동의를 얻어야 하며, 법정대리인이 동행하지 아니한 경우에는 동행한 자에게 설명한 후 응급처치를 하고, 의사의 의학적 판단에 따라 응급진료를 행해야 한다.

㉢ 응급의료에 관하여 설명, 동의를 얻어야 할 내용

ⓐ 환자에게 발생하거나 발생 가능한 증상의 진단명

ⓑ 응급검사의 내용

ⓒ 응급처치의 내용

ⓓ 응급의료를 받지 아니하는 경우의 예상결과 또는 예후

ⓔ 그 밖에 응급환자가 설명을 요구하는 사항

(4) 응급의료 미수금

① 미수금 대지급

응급환자 응급의료 후 미수금이 발생하였을 경우 건강보험심사평가원에 미수금의 대지급청구를 한다.

[별지 제1호서식]

응급의료에 관한 설명 · 동의서

1. 환자에게 발생하거나 발생 가능한 증상의 진단명은 ____________입니다.

2. 환자의 질병을 치료하기 위하여 아래와 같은 방법으로 응급의료를 실시할 예정입니다.

3. 위 방법으로 응급의료를 하였을 때의 환자의 예상결과(예후)는 다음과 같습니다.

4. 위의 응급의료를 받지 아니하는 경우의 환자의 예상결과(예후)는 다음과 같습니다.

5. 이 환자의 경우는 다음과 같은 사항을 더 고려하여야 합니다.

6. 환자인 저(또는 법정대리인)는 위 사항을 충분히 이해하였고 저(또는 법정대리인)의 자율적 의사에 따라 위의 응급의료에 동의합니다.

년 월 일

환자 또는 법정대리인 ________________ (서명 또는 인)
응급의료종사자 ________________ (서명 또는 인)

210mm×297mm
(신문용지 54g/㎡)

[별지 제4호서식] 〈개정 2015.1.8.〉

응급환자진료비(이송처치료) 미수금 대지급 청구서

접수번호				
청구기관	요양기관번호(이송업허가)		기관명	
	대표자		전화번호	
	주소			우편번호
응급환자	성명	주민등록번호		전화번호
	주소			우편번호

대지급 청구 내역	대지급청구액 ①+②	응급진료비 ①	이송처치료 ②	건강보험(의료급여)진료비 심사결과 통보내역			
				접수 번호	심사 차수	묶음 번호	명세서 일련번호
	원	원	원				
대지급금 수령계좌	예금주	은행명		계좌번호			
미수금 발생 사유							

「응급의료에 관한 법률 시행규칙」 제10조에 따라 응급환자진료비(이송처치료)의 미수금에 대한 대지급을 위와 같이 청구합니다.

년 월 일

청구기관 (서명 또는 인)

건강보험심사평가원장 귀하

첨부서류	1. 응급진료비 미수금의 대지급을 청구하는 경우 가. 응급진료에 관한 진료기록부 사본 1부 나. 「국민건강보험법 시행규칙」 제19조제3항에 따른 요양급여비용명세서 또는 「의료급여법 시행규칙」 제20조제3항에 따른 의료급여비용명세서의 서식에 따른 응급진료비 산출내역서 1부 다. 환자에게 발행한 진료비계산서 사본 1부 2. 이송처치료 미수금의 대지급을 청구하는 경우 가. 별지 제5호서식의 이송처치료 영수증 사본 1부 나. 별지 제16호서식의 출동 및 처치기록지 1부 3. 공통서류 – 환자 또는 보호자의 응급진료비 또는 이송처치료 미납 확인서. 다만, 다음 각 목의 어느 하나에 해당하는 경우에는 해당 의료기관 또는 구급차등을 운용하는 기관의 장이 발급하는 확인서로 미납 확인서를 갈음합니다. 가. 응급진료 중 사망한 자로서 무연고자로 확인된 경우 나. 응급진료 중 이탈하여 복귀하지 않거나 응급진료 종료 후 도주한 사람으로서 주소지 확인이 불가능함이 객관적으로 입증된 경우 다. 경찰관서의 장 또는 시장·군수·구청장 등을 통하여 조회한 결과 신원이 확인되지 않는 경우	수수료 없 음

처 리 절 차

청구서 작성	➔	접 수	➔	검 토 및 심사	➔	결 재	➔	대지급금 지급
청구인		처 리 기 관 (건강보험심사평가원)		처 리 기 관 (건강보험심사평가원)		처 리 기 관 (건강보험심사평가원)		

210mm×297mm[백상지 80g/㎡(재활용품)]

② 미수금 대지급의 대상 제외

㉠ 다른 법령에 의하여 응급의료행위에 대한 비용 전액을 지급받는 자

㉡ 다른 법령에 의하여 응급의료비용의 일부를 지급받는 자로서 그 나머지 응급의료비용을 부담할 능력이 있는 자

③ 미수금 대지급의 범위

㉠ 의료기관의 응급의료비용

㉡ 구급차의 이송처치료(의료기관 구급차 운용 제외)

④ 미수금 대지급의 청구방법

응급환자진료비(이송처치료) 미수금대지급청구서에 아래 서류를 첨부하여 건강보험심사평가원에 제출한다.

㉠ 응급진료비 미수금대지급을 청구하는 경우

ⓐ 응급진료에 관한 진료기록부 사본 1부

ⓑ 요양급여비용명세서 또는 응급진료비 산출내역서 1부

ⓒ 환자에게 발행한 진료비계산서 사본 1부

ⓓ 환자 또는 그 보호자의 응급진료비 미납 확인서

㉡ 이송처치료 미수금의 대지급을 청구하는 경우

ⓐ 이송처치료 영수증 사본 1부

ⓑ 출동 및 처치기록지 1부

ⓒ 환자 또는 그 보호자의 이송처치료 미납 확인서

4) 의료분쟁

(1) 의료분쟁 개념

일반적으로 의료라 하면 사람의 질병의 진단과 치료 또는 예방을 목적으로 하는 행위를 지칭했으나 오늘날에는 의사의 의학적 판단과 기술로 행하는 행위로써 의료인이 행하는 의료, 조산, 간호 등의 의료기술의 시행으로 규정하고 있다. 의료인은 의료법에 보건복지부장관의 면허를 받은 의사, 치과의사, 한의사, 조산사 또는 간호사로 국민의 건강 및 보건향상에 기여

하는 사람을 말한다. 즉, 의료란 의료인이 환자의 질병에 대한 고통을 경감시키고 제거해주는 행위를 말한다. 의료서비스를 제공하는 의사는 환자의 건강과 치료를 위해 진료를 하지만 기왕증 또는 환자 본인의 체질적인 문제로 인하여 예상치 못한 상황이 발생하는 경우도 일어난다. 의료분쟁이란 의료의 과정에서 예기치 못하게 발생하는 의료사고에 대하여 손해배상의 책임문제를 두고 의료인과 환자 사이에 발생하는 분쟁을 의미한다.

① **의료사고**

의료사고는 일반적으로 "의료행위로 인한 예상외의 원하지 않는 불상사가 야기된 경우를 통칭"하는 것이며, 의료에 관계되는 장소에서 주로 발생하며 환자를 피해자로 하여 생기는 모든 사고를 말한다. 즉, 의료행위가 개시되어 그 종료에 이르기까지의 과정에서 예기하지 아니한 결과가 발생한 경우를 말한다. 의료사고는 의료관계자의 과실이 수반되거나 불가항력적인 사고도 포함된다. 또한 의료행위과정 중에 발생하는 나쁜 결과 이외에 병실의 바닥이 미끄러워 넘어지는 바람에 부상을 입은 경우, 정신병자가 발작을 일으켜 입원해 있던 다른 환자에 상해를 입히는 경우, 기구의 결함으로 환자가 부상을 당하는 경우 등 병원의 환자관리나 시설관리 측면에서 발생하는 사고 등 의료행위나 그 과정에서 일어나는 모든 사고를 포함한다. 따라서 의료사고는 의료과오와 무관하게 발생할 수 있으며 의료사고가 모두 의료분쟁으로 이어진다고 볼 수 없다. 의료사고가 발생한 경우라도 당사자가 이를 불가피한 상황으로 이해하거나 문제를 제기하지 않을 경우에는 의료분쟁이 일어나지 않을 것이다.

② **의료과실**(과오)

의료사고에는 의료과실이 있는 경우도 있고 의료과실이 없는 경우도 있다. 의료과실이란 의료인이 의료행위를 함에 있어서 업무상 요구되는 주의의무를 태만히 하여 의료사고가 발생한 것을 말한다. 즉 의료과실(의료과오)이란 의료인이 의료행위를 수행하는 과정에서 요구되는 주의의무를 태만히 하여 환자의 상태를 악화시키거나 사망에 이르게 하는 등의 결과를 야기한 경우를 말한다.

③ **의료분쟁**

의료분쟁이란 의료사고를 둘러싼 의료인과 환자 측 또는 의료기관간의 다툼이 제기된 것을 말하며 의료사고가 있을 때 의료분쟁이 일어나는 이유는 환자 측에서 의사의 잘못(의료과실)이 있다고 주장을 하기 때문이다. 즉, 의사가 의료행위 중 업무상 요구되는 주의의무를 게을리 하여 그 결과로 의료사고가 발생하였다고 주장하기 때문이다. 이렇게 손해배상이나 형사처벌 요구 등의 다툼이 발생되더라도 의료사고가 의료인의 과실(과오)로 인한 것이 아니라는 사실과 납득할 만한 충분한 이유를 제시하여 환자 측이 이를 수용하게 되면 의료분쟁으로 비화되지 않을 수도 있다.

(2) 의료행위의 일반적 특성

① 침습성과 구명성

의료행위는 인간의 생명과 건강을 위함에 있지만 물리적·화학적 작용에 의한 인간의 신체에 대한 침습을 수반하게 된다. 수술은 물론 투약도 부작용을 일으킬 수 있고 합병증을 유발시킬 수 있다. 따라서 의료행위로 인하여 생체기능이 변화함에는 항상 위험성이 내포되어 있다. 또한 의학적 기술의 정당한 적용으로 행해지는 의료행위는 사람의 생명을 구하고 신체의 완전성을 확보하기 위한 유익한 행위라는 점에서 구명성을 가진다.

② 전문성

환자의 진료에 있어서 의사는 고도의 전문적 지식과 의학기술이 필요하다. 이러한 전문성으로 인하여 의사와 환자 사이에는 의학지식과 의학정보의 비대칭성이 존재하게 된다. 환자는 의학지식에 어두워 의료행위에 대한 불필요한 오해나 의심을 갖게 되고 의료진에 대한 불신으로 이어진다.

③ 비공개성

의료행위의 검사과정이나 수술과정은 일반적으로 공개되지 않으며 환자나 보호자들이 접근하기 대단히 어려운 과정이다. 다만 환자 진료시 보호자가 입회하나 그 외 전문적인 진료에 있어서는 대부분 비공개적으로 진료행위가 이루어진다.

④ 불확실성과 재량성

사람의 인체는 개인의 특성이나 체질에 따라 결과를 예측하지 못하는 경우가 발생한다. 이와 같이 의료행위의 불확실성 때문에 의료인이 의료행위를 함에 있어서 질병의 행태에 따라 처치와 투약, 주사, 수술 등의 방법에 있어 의료인이 환자에게 가장 적합하다고 판단되는 방법을 선택할 수 있는 재량이 의료인에게 주어진다.

⑤ 응급성

응급의료에서 즉시 처치가 필요한 상태나 생사에 관한 위급한 상태 등 응급을 요하는 상황들이 많이 발생한다. 야간에 급성질환자가 내원한 경우, 긴급한 수술이 요구되어 방치하면 사망에 이를 수 있는 위독한 상황인 경우 등 의료행위는 응급을 요구하는 상황이 자주 발생한다.

⑥ 질병의 진행성

질병이 발생하게 되면 대체로 기능의 완전마비에서 사망까지 진행하는 성질을 가지고 있다. 의료행위는 진행성을 띠고 있는 질병의 존재를 전제로 한다. 질병의 과정과 의료행위는 시간적 제약이 있으므로 시간 내에 의료행위를 시작하고 완료하는 것이 필요하며 지연이나 중단은 환자에게 불이익을 초래한다.

(3) 의료분쟁 발생원인

① 의료 주체적 요인

의료의 주체인 의사가 고도의 전문적인 의학지식과 의료기술의 다양성을 습득하여 환자의 진료에 임해야 할 것이지만 이의 습득이 미흡하며 의료인의 가장 기본적인 자세로 진료에 임하면서 주의의무를 태만히 하여 의료사고가 발생한다.

② 의료 본질적 요인

의료행위의 직접 대상이 되는 사람의 신체는 동일한 행위를 제공하여도 전혀 다른 현상을 나타내는 경우가 있어 기대한 치료효과가 나타나지 않거나 환자를 사상에 이르게 하는 결과가 생길 가능성이 상존한다. 또한 의료의 시간적 응급성, 지역적 접근성에 의한 한계로 인하여 환자들은 진료과정에 대하여 오해를 일으킬 수 있다.

③ 의료 제도적 요인

㉠ 행위별수가 체계

의료소비시장의 확대에 따른 공급자의 공급과잉과 소비자의 도덕적 해이로 의료행위의 양적 증대를 추구하며 이에 따른 부수적인 사고가 빈번하게 발생하고 있다.

㉡ 의료전달 체계

의료전달 체계의 기능이 잘 이루어지고 있지 않고 대형병원으로 환자 집중현상이 나타나다 보니 진료의 우선순위, 응급순위 등의 원인으로 진료의 긴급성에 따른 의료사고가 발생하고 있다.

㉢ 의료의 질관리 부족

전문과목과 진료과목의 유사성과 관련하여 환자 내원 시 비전문의의 의료행위로 인한 의료사고가 발생할 가능성이 있다.

④ 의료 소비자 요인

의사와 환자와의 관계에서 신뢰가 무너지면서 환자는 진료행위와 관련하여 의사의 지시를 잘 이행하지 않으며 또한 기왕력의 병력도 의사에게 고지하지 않으므로 의료사고가 발생하는 경우가 있다.

(4) 의료분쟁의 예방

의료분쟁이 발생하지 않도록 진료에 만전을 기하는 것이 가장 바람직하다고 할 수 있으나 의료행위의 특성으로 인하여 어느 정도 분쟁이 발생하는 것은 불가항력적이라고 말할 수 있다. 하지만 의료사고나 의료과오를 예방하려는 노력의 정도에 따라 의료분쟁의 발생은 현저히 감소할 수 있다.

① 최선을 다하는 의료행위

의료분쟁은 예기치 못한 결과가 의료진의 기술부족이나 늦장대처, 최선을 다하지 않는 듯한 태도 등에 의한 의료사고라고 느낄 때 발생하게 된다. 따라서 의료기술의 부족으로 인하여 의료사고가 발생했다는 오해가 생기지 않도록 수술 등 의료행위를 함에 있어서 최선을 다해야 할 뿐 아니라 수술전 검사결과의 확인과 필요 의약품의 준비, 예정시간 준수 등과 같은 진료절차를 충실히 이행해야 한다.

② 충분한 설명

환자에게 진료과정과 예후에 대해 충분하게 설명하는 것이 환자의 회복에 큰 영향을 미칠 뿐 아니라 의료분쟁을 최대한 예방할 수 있는 방법이다. 환자에게 상태에 대해 설명할 때에는 최대한 친절하게 설명하고 진실한 태도를 가져야 하며 일관성을 유지하여야 한다.

의료행위는 주치의를 포함하여 전공의, 의료기사, 협진 의사, 간호사 등 다수가 관여하는데 의료인마다 진료과정이나 결과, 예후에 대한 설명이 다르면 환자는 그 의료행위에 대한 신뢰가 무너지게 된다. 그러므로 진료에 관한 모든 설명은 담당 주치의가 책임지고 일관되게 해야 하며 다른 의료진이 설명할 상황이면 세심한 주의가 필요하다.

③ 예방교육

의료행위에 참여하는 모든 의료인과 병원 관계자들을 상대로 정기적인 의료분쟁의 교육이 매우 중요하다. 환자 측의 사소한 오해로도 의료분쟁으로 비화될 수 있으므로 정기적인 교육으로 의료사고를 미연에 방지하는 것이 의료분쟁예방에 가장 효과적이라고 할 수 있다. 의료사고의 예방활동은 의료인뿐만 아니라 의료기관의 모든 구성원들이 지속적으로 꾸준히 관심을 가지고 노력해야 할 것이다.

(5) 의료분쟁조정중재원 역할

① 한국의료분쟁조정중재원의 설립 배경과 역할

의료분쟁과 소송은 아래와 같은 낭비와 어려움을 갖는다.

첫째, 소송의 장기화와 소송비용 과다로 인한 환자의 부담

둘째 의료진의 방어진료에 따른 의료비 상승 및 의료자원 낭비 초래

셋째, 환자와 보건의료기관 양측이 만족할 만한 의료분쟁 조정절차 부재

넷째, 의료사고의 피해와 신속한 배상 및 경제적 부담 완화 필요

다섯째, 의료인의 안정적 진료환경 조성 및 해외환자 의료분쟁 해결의 필요

이를 해결하기 위해 정부는 의료사고 피해구제 및 의료분쟁 조정 등에 관한 법률을 공포하고, 동 법을 2012.4.8부터 시행하였다. 이에 따라, 2012년 4월 한국의료분쟁조정중재원이 출범하였다.

한국의료분쟁조정중재원은 의료사고 피해자(환자)에 대한 신속공정한 구제와 의료인의 안정적인 진료환경 조성을 목적으로 만들어진 보건복지부 산하 공공기관으로서

첫째, 의료사고에 대한 상담과 이에 따른 신청인이 조정신청한 사건에 대하여 감정단의 사실조사, 인과관계, 과실유무, 후유장애 확인 등의 감정업무와 조정위원회의 손해배상산정, 조정업무 등을 통하여 당사자간의 합의, 조정을 이끄는 업무를 담당

둘째, 다른 기관으로부터 의뢰된 수탁감정에 대한 감정업무를 수행
셋째, 손해배상금 대불
넷째, 의료분쟁과 관련된 제도와 정책의 연구, 통계자료, 교육 및 홍보
다섯째, 그밖의 의료분쟁과 관련된 업무를 담당

② 조정과 중재의 개념

조정은 분쟁당사자중의 신청인으로부터 조정신청이 있는 경우 조정위원회가 사실조사에 대한 조정안을 작성하여 양측에 일정한 기간을 권고함으로써 분쟁을 해결하는 방법으로 법률상의 화해에 해당한다.

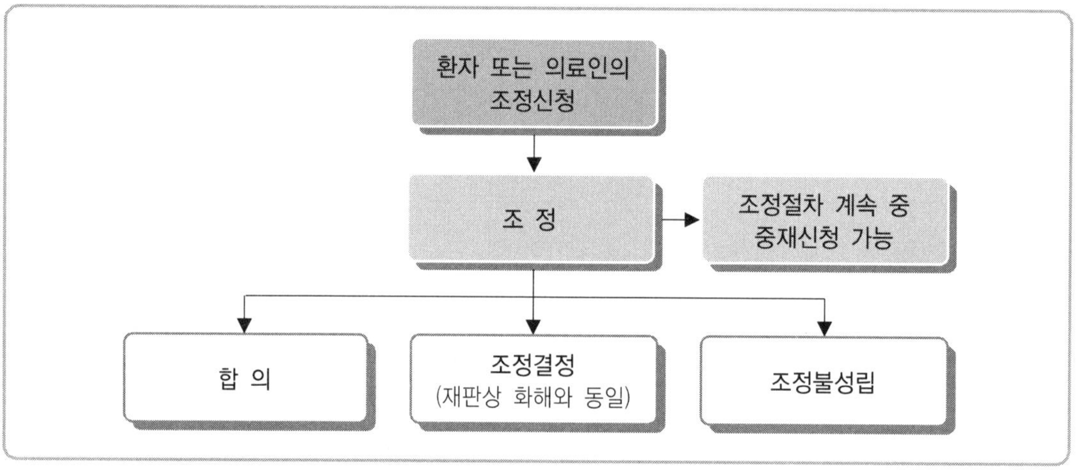

[그림 5-10] 조정의 개념도
출처 : 한국의료분쟁조정중재원 홈페이지(2017년)

중재는 당사자가 종국적으로 의료중재원의 결정에 따르기로 서면으로 합의하고, 중재판정에 따르는 방법으로 중재결정은 법률상으로 법원의 확정판결에 해당한다.

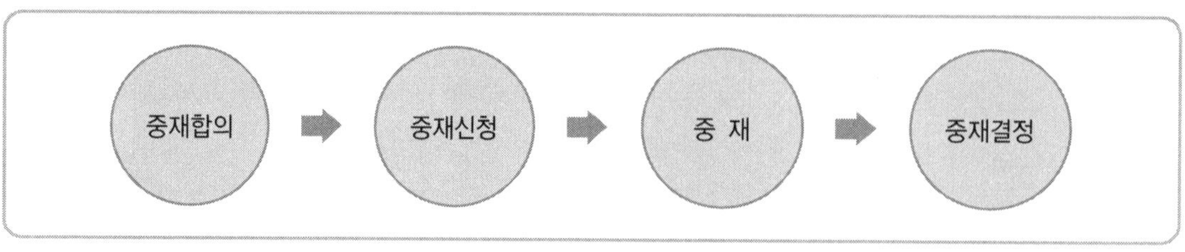

[그림 5-11] 중재절차
출처 : 한국의료분쟁조정중재원 홈페이지(2017년)

2 의료보장제도

1) 국민건강보험

(1) 국민건강보험 의의

건강보험은 질병이나 각종 사고로 인한 경제적인 위험에 대처하기 위해 재정적인 준비를 필요로 하는 다수인의 자원을 결합하여 의료수요를 충족시키는 사회보험제도의 형태이다. 다시 말하면 건강보험이란 질병 또는 부상이라는 불확실한 위험의 발생과 분만・사망 등으로 인한 국민 개개인이 일시에 과다한 의료비를 부담하게 됨으로써 겪을 수 있는 경제적인 어려움을 조금이나마 덜어 주기 위하여 보험가입자들에게 보험료를 징수하여 기금을 마련하고 그 기금으로 보험급여를 제공하여 국민 경제적 부담을 감소시키고 건강의 유지 등 국민보건을 향상시키는 제도라고 할 수 있다. 따라서 모든 보험가입자에게 소득과 재산에 따라 보험료를 징수한 후 이들 중에서 질병이나 사고 등으로 의료기관을 이용하거나 의료수요가 발생한 경우에 의료급여(보험급여)를 실시함으로써 보험가입자들의 위험을 분산시켜준다. 우리나라의 국민건강보험의 목적은 국민건강보험법 제1조에 "국민의 질병・부상에 대한 예방・진단・치료・재활과 출산・사망 및 건강증진에 대하여 보험급여를 실시함으로써 국민보건 향상과 사회보장 증진에 이바지함을 목적으로 한다."라고 명시되어 있으며 국민건강보험의 운영방식은 피보험자가 의료서비스를 이용할 때 진료비 중 일부만 본인이 부담하고 나머지는 의료기관에서

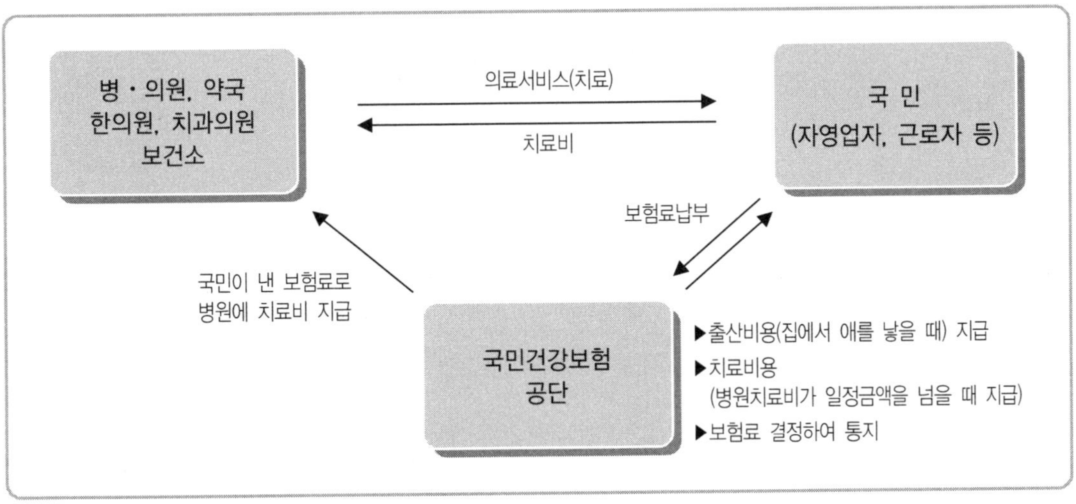

[그림 5-12] 국민건강보험 제3자 관계

보험자에게 청구하면 보험자가 이를 심사하여 지불하는 제3자 지불방식을 채택하고 있다.

(2) 국민건강보험 발전과정

우리나라의 건강보험은 1963년 의료보험법이 제정되며 체계화되기 시작했다. 처음에는 직

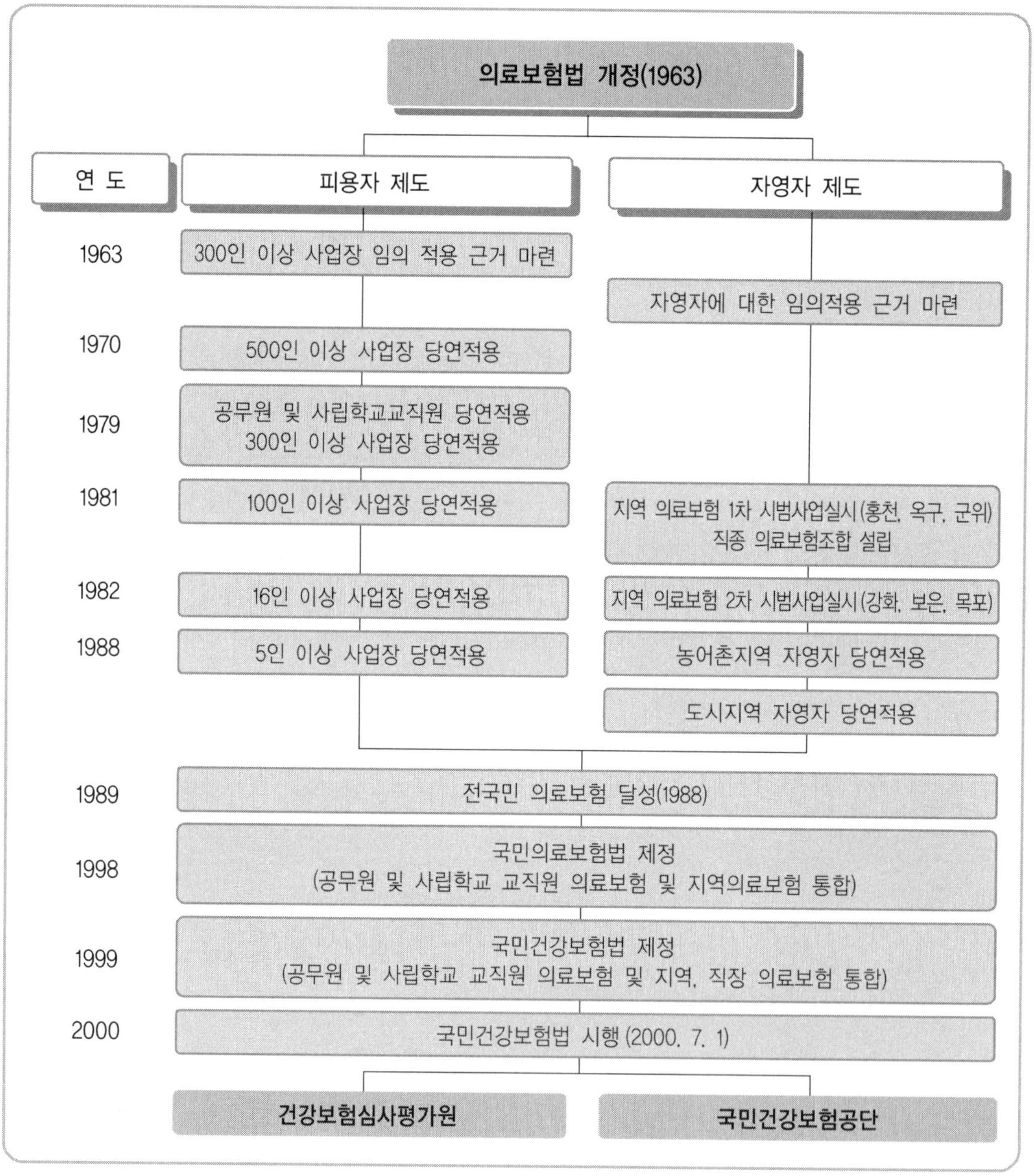

[그림 5-13] 국민건강보험 발전과정

장, 공무원・사립학교교직원, 지역 의료보험으로 나뉘어 각 조합별로 관리・운영되었다. 1989년 전국민 의료보험이 시작된 후 1998년 지역의료보험과 공무원・사립학교교직원의료보험이 1차로 통합했으며 1999년 직장의료보험과 통합했다. 2000년 '국민건강보험법' 시행과 더불어 국민건강보험공단이 출범했으며, 2003년 지역과 직장으로 나뉘어 있던 보험재정을 통합하여 단일보험자로 되었다. 국민건강보험공단의 탄생은 지역 간 재정격차를 해소하고 보험료 부담의 형평성과 관리・운영의 효율성을 확보함으로써 전체 국민을 위한 제도의 기반을 마련한 것이다.

(3) 국민건강보험 특성

국민건강보험의 특성을 살펴보면 다음과 같다.

첫째, 건강보험은 일시에 과중한 부담을 경감시킨다.

둘째, 건강보험은 적용 대상자 전원을 강제 가입시키며 국가 또는 고용주가 보험료를 일부 부담한다. 노사 간 또는 국가와 국민 간에 의료비를 공동부담함으로써 사회연대감을 갖게 하고 국민의 건강유지와 향상을 꾀하고자 한다.

셋째, 건강보험에서는 생활하는데 불편함이 없도록 하는 기본 진료를 하고 건강과 직접 관련이 없는 것에 대하여서는 급여를 하지 않는다.

넷째, 건강보험에서는 예측할 수 없는 일시적 사고를 대상으로 하고 있다. 일시적 사고라 하더라도 그 원인이 가입자의 근로와 관계된다면 산업재해보상보험에서 급여되며 자동차 사고에 대하여서는 자동차보험에서 급여되므로 국민건강보험에서는 제외된다.

다섯째, 사회보험에서는 보험료를 소득에 비례해서 책정한다. 민간보험에서는 급여의 수준과 범위에 따라 보험료가 결정되지만 사회보험에서는 소득에 비례하므로 급여는 다 같지만 보험료는 소득수준에 따라 달리 책정된다. 이것은 결과적으로 부의 재분배 효과를 갖는다.

(4) 국민건강보험 적용대상

국민건강보험 적용대상은 국내에 거주하는 국민으로서 건강보험의 가입자 또는 피부양자가 된다. 피부양자는 직장가입자에 의하여 주로 생계를 유지하는 자로서 보수 또는 소득이 없는 자로 다음 사항에 해당되는 자를 말합니다.

① 직장가입자의 배우자

② 직장가입자의 직계존속(배우자의 직계존속을 포함한다)

③ 직장가입자의 직계비속(배우자의 직계비속을 포함한다) 및 그 배우자

④ 직장가입자의 형제・자매

다만, 「의료급여법」에 따라 의료급여를 받는 자, 「독립유공자예우에 관한 법률」 및 「국가유공자 등 예우 및 지원에 관한 법률」에 의하여 의료보호를 받는 자는 국민건강보험 적용 제외 대상에 해당한다.

[표 5-4] 보험가입자 구분

직장가입자	지역가입자
• 상시 1인 이상 근로자를 사용하는 사업장의 근로자와 그 사용자 • 공무원 및 사립학교 교직원으로 임용 또는 채용된 자	• 가입자 중 직장가입자와 그 피부양자에서 제외된 자

(5) 건강보험급여 종류

급여의 종류는 현물급여와 현금급여로 구분할 수 있으며 현물급여는 요양기관에서 진료, 투약 등의 의료서비스를 받는 요양급여와 건강검진 등을 말하며 현금급여는 의료기관의 직접적인 의료서비스가 아닌 출산비, 장제비, 장애인 보장구 급여비, 본인부담 보상금 등 보험자가 가입자 및 피부양자에게 현금으로 지급하는 급여를 말한다.

① 요양급여(현물급여)

요양급여라 함은 가입자 및 피부양자의 질병·부상·출산 등에 대하여 급여를 실시하는 것을 말하며 아래와 같이 급여를 실시한다.

㉠ 진찰·검사
㉡ 약제·치료재료의 지급
㉢ 처치·수술 및 그 밖의 치료
㉣ 예방·재활
㉤ 입원
㉥ 간호
㉦ 이송

② 요양급여 제외 대상

업무 또는 일상생활에 지장이 없는 질환 기타 보건복지부령이 정하는 사항은 요양급여의 대상에서 제외할 수 있다.

㉠ 업무 또는 일상생활에 지장이 없는 경우에 실시 또는 사용되는 행위 · 약제 및 치료재료
ⓐ 단순한 피로 또는 권태
ⓑ 주근깨 · 다모 · 무모 · 백모증 · 딸기코 · 점 · 사마귀 · 여드름 · 노화현상으로 인한 탈모 등 피부질환
ⓒ 발기부전 · 불감증 또는 생식기 선천성기형 등의 비뇨생식기 질환
ⓓ 단순 코골음
ⓔ 질병을 동반하지 아니한 단순포경
ⓕ 검열반 등 안과 질환
ⓖ 기타 보건복지부장관이 정하여 고시하는 질환

㉡ 신체의 필수 기능개선 목적이 아닌 경우에 실시 또는 사용되는 행위 · 약제 및 치료재료
ⓐ 쌍꺼풀수술(이중검수술), 코성형수술(융비술), 유방확대 · 축소술, 지방흡인술, 주름살제거술 등 미용목적의 성형수술과 그로 인한 후유증치료
ⓑ 사시교정, 안와격리증의 교정 등 시각계 수술로써 시력개선의 목적이 아닌 외모개선 목적의 수술
ⓒ 저작 또는 발음기능개선의 목적이 아닌 외모개선 목적의 악안면 교정술 및 교정치료
ⓓ 관절운동 제한이 없는 반흔구축성형술 등 외모개선 목적의 반흔제거술
ⓔ 안경, 콘텍트렌즈 등을 대체하기 위한 시력교정술
ⓕ 기타 외모개선 목적의 진료로서 보건복지부장관이 정하여 고시하는 진료

㉢ 예방진료로서 질병 · 부상의 진료를 직접목적으로 하지 아니하는 경우에 실시 또는 사용되는 행위 · 약제 및 치료재료
㉣ 보험급여 시책상 요양급여로 인정하기 어려운 경우 및 그 밖에 건강보험 급여원리에 부합하지 아니하는 경우의 비용 · 행위 · 약제 및 치료재료

③ 요양비(현금급여)

가입자 또는 피부양자가 부득이한 사유로 인하여 요양기관과 유사한 기능을 수행하는 기관에서 질병 · 부상 · 출산 등에 대하여 요양을 받거나 요양기관외의 장소에서 출산을 한 때에는 그 요양급여에 상당하는 그 가입자 또는 피부양자에게 요양비로 지급한다. 요양을 실시한 기관은 요양비명세서 또는 요양의 내역을 기재한 영수증을 요양을 받은 자에게 교부하여야 하며, 요양을 받은 자는 이를 공단에 제출하여야 한다.

2) 의료급여

(1) 의료급여의 의의

의료급여는 생활유지능력이 없거나 생활이 어려운 저소득 국민의 의료문제를 국가가 보장하는 공공부조제도로 건강보험과 함께 국민의료보장의 중요한 수단이 되는 사회보장제도이다. 생활유지능력이 없거나 생활이 어려운 빈곤층의 국민들에게 발생하는 의료문제 즉, 개인의 질병, 부상, 출산에 대한 의료급여 서비스를 제공한다. 의료급여제도는 상대적 빈곤층에 대해 의료급여를 실시함으로써 국민보건의 향상과 사회복지증진에 이바지함을 목적으로 한다.

(2) 의료급여수급권자 자격

① 1종 수급권자

㉠ 수급자중 근로능력이 없거나 근로가 곤란한 자만으로 구성된 세대의 구성원 또는 보장시설에서 급여를 받고 있는 자, 희귀난치성질환 또는 중증질환을 가진 사람

㉡ 이재민

㉢ 「의사상자 등 예우 및 지원에 관한 법률」에 따라 의료급여를 받는 사람

㉣ 국내에 입양된 18세 미만의 아동

㉤ 「독립유공자예우에 관한 법률」, 「국가유공자 등 예우 및 지원에 관한 법률」 및 「보훈보상대상자 지원에 관한 법률」의 적용을 받고 있는 사람과 그 가족으로서 국가보훈처장이 의료급여가 필요하다고 추천한 사람 중에서 보건복지부장관이 의료급여가 필요하다고 인정한 사람

㉥ 국가무형문화재의 보유자(명예보유자를 포함)와 그 가족으로서 문화재청장이 의료급여가 필요하다고 추천한 사람 중에서 보건복지부장관이 의료급여가 필요하다고 인정한 사람

㉦ 「북한이탈주민의 보호 및 정착지원에 관한 법률」의 적용을 받고 있는 사람과 그 가족으로서 보건복지부장관이 의료급여가 필요하다고 인정한 사람

㉧ 「5・18민주화운동 관련자 보상 등에 관한 법률」 에 따라 보상금등을 받은 사람과 그 가족으로서 보건복지부장관이 의료급여가 필요하다고 인정한 사람

㉨ 노숙인 등으로서 보건복지부장관이 의료급여가 필요하다고 인정한 사람

㉩ 일정한 거소가 없는 사람으로서 경찰관서에서 무연고자로 확인된 사람에 해당하는 수급권자

㉪ 보건복지부장관이 1종의료급여가 필요하다고 인정하는 자

② 2종 수급권자

㉠ 「국민기초생활 보장법」에 의한 수급자중 1종 수급권자에 해당하지 않는 자

㉡ 보건복지부장관이 2종의료급여가 필요하다고 인정하는 자

3) 산업재해보상보험

(1) 산업재해보상보험 의의

산업재해보상보험은 근로자의 업무상의 재해를 신속하고 공정하게 보상하며, 재해근로자의 재활 및 사회 복귀를 촉진하기 위하여 이에 필요한 보험시설을 설치・운영하고, 재해 예방과 그 밖에 근로자의 복지 증진을 위한 사업을 시행하여 근로자 보호에 이바지하는 것을 목적으로 한다.

산업재해보상보험은 재해나 질병을 당한 근로자들에게 신속・정확・공정한 보상을 위하여 국가가 행하는 사회보험이며 근로기준법상 재해근로자에 대한 형사 및 보상책임을 사용자를 대신하여 책임지는 사회보장제도이다. 사회보장제도는 사회가 그 구성원의 경제적, 사회적 안정을 보장하여 주는 제도라 할 수 있고 국가는 이를 위하여 사회구성원의 생활안정과 생활수준의 향상을 도모하고 소득의 재분배를 통하여 사회적 불평등을 제거하며 나아가서는 정신적, 문화적 욕구의 충족을 위한 여러 가지 시책을 마련하는 것이다. 산업재해보상보험은 국민건강보험과 더불어 국가에서 실시하는 의료보장제도의 일종으로 산업재해근로자를 위한 복지사업을 실현하기 위하여 재해보상과 함께 보험시설을 설치・운영함으로써 산업재해근로자의 재활과 사회복귀를 촉진하고 적극적이고 능동적인 근로복지사업을 시행하며 보험급여의 연금제도 확대로서 근로자를 위한 평생보호를 이념으로 하면서 산업재해 근로자와 가족에 대한 사회・문화 복지를 위한 다양한 사업을 전개함은 물론 노동부장관으로 하여금 신체장애자의 고용을 촉진하도록 하는 등의 시대적인 여건에 부흥하는 근로복지 사업을 실현하고 있다. 국가는 사업주로부터 소정의 보험료를 징수하여 법령이 정한 바에 따라 재해근로자를 보상한다. 이러한 제도는 1995년 5월 노동부 산하 '근로복지공단'이 설립되어 산업재해보상보험 사업의 집행업무를 고용노동부장관으로부터 위탁하여 관리하고 있다.

산업재해보상보험 발전과정은 다음과 같다.

1963년 11월 산업재해보상보험법 제정

1964년 6월 산업재해보상보험법 시행령 제정

1964년 7월 산업재해보상보험제도 실시(상시 근로자 500인 이상)
1981년 12월 산업안전보건법 제정
1992년 7월 산업재해보상보험 대상 사업장 확대(5인 이상 사업장)
1995년 5월 근로복지공단 실시(산재보험 사업 공단 위탁 이관)
2000년 7월 산업재해보상보험 대상 사업장 확대(1인 이상 사업장)

(2) 산업재해보상보험의 특징

근로기준법 제정 이전의 사용자에 의한 산업재해 보상은 근로자가 사용자에게 손해배상책임을 묻는 것에 의해서만 보상이 실현되었다. 이때 과실 책임의 원칙이 적용되므로 재해를 입은 근로자가 그 유족은 사용자의 과실의 존재와 그것이 산업재해와 인과관계가 있음을 입증하여야 보상을 받을 수 있었다. 그러나 근로자가 산업재해와의 인과관계를 입증하기란 거의 불가능하였으며 이후 기업의 영리활동에 수반되는 현상인 이상, 기업 활동에 의해 이익을 얻고 있는 사용자로 하여금 당연히 손해배상을 하게 되어 근로자를 보호하여야 한다는 사고가 형성되어 재해보상제도가 근로기준법 등에 입법화되었다. 그 결과 근로관계가 계속되는 기간에 근로제공으로 인하여 생긴 사고에 의한 산업재해나 일정한 직업병에 대하여 사용자는 근로자에게 당연히 일정액의 보상을 하도록 되었다. 이러한 보상제도는 무과실책임과 정률보상 등이 중요한 특징이 되었다. 업무 중 재해에 대한 보상을 주 내용으로 하는 산업재해보상보험의 특징은 다음과 같다.

① 근로자의 업무상의 재해에 대하여 사용자에게는 고의·과실의 유무를 불문하는 무과실책임주의이다.
② 사업주의 강제가입방식으로 운영되는 사회보험
③ 보험 사업에 소요되는 재원인 보험료는 원칙적으로 사업주가 전액 부담한다.
④ 산업재해로 인한 위험부담을 분산, 경감해 주고 안정된 기업 활동을 할 수 있도록 하는 이점
⑤ 산재보험급여는 재해발생에 따른 손해전체를 보상하는 것이 아니라 평균임금을 기초로 하는 정률보상방식으로 행한다.
⑥ 자진신고 및 자진납부를 원칙으로 하고 있다.
⑦ 재해보상과 관련되는 이의신청을 신속히 하기위하여 심사 및 재심사청구제도를 운영한다.

(3) 산업재해보상보험 적용대상

산업재해보상보험의 적용대상은 2000년7월1일부터 1인 이상 상시근로자를 고용하는 사업

또는 사업장에 종사하는 모든 근로자로 확대되었다. 따라서 산업재해보상보험은 근로자를 사용하는 모든 사업 또는 사업장에 적용한다. 다만, 위험률・규모 및 장소 등을 고려하여 대통령령으로 정하는 사업에 대하여는 이 법을 적용하지 아니한다.

① 산업재해보상보험 제외 사업

㉠ 「공무원연금법」 또는 「군인연금법」에 따라 재해보상이 되는 사업

㉡ 「선원법」, 「어선원 및 어선 재해보상보험법」 또는 「사립학교교직원 연금법」에 따라 재해보상이 되는 사업

㉢ 총공사 금액이 2천만원 미만인 공사 연면적이 100제곱미터 이하인 건축물의 건축 또는 연면적이 200제곱미터 이하인 건축물의 대수선에 관한 공사

㉣ 가구내 고용활동

㉤ 제1호부터 제4호까지의 사업 외의 사업으로서 상시근로자 수가 1명 미만인 사업

㉥ 농업, 임업(벌목업은 제외한다), 어업 및 수렵업 중 법인이 아닌 자의 사업으로서 상시근로자 수가 5명 미만인 사업

(4) 업무상 재해

"업무상의 재해"란 업무상의 사유에 따른 근로자의 부상・질병・장해 또는 사망을 말하며 당연적용사업장에서 산재 미가입과 근로자의 과실과는 상관없이 근로자는 업무상의 사유로 4일이상의 요양을 요하는 사고나 부상, 질병, 사망한 경우에는 산업재해보상보험법에 따라 재해보상을 받을 수 있다. 여기서 "근로자"란 직업의 종류와 관계없이 임금을 목적으로 사업이나 사업장에 근로를 제공하는 자를 말한다. 업무상 재해의 판단기준으로는 업무기인성과 업무수행성이라는 두 요건을 갖추어야 한다.

업무기인성이란 근로자가 담당하는 업무와 재해 발생 사이에 인과 관계가 있으면 업무상 재해로 인정하는 것으로 해당업무에 종사하지 않았더라면 재해가 발생하지 않았을 것이라고 인정되거나, 해당업무에 종사하면 그러한 재해가 발생할 수 있다고 인정되면 업무기인성이 있다고 보는 것이고, 업무수행성이란 사업주의 지배관리 아래서 근로자가 작업 중 또는 그를 전후 한 사이에 발생한 재해는 업무상 재해로 인정하는 것을 말한다. 즉, 업무상 재해는 근로자의 업무수행 중 그 업무에 기인하여 발생한 사고 또는 질병을 의미하며 업무상 사고와 업무상 질병으로 구분한다.

업무와 질병 사이에는 인과관계가 있어야 하지만 질병의 주된 발생 원인이 업무수행과 직접적인 관계가 없더라도 적어도 업무상의 과로나 스트레스가 질병의 주된 발생 원인에 겹쳐

서 질병을 유발 또는 악화시켰다면 그 사이에 인과관계가 있다고 보아야 하며 이러한 인과관계는 반드시 의학적이나 자연과학적으로 명백히 입증되어야 하는 것은 아니고 여러 사정을 고려할 때 업무와 질병사이에 상당한 인과관계가 있다고 판단되는 경우, 또한 평소에 정상적인 근무가 가능한 기초 질병이나 기존 질병이 직무의 과중 등이 원인이 되어 자연적인 진행속도 이상으로 급격하게 악화된 때에도 업무상 질병에 포함한다.

① 업무상 사고

㉠ **업무수행 중 사고** : 근로자가 근로계약에 따른 업무나 그에 따르는 행위를 하던 중 발생한 사고

㉡ **시설물 결함 등에 따른 사고** : 사업주가 제공한 시설물 등을 이용하던 중 그 시설물 등의 결함이나 관리소홀로 발생한 사고

㉢ 사업주가 제공한 교통수단이나 그에 준하는 교통수단을 이용하는 등 사업주의 지배관리하에서 출퇴근 중 발생한 사고(출퇴근 중 사고)

㉣ **행사 중 사고** : 사업주가 주관하거나 사업주의 지시에 따라 참여한 행사나 행사준비 중에 발생한 사고

㉤ 휴게시간 중 사업주의 지배관리하에 있다고 볼 수 있는 행위로 발생한 사고

㉥ **특수한 장소에서의 사고** : 사회통념상 근로자가 사업장 내에서 할 수 있다고 인정되는 행위를 하던 중 태풍・홍수・지진・눈사태 등의 천재지변이나 돌발적인 사태로 발생한 사고

㉦ **요양 중의 사고** : 업무상 부상 또는 질병으로 요양을 하고 있는 근로자에게 사고가 발생할 경우

㉧ **제3자의 행위에 따른 사고** : 제3자의 행위로 근로자에게 사고가 발생한 경우에 그 근로자가 담당한 업무가 사회통념상 제3자의 가해행위를 유발할 수 있는 성질의 업무라고 인정되면 그 사고는 업무상 사고로 본다.

㉨ 자해행위에 따른 업무상의 재해

② 업무상 질병

㉠ 업무수행 과정에서 물리적 인자(因子), 화학물질, 분진, 병원체, 신체에 부담을 주는 업무 등 근로자의 건강에 장해를 일으킬 수 있는 요인을 취급하거나 그에 노출되어 발생한 질병

㉡ 업무상 부상이 원인이 되어 발생한 질병

㉢ 그 밖에 업무와 관련하여 발생한 질병

③ 업무상 재해 예외

㉠ 사업주의 구체적인 지시를 위반한 행위, 근로자의 사적(私的) 행위 또는 정상적인 출장 경로를 벗어났을 때 발생한 사고

㉡ 사업주가 제공한 시설물 등을 사업주의 구체적인 지시를 위반하여 이용한 행위로 발생한 사고와 그 시설물 등의 관리 또는 이용권이 근로자의 전속적 권한에 속하는 경우에 그 관리 또는 이용 중에 발생한 사고

㉢ 근로자의 사적 행위, 업무 이탈 등 업무와 관계없는 행위를 하던 중에 사고가 발생한 것이 명백한 경우

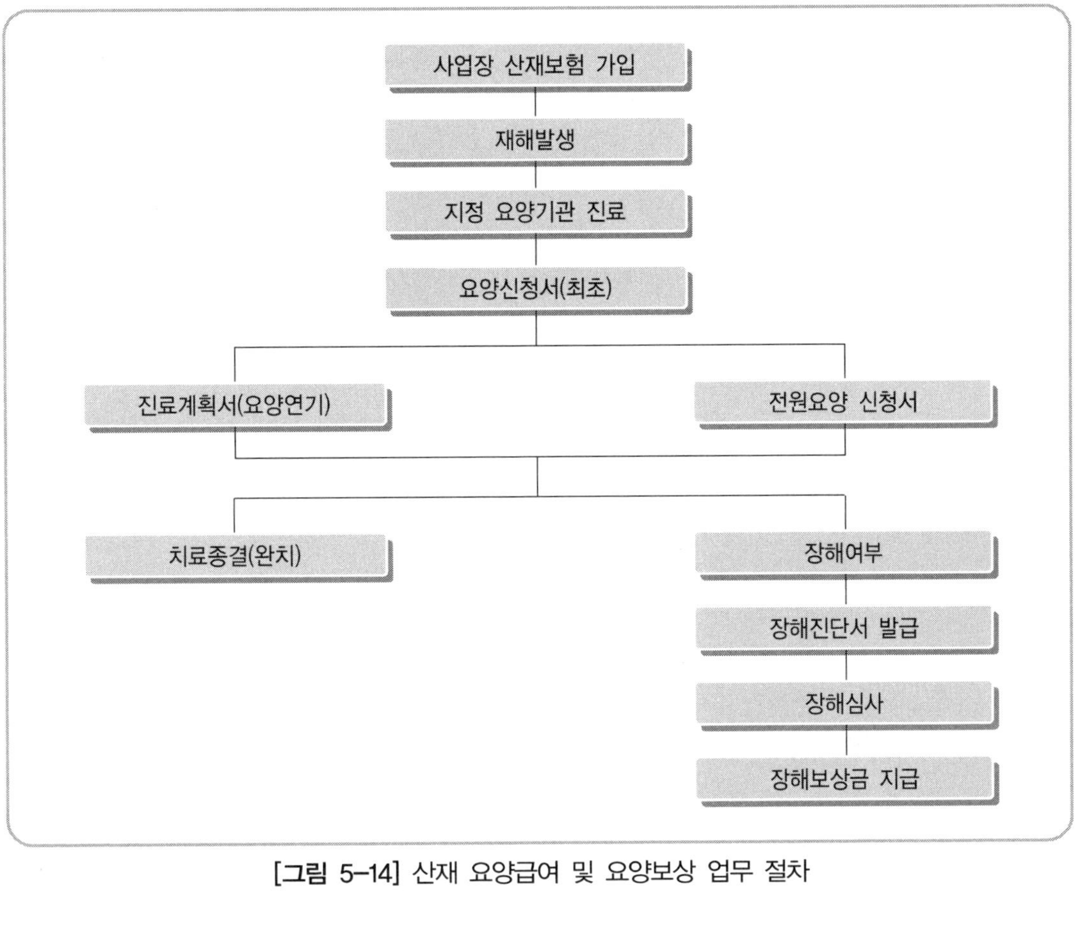

[그림 5-14] 산재 요양급여 및 요양보상 업무 절차

(5) 산업재해보상보험 급여

재해근로자가 외래 또는 응급실로 내원한 경우 원무부서 담당자는 사고내용을 파악하여 업무상 재해여부 확인하고 산업재해보상보험 처리가 가능할 것으로 판단되면 재해근로자의 사

업장 담당자에서 요양신청서 작성 및 제출을 요청한다.

요양신청 후 산업재해보상보험 승인 전에는 국민건강보험으로 우선 처리가능하며 이때 요양승인이 결정되지 않은 상태에서 의료서비스는 계속 제공되어야 함으로 재해근로자 또는 보호자, 사업장 담당자 등에게 지불보증을 요구하여야 한다. 특히 진료 중 발생하는 상급병실 차액 및 선택진료비 등 비급여 항목에 대한 진료비와 산업재해와 관련 없는 질병의 진료에 따른 본인부담금 발생 등에 대비하여 입원수속이 진행되는 과정에서 지불보증인 설정이나 진료비 지불보증에 관한 업무를 확실하게 처리해야 한다.

산업재해보상보험은 사전 계약된 지정 요양기관에서 진료를 받을 수 있으며 만약 지정 요양기관이 아닐 경우에는 재해 근로자가 직접 진료비를 요양기관에 지불하고 차후에 국가(근로복지공단)로 청구 할 수 있게 하였으며 환자의 전원이나 요양 연기 등은 국가(근로복지공단)의 사전 승인을 받도록 규제하고 있다.

산업재해보상보험 보험급여란 산업재해보상보험법의 적용을 받는 사업 또는 사업자의 근로자가 업무상사유로 부상, 질병, 장해 또는 사망한 경우 이를 회복시키거나 소득을 보장하고 그 가족의 생활 보호를 위하여 지급하는 급여를 말한다.

보험급여의 종류에는 요양급여, 휴업급여, 장해급여, 간병급여, 유족급여, 상병보상연금, 장의비, 직업재활급여가 있다. 다만, 진폐에 따른 보험급여의 종류는 요양급여, 간병급여, 장의비, 직업재활급여, 진폐보상연금 및 진폐유족연금이 있다.

보험급여를 산정하는 경우 해당 근로자의 평균임금을 산정하여야 할 사유가 발생한 날부터 1년이 지난 이후에는 매년 전체 근로자의 임금 평균액의 증감률에 따라 평균임금을 증감하되,

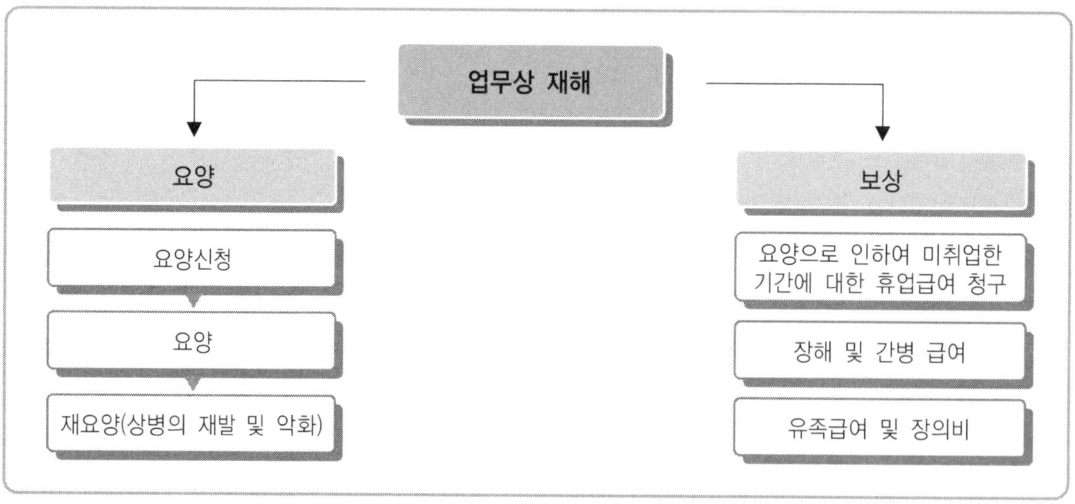

[그림 5-15] 산재 급여 절차도

그 근로자의 연령이 60세에 도달한 이후에는 소비자물가변동률에 따라 평균임금을 증감한다.

4) 노인장기요양보험

(1) 노인장기요양보험 의의

노인장기요양보험은 치매, 중풍, 파킨슨, 노인성 질병으로 스스로 일상생활을 할 수 없는 사람이 세수, 목욕, 배변처리, 식사, 세탁, 주변 환경정리, 간호처치 등 요양서비스가 필요하게 되었을 때 본인의 가정이나 요양시설을 이용할 수 있도록 필요한 서비스를 제공하는 제도이며 고령이나 노인성 질병 등의 사유로 일상생활을 혼자서 수행하기 어려운 노인등에게 제공하는 신체활동 또는 가사활동 지원 등의 장기요양급여에 관한 사항을 규정하여 노후의 건강증진 및 생활안정을 도모하고 그 가족의 부담을 덜어줌으로써 국민의 삶의 질을 향상하도록 함을 목적으로 2008년 7월 1일부터 시행하였다.

(2) 필요성

① 인구고령화로 치매, 중풍 등 수발보호 필요노인의 급격한 증가
② 저출산, 핵가족화, 여성의 사회활동 확대 등으로 가족 수발의 한계
③ 불필요한 입원으로 노인의료비 증가
④ 노인수발 비용의 과중한 부담

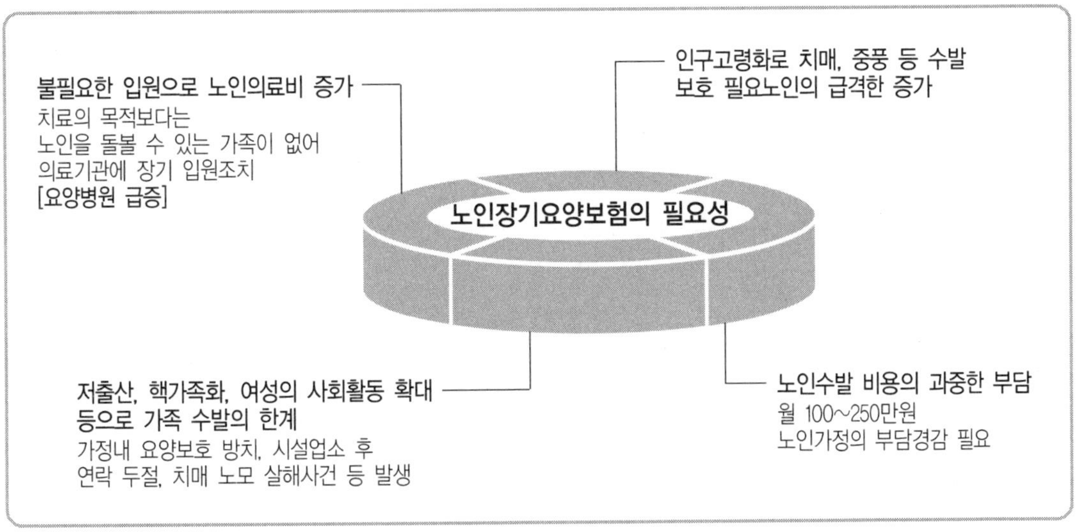

[그림 5-16] 노인장기요양보험의 필요성

(3) 재원

노인장기요양보험의 재원은 기존의 국민건강보험 가입자들의 보험료와 국가 및 지방자치단체의 부담분, 국민건강보험과 마찬가지로 일부 본인부담금이 발생한다. (장기요양보험료 + 국가・지자체부담 + 본인부담)

① **보험료부담** : 기존부담 건강보험료 장기요양보험료율(6.55%)
※ 직장가입자의 경우 가입자와 사용자가 각각 50% 부담

② **국가지원** :
㉠ 장기요양보험료 예상수입액의 20% 부담(국고)
㉡ 의료급여수급권자의 장기요양급여비용, 의사소견서발급비용, 방문간호지시서 발급비용 중 공단이 부담하여야할 비용 및 관리운영비의 전액을 국가와 지방자치단체가 분담

③ **본인(보호자)부담** :
㉠ 시설급여 20%(비급여 : 식재료비, 이미용료 등은 본인부담), 재가급여 15%
㉡ 의료급여수급권자 등 저소득층은 각각 1/2로 경감(시설 : 10%, 재가 : 7.5%)
㉢ 국민기초생활수급권자는 무료

(4) 수급권자

① **신청대상**
소득수준과 상관없이 노인장기요양보험 가입자(국민건강보험 가입자와 동일)와 그 피부양자, 의료급여수급권자로서 65세 이상 노인과 64세 이하 노인성 질병이 있는 자

② **급여대상**
㉠ 65세 이상 노인 또는 치매, 중풍, 파킨슨병 등 노인성 질병으로 6개월 이상의 기간 동안 혼자서 일상생활을 수행하기 어려우신 분
㉡ 65세 미만으로 노인성 질병으로 인해 거동이 불편한 분
(65세 미만의 노인성 질병의 종류 : 치매・뇌혈관성 질환, 파킨슨 등)

(5) 등급판정 기준

노인장기요양보험은 급여 대상자를 요양 상태에 따라 1등급에서 5등급으로 구분하여 등급별로 차등을 두어 급여비용을 제공하고 있다.

[표 5-5] 장기요양 등급판정기준

장기요양 등급	심신의 기능상태
1등급	심신의 기능상태 장애로 일상생활에서 전적으로 다른 사람의 도움이 필요한 자로서 장기요양인정 점수가 95점 이상인자
2등급	심신의 기능상태 장애로 일상생활에서 상당 부분 다른 사람의 도움이 필요한 자로서 장기요양인정 점수가 75점 이상 95점 미만인 자
3등급	심신의 기능상태 장애로 일상생활에서 부분적으로 다른 사람의 도움이 필요한 자로서 장기요양인정 점수가 60점 이상 75점 미만인 자
4등급	심신의 기능상태 장애로 일상생활에서 일정 부분 다른 사람의 도움이 필요한 자로서 장기요양인정 점수가 51점 이상 60점 미만인 자
5등급	치매환자로서(노인장기요양보험법 시행령 제2조에 따른 노인성 질병으로 한정) 장기요양인정 점수가 45점 이상 51점 미만인 자

출처 : 국민건강보험공단 홈페이지(2017년)

(6) 노인장기요양보험 급여내용

노인장기요양보험의 급여는 크게 시설급여, 재가급여, 복지용구급여 그리고 특별 현금급여가 있다. 급여의 내용은 아래와 같다.

[표 5-6] 등급별 상태상

급여의 종류	내 용
노인요양시설	• 노인요양시설 • 노인요양 공동생활가정
재가노인복지시설	• 재가노인복지시설
재가급여	• 방문요양(방문당) • 인지활동형 방문요양 • 방문간호(방문당) • 방문목욕(방문당) • 주 · 야간보호(1일당) • 단기보호(1일당)
복지용구 구입	• 이동변기, 목욕의자등 구입 9종, 대여 8종
특별현금급여	• 가족 요양비(섬, 벽지)

출처 : 국민건강보험공단 홈페이지(2017년)

[노인장기요양보험법 시행규칙 별지 제1호의2서식]

<table>
<tr><td>①
신청구분</td><td colspan="6">☐ 장기요양인정 신청서
☐ 장기요양인정 갱신신청서
☐ 장기요양등급 변경신청서
☐ 장기요양 급여종류 · 내용 변경신청서</td></tr>
<tr><td rowspan="4">신청인
(본인)</td><td>② 성명</td><td colspan="2"></td><td>③ 주민등록번호</td><td colspan="2">–</td></tr>
<tr><td>④ 주민등록지</td><td colspan="5"></td></tr>
<tr><td>⑤ 실제거주지</td><td colspan="5"></td></tr>
<tr><td>⑥ 전화번호</td><td colspan="2"></td><td>휴대전화</td><td colspan="2"></td></tr>
<tr><td>보호자</td><td>⑦ 성명</td><td></td><td>⑧ 신청인
과의 관계</td><td></td><td>⑨ 전화번호</td><td></td></tr>
<tr><td rowspan="5">대리인</td><td>⑩ 성명</td><td colspan="2"></td><td>⑪ 주민등록번호</td><td colspan="2">–</td></tr>
<tr><td>⑫ 주소</td><td colspan="5"></td></tr>
<tr><td>⑬ 전화번호</td><td colspan="2"></td><td>휴대전화</td><td colspan="2"></td></tr>
<tr><td rowspan="2">⑭ 유형</td><td colspan="5">1. 가족 · 친족 · 이해관계인(신청인과의 관계 :)</td></tr>
<tr><td colspan="2">2. 사회복지전담공무원</td><td colspan="3">3. 시장 · 군수 · 구청장이 지정한 자</td></tr>
<tr><td colspan="2">⑮ 변경신청시 사유</td><td colspan="5"></td></tr>
<tr><td colspan="7">「노인장기요양보험법」 제13조, 제20조 내지 제22조 및 같은 법 시행규칙 제2조, 제8조 및 제9조에 따라 위와 같이 신청합니다.

. . .

신청인 : (서명 또는 인)
대리인 : (서명 또는 인)
국민건강보험공단 이사장 귀하</td></tr>
<tr><td>구비
서류</td><td colspan="6">1. 별지 제2호 서식의 의사소견서(신청서와 함께 제출하지 않고 추후에 제출할 수 있으며, 「노인장기요양보험법 시행령」 제6조에 해당하는 경우와 급여종류 · 내용변경신청 시에는 제출하지 아니합니다)
2. 노인성 질병을 확인할 수 있는 진단서 등 증명서류(65세 미만인 자로서 장기요양인정신청 시에 별지 제2호 서식의 의사소견서를 제출하지 아니한 경우만 해당합니다)
3. 대리인 관련서류
가. 가족, 친족 또는 이해관계인 : 대리인의 신분증
나. 사회복지전담공무원 : 공무원임을 증명하는 신분증
다. 시장 · 군수 · 구청장이 지정한 자 : 별지 제9호서식의 대리인 지정서</td></tr>
</table>

[(210㎜×297㎜ [일반용지60g/㎡(재활용품)]

5) 자동차보험

(1) 자동차보험 의의

자동차 보험이란 자동차를 소유·사용·관리하는 동안 발생하는 불의의 교통사고로 인하여 발생하는 손해를 보상하는데 목적이 있으며 자동차를 소유한 사람들에게 언제 어디서 발생할지 모르는 자동차 사고에 대비하여 보험회사와 계약하에 미리 보험료를 납부하고 보험가입기간 중에 발생한 사고로 인한 인명과 재산에 대한 손해를 보상해 주는 사회보장제도이다.

자동차보험이 우리나라에 도입된 1957년 당시 자유경쟁방식으로 운영되었지만 보험사업자간의 과당경쟁 등의 문제와 사회보장적 기능약화를 이유로 1968년부터 보험료와 보험금에 대한 정부규제가 강화되었다.

자동차보험은 국가 또는 공공단체가 사회정책 또는 경제정책의 실현 수단으로서 영위하는 사회보험인 국민건강보험이나 산업재해보상보험 등 공적보험과 구별되는 사보험이며 가입이 강제되지 않는 임의보험이다. 그러나 자동차손해배상책임보험은 공적인 성격을 가진 사보험으로 예외적으로 가입이 강제되고 있다.

자동차보험의 강제가입의 배경을 살펴보면 우리나라 의료보장제도는 기본적으로 의료법의 적용을 받으나 그 적용대상에 따라 적용기준이 서로 달랐다. 국민건강보험 환자는 국민건강보험법에 보험급여수가 수준 및 기준, 의료전달체계 등이 구체적으로 규정되어 있으나 자동차보험에서는 별도의 규정 없이 의료법의 포괄적 적용만을 받았는데 의료법에는 국민건강보험법이나 산업재해보상보험법의 경우와 같이 구체적인 내용의 규정이 없기 때문에 의료수가, 진료행위 등에 대하여 적정관리가 이루어 지지 않았음은 물론이고 의료법에 의해 의료기관 일반수가가 적용되므로 인해 의료기관 등급(종별) 및 보험회사와의 계약여부 등에 따라 의료수가의 불균형이 있었다. 이로 인하여 자동차보험 진료수가 등에 대한 사회문제가 발생하기 시작하였고 의료기관에서는 교통사고 환자의 진료를 기피하는 현상까지 발생하게 되었다.

정부는 1990년 의료수가에 대한 전반적인 조사를 실시하여 '자동차보험 개선대책위원회'를 구성하고 자동차보험 의료비 지급제도 개선사항을 마련하면서 정부의 규제·개입이 시작되었고 특히 의료서비스는 사회 공공적인 성격이 강하므로 정부의 규제 및 개입이 불가피 하였다.

우리나라 자동차보험은 1963년 자동차 손해배상보장법이 처음 제정되었고 모든 자동차는 책임보험가입을 의무화 하였다. 이후 1982년 교통사고처리특례법, 1995년 자동차보험수가를 고시하였고 이후 자동차보험 수가 행위가산율을 변경하여 2001년 10월 8일부터 산업재해보상보험과 동일한 수가를 적용하고 있다.

[표 5-7] 국민건강보험, 자동차보험, 산업재해보상보험 특징 비교

구 분	국민건강보험	자동차보험	산업재해보상보험
운영주체	국가 (국민건강보험공단)	기업 (손해보험사, 공제조합)	국가 (근로복지공단)
운영목적	사회보장	이윤추구	사회보장
보험가입	강제가입	임의가입(일부강제)	사업주강제가입
위험분산	전국민 대상	자동차 운전주 대상	사업주, 근로자 대상
수급권	법적 수급권	계약적 수급권	법적 수급권
간접비용 보상	없음	있음	있음

(2) 자동차보험 특징

국민건강보험과 산업재해보상보험의 운영주체는 국가인데 비해 자동차보험은 영리를 목적으로 하는 기업이 운영주체이다.

보험가입에 있어서도 국민건강보험과 산업재해보상보험은 강제가입이며 자동차보험은 책임보험을 제외하고는 가입이 자유롭다. 보험금의 수급권도 국민건강보험과 산업재해보상보험은 법적 규정에 의하여 부여되는 반면 자동차보험은 사적 계약에 의해 주어진다.

자동차사고로 인해 피해를 입은 경우는 그 피해가 자동차사고에 의한다는 명확한 원원이 있기 때문에 자동차 사고를 낸 배상책임자가 존재하며 이러한 경우 피해자는 본인 의도와 상관없이 상대의 과실에 의해 피해를 받게 된 경우이므로 사고자에게서 전액 보험료 지원을 받게 된다.

자동차보험의 주요기능으로는,

첫째, 자동차사고로 인한 위험부담과 손해분산을 통하여 개인생활과 기업경영안정 등 사회보장적 성격을 가진다.

둘째, 자동차사고로 인한 피해자에 대한 구제로 가해자의 경제적 손실에 따른 위험부담을 줄인다.

셋째, 사후보상적인 소극적 기능을 벗어나 자동차사고 예방 등 적극적인 기능을 담당한다.

(3) 자동차보험 종류

자동차보험의 종류로는 자동차손해배상보장법에 의해 의무적으로 가입해야하는 강제보험인 책임보험과 보험가입자가 자유롭게 선택하여 가입하는 임의보험인 종합보험이 있다.

[표 5-8] 책임보험과 종합보험의 차이점

구 분	책임보험	종합보험
강제성	강제보험	임의보험
담보종류	대인배상 I 대물배상	대인배상 II 대물배상 자기신체사고 자기차량사고 무보험차사고
보상한도	대인배상 I : 최고 2천만원 대물배상 : 최고 1천만원	대인배상 II : 5천만원부터 무한 대물배상 : 2천만원부터 무한 자기신체사고 : 1천5백만원부터 1억원 자기차량사고 : 보험가입금액한도 실손보상 무보험차사고 : 책임보험초과부터 2억원 한도

① **책임보험**(대인배상 I)

책임보험이란 자동차손해배상보장법에 정한 가입대상은 모두 보험에 가입하여야 하며 사고가 발생하였을 때 피해자 보상은 등급에 따라 차등을 두어 일정금액 수준으로 보상하는 보험이다.

㉠ 가입대상

ⓐ 자동차관리법에 따라 등록된 차량

ⓑ 자동차관리법에 의거하여 신고된 50cc 이상의 이륜자동차

ⓒ 건설기계관리법에 의거 등록된 건설기계중 6종 건설기계(덤프트럭, 타이어식 기중기, 콘크리트믹서트럭, 트럭적재식 콘크리트펌프, 트럭적재식 아스팔트살포기, 타이어식 굴삭기)

㉡ 가입의무가 없는 자동차

ⓐ 대한민국에 주둔하는 국제연합군대가 보유하는 자동차

ⓑ 대한민국에 주둔하는 미합중국군대가 보유하는 자동차

ⓒ ⓐ와 ⓑ에 해당하지 아니하는 외국인으로서 국토해양부장관이 지정하는 자가 보유하는 자동차

ⓓ 견인되어 육지를 이동할 수 있도록 제작된 피견인자동차

㉢ 보상한도

ⓐ 사망 : 최고 1억에서 최저 2천만원 범위에서 피해자에게 발생한 손해액

ⓑ 부상 : 최고(1급) 2천만원부터 최저(14급) 80만원 범위에서 피해자에게 발생한 손해액

ⓒ 후유장장애 : 최고(1급) 1억에서 최저(14급) 630만원 범위에서 피해자에게 발생한 손해액

ⓓ 대물보상 : 사고 1건당 1천만원의 범위에서 사고로 인하여 피해자에게 발생한 손해액

② 임의보험(종합보험 : 대인배상Ⅱ)

교통사고를 유발한 피보험자의 법률상 손해배상 책임 중 책임보험의 보상 범위를 초과하는 손해를 보험가입금액 한도 내에서 보상하는 보험으로 피보험자가 선택할 수 있는 임의보험의 보상한도는 피해자 1인당 5천만원, 1억원, 2억원, 3억원 및 무한보상 등이 있다.

㉠ 사망 : 장례비, 위자료, 상실수익액

㉡ 부상 : 치료비, 위자료, 휴업손해액, 구조수색비, 치료관계비

㉢ 후유장애 : 위자료 상실수익액, 개호비

③ 자기신체사고 보험(자손보험)

자손보험은 본인의 실수로 차주나 운전자, 가족 등의 피보험자가 피보험 자동차에 의한 사고로 사망하거나 부상당했을 때 보상하는 보험이며 보상범위는 1사고당 한도액을 1억원에서 1,500만원까지 가입자가 임의로 선택할 수 있다.

[표 5-9] 자기신체사고 보상한도

구 분	1사고당 한도액	사 망	부 상	후유장애
Ⅰ형	1,500만원	1,500만원	1,500만원	1,500만원
Ⅱ형	3,000만원	3,000만원	1,500만원	3,000만원
Ⅲ형	5,000만원	3,000만원	1,500만원	3,000만원
Ⅳ형	1억원	1억원	1,500만원	1억원

④ 무보험차손해

무보험자동차에 의해 피보험자가 사상한 경우 책임보험 초과부분에 대해 2억원을 한도로 보상한다. 또한 다른 자동차 운행 중 발생한 대인・대물 사고에 대해서도 보상 가능하다(타차운전특약).

3 진료지원 서비스

1) 약제업무

(1) 조제업무

조제란 약사법 제2조에 의거 일정한 처방에 따라 두가지 이상의 의약품을 배합하거나 한 가지 의약품을 일정한 분량으로 나누어져 특정한 용법에 따라 특정인의 특정된 질병을 치료

[표 5-10] 약사업무

업무구분	업무내용
조제업무	• 처방전 검토 업무, • 일반조제업무(병실/외래 환자 대상업무) • 주사제 무균 조제업무(고영양수액제, 항암주사제, 고농도전해질주사)
복약지도 및 상담	• 일반 복약지도 • 전문 복약지도
마약류 관리업무	• 환자 치료용 마약류 관리 법규 준수
의약품 관리업무	• 원내 의약품 안전관리 업무 • 구매 입출고 관리업무
의약품 정보관리 업무	• 의약품 정보 제공 • 원내 사용 의약품 정보의 데이터베이스 관리 • 약품 관련 위원회 지원 업무 • 약물사용 평가 • 약사, 약학대학생 교육주관
임상약제업무	• 치료 약물 모니터링 업무 • 영양집중지원팀 업무 • 약물 유해 반응 모니터링 업무 • 항암요법환자 모니터링 업무
임상시험 관련업무	• 시험 기관장이 지정한 해당 시험 기관에 근무중인 약사로서 임상시험의 약품 인수, 보관, 조제, 반납 등의 관리업무
조제실 제제 업무	• 의료기관 내 약국에서 허가기준에 적합한 시설을 갖추고 약사법규의 제제 허용범위 내에서 의사 처방에 의해 특정환자 치료에 필요한 의약품을 제조하는 업무
병동약사업무, 병동회진 참여	• 환자 약력관리와 복약지도 • 약물요법 모니터링 • 의약정보제공 등

하거나 예방하는 목적으로 사용하도록 약제를 만드는 것이라고 정의한다.

조제, 투약업무는 입원환자를 위한 병실약국과 외래환자를 위한 외래약국으로 분리하여 운영하는 병원들이 대부분이나 병원 규모에 따라 한 장소에서 업무를 보기도 한다.

조제업무의 프로세스는 의사처방, 처방전 검토, 조제, 조제약감사, 복약지도, 투약의 순서로 이루어진다.

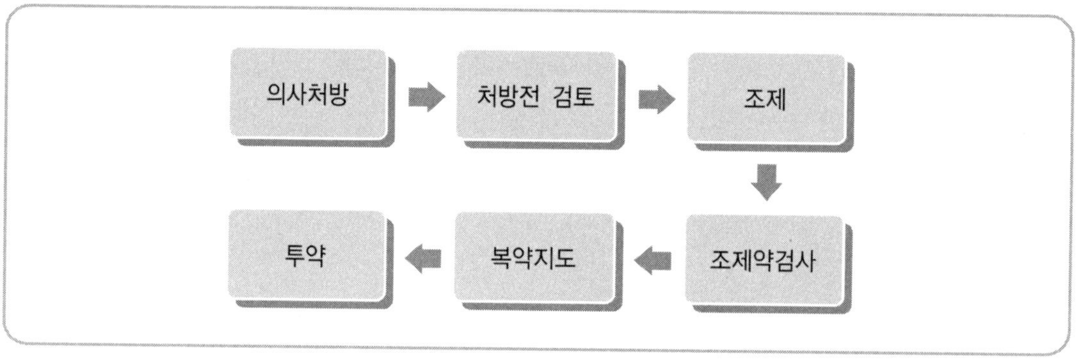

[그림 5-17] 조제 프로세스

(2) 의약품 관리

약품관리의 목적은 병원의 기본적 진료방침, 경영방침에 의거 약품의 적정한 수량을 신속히 구매, 공급하고 약품을 적정 재고수량으로 유지관리하며 약사위원회 규정에 의거하여 안전성과 효율성을 확보함으로써 병원경영에 도움이 되고자 한다. 최근에는 전사적 자원관리의 방법으로 의약품을 구매, 공급하여 통합적인 재고관리를 하고 있다.

의약품관리는 크게 적정안전관리업무와 약품 구매, 입출고 관리업무로 나눌 수 있다.

① 약품 적정안전관리

약품 적정안정관리 내용을 아래 표와 같이 정리할 수 있다.

[표 5-11] 약품 적정안전관리 업무 내용

업무 분야	업무 내용
적정 재고 유지업무	• 병원 사용규모를 고려하고 약품의 특수성을 고려하여 수요의약품을 신속, 정확히 공급되도록 체계를 확립하는 것이 중요 • 약품비의 비율은 인건비 다음으로 병원경영에 미치는 영향이 매우 큼
약품 저장, 보관	• 약품 안전성과 유효성 확보를 위해 약품별로 제시된 저장온도를 준수하여 보관 관리함

	• 약품은 약품라벨(상품명, 성분명, 함량 주의사항)을 부착함 • 발음유사, 외관유사, 다함량약품은 처방에러를 예방하기 위해 칸막이로 구분 보관 • 주사용 항암제, heparin, 고농도전해질과 같은 고위험군 약품은 외부인 출입이 제한되는 별도 장소에 보관
유효기간 관리	• 모든 의약품은 입출고시 유효기간 확인하여 일정기간 이상의 유효기간이 남은 약품을 수령하고 조제, 투약전에도 유효기관 확인필요
철회약품 관리	• 철회약품이란 안전성과 유효성의 이유로 식품의약품안전처, 대한병원협회, 한국병원약사회, 보건소, 제약협회, 제약회사 등 의약품 관련기관에서 사용중지를 통보받은 약품과 원내 약품사용중 안전성과 유효성에 문제가 있어 약품의 안전성과 유효성이 재확인될때까지 원내 사용을 일시 중지하고 회수하는 약품을 말함 • 원내에 있는 해당약품과 회수약품은 전량 반품, 교품 처리하거나 해당기관에서 통보된 결정에 따름
폐기약품 관리	• 유효기간이 경과된 약품, 약품보관 오류로 안전성에 문제가 있는 약품, 파손된 약품 등 안전성과 유효성에 문제가 있는 약품은 병원의 결제절차를 거쳐 폐기함
소모부진 약품관리	• 최근 소모가 부진한 의약품은 규정에 따라 처리
응급약품 관리	• 응급약품은 응급상황에서 사용되는 약품과 효율적 환자치료를 위해 보유할 필요성이 인정되는 약품을 말하며 그 안전성과 유효성을 확보하기 위해 병원마다 관리규정이나 지침을 마련하여 관리

② 약품 구매, 입출고 관리업무

[표 5-12] 약품 구매, 입출고 관리업무

업무 분야	업무 내용
적정재고 발주업무	• 정기발주, 수시발주, 긴급발주 등을 효과적으로 운영하여 적정재고관리
약품 입출고 업무	• 약품 수량, 함량, 운반과 보관상태와 유효기간을 확인하여 약품 종류별로 일정기간 이상의 유효기간이 남은 경우만 입출고 관리함
의약품 선정	• 약품 선정시 약품의 안전성과 유효성 및 경제성을 고려하여 구매 • 약품 구매는 약사위원회를 통하여 실시
긴급약 구매관리	• 긴급약은 원내 사용하지 않고 있지만, 긴급하게 환자의 진료에 필요하여 구입을 요청받은 약품으로 신속하게 구입하여 사용할 수 있도록 함

(3) 마약류 관리

① 마약류의 정의

마약류라 함은 마약, 향정신성의약품, 대마를 총칭한다. 마약(narcotis)란 용어는 무감각을 의미하는 그리스어 narkotikos에서 유래했다. 마약은 수면 및 혼미를 야기시켜 동통을 완화시키는 물질을 말하며 향정신성의약품은 환각, 각성, 최면, 진정 등의 효능이 있는 중추신경계에 작용하는 약물로서 정신적 의존성이 크지만 안전하고 의학적으로 유용성이 인정되는 물질을 일컫는다. 병원에서 환자의 치료목적으로 사용되는 의료용 마약류(마약, 향정신성의약품)에 대해서도 엄격한 법의 적용으로 사용에 제한을 하고 있어 국가에서 재정한 마약류 관리를 위한 법률과 시행령 및 시행규칙에 따라 관리지침을 만들어서 관리되어져야 한다.

② 마약류 취급자

마약류 취급자라 함은 마약류 취급 의료업자(의사), 마약류 관리자(약제부서장), 마약류 관리보조자(간호사, 약사, 기타 종사자) 등 병원내에서 마약류를 취급하는 모든 자를 말한다.

㉠ **마약류 취급업자** : 병원에 근무하는 의사, 치과의사, 한의사로서 환자에게 진료의 목적으로 마약류를 투약 또는 투약하기 위하여 마약류를 기재한 처방전을 발부하는 자

㉡ **마약류 관리자** : 의료기관에 종사하는 약사로서 시, 도지사로부터 지정받는 자로 주로 약제부장이 지정되어 약국의 마약류 관리 보조자로 마약책임약사 1명을 둘 수 있으며, 시・도지사가 실시하는 마약류 교육을 수료하여야 한다. 마약류 관리자는 마약류 취급자에게 마약류 관리 교육을 정기적으로 실시하고 준수여부를 점검하여야 한다.

㉢ **마약류 관리보조자** : 마약류를 운반, 보관, 관리하는 자로서 약사, 간호사, 기타 원내 종사자를 말함. 마약류 관리자를 보좌한다.

③ 마약류 관리의 내용과 그 범위

마약류 관리의 내용과 그 일의 범위는 [표 5-13]과 같다.

[표 5-13] 마약류 관리업무 내용

마약류 관리 항목	마약류 관리업무 내용
마약류 처방전 발행	의사만이 처방전을 발행할 수 있고, 한번 발행된 처방전은 일체 반환되지 않는다.
마약의 조제, 투약관리	약사는 조제, 투약전에 처방전의 모든 기재사항을 확인하고, 조제시 마약 처방전에 서명한다. 주사용 마약은 일반 주사약과 구분하여 별도의 마약통에 넣어 의사, 간호사, 간호부직원에게 투약하고 반드시 원내에서 주사한다. 마약은 처방전에 의해서만 투약하고 차용은 불가하며, 마약책임약사는 매일 마약류관리대장, 수불대장을 기재, 점검하여 마약구입서, 판매서, 처방전과 함께 2년간 보존한다.
마약류 반납	사용후 남은 잔여 마약류와 개봉후 사용하지 않은 마약류를 약제부서에서 회수하는 것을 반납이라고 한다. 최근 종합병원에서는 잔여마약류를 RFID 전자태그를 부착한 의료폐기물 박스에 넣어 의료폐기물 폐기업체에 위탁하여 폐기하고 있으며 RFID 전자태그에 의해 정보와 사진 등의 증빙자료가 의료폐기물 담당자의 PC로 전송된다.
마약류 반환	환자에게 투여하기 전 개봉되지 않은 마약류의 사용이 중지된 경우 처방을 취소하고, 약제부서로 약품을 반환하여 환자에게 환불하는 것을 반환이라고 한다. 마약은 마약반환요구서, 향정신성의약품은 반환처방과 약품을 함께 약제부서로 반환하고, 마약은 간호부와 약국의 마약장부에 반환 사항을 기재하고 서명 후 환불 처리된다.
사고 마약류의 처리	재해로 인해 상실, 분실, 또는 도난, 변질, 부패 또는 파손마약류를 사고마약류라고 하며, 사고마약류가 발생한 경우 사고발생을 인지한 날로부터 5일이내에 보고서를 작성하여 사고발생 경위에 대하여 상세히 기재 후 관할 보건소에 제출한다. 마약류 폐기의 경우에도 폐기신청서와 사고마약류 및 해당약품을 관할 보건소에 제출한다.
마약의 저장과 보관	마약류의 보관은 다른 일반 의약품과 별도로 구획하여 업무장소내 일반인이 쉽게 발견할 수 없는 장소에 이동할 수 없도록 설치하며, 마약류 취급자 또는 마약류 취급자가 지정한 종업원 외는 출입을 할 수 없도록 하고 잔여, 반품, 파손, 유효기간 경과 마약 등 폐기마약도 동일한 장소에 보관한다. 도난을 방지하기 위해 CCTV 등을 설치하고 냉장, 냉동보관이 필요한 마약류도 잠금장치가 설치된 장소에 보관한다. 마약은 이중으로 잠금장치가 된 철제금고에 저장하고 향정신성의약품은 잠금장치가 설치된 장소에 보관한다. 응급환자 등의 치료를 위해 특정 부서에 마약류 관리자가 지정하는 장소에 최소의 수량을 부서내 보유할 수 있다(비상마약류). 비상마약류를 보유하는 해당 부서 마약류 관리 보조자는 관리대장, 마약류 저장시설 점검부를 비치하여 관리하여야 한다.
마약중독자의 보고	환자가 마약에 중독되었다고 진단하였을시 즉시 중독자의 주소, 성명, 성별, 연령 및 중독된 마약의 품명을 보건복지부장관에게 보고하여야 한다. 마약중독자를 치료하거나 사망한 때에도 그와 같다.

2) 진단방사선 관리

현재 우리나라 의료조직에서 방사선을 이용하는 부서는 영상의학과, 방사선종양학과, 핵의학과로 분류된다.

(1) 영상의학과 진료

영상의학과는 진료에 필요한 인체내부 전반의 병리학적 영상정보를 제공하는 주요기능과 함께 근래에는 방사선시술을 통해 수술을 하지 않고 치료하는 중재적 방사선 진료 업무도 증가하는 추세이다.

영상의학과 진료는 종래의 임상의로부터 의뢰되는 영상검사와 판독만의 수동적 역할을 벗어나서 활발한 진료 활동이 이루어지는 매우 역동적인 의료분야이다.

영상의학과 업무는

첫째, 의료X-선 영상, 초음파영상, 전산화단층촬영(CT), 자기공명영상(MRI), 혈관 조영술 등이 있으며 각종 의료영상의 촬영, 판독, 진단, 진료 자문업무를 수행한다.

둘째, 첨단 영상기기를 이용하는 중재시술을 통하여 환자를 직접 치료하는 역할을 한다.

셋째, 의료영상정보시스템을 기반으로 한 각종 영상정보의 처리, 보관 및 전송 등 영상정보지원(3차원영상 포함)을 담당한다.

PACS는 의료영상들을 디지털로 획득하여 고속의 네트워크를 통하여 전송하고 디지털 형태로 의료영상을 저장하며, 영상의학과 의사들과 임상의들이 기존의 필름 관찰대 대신 영상조회조치를 통하여 환자를 진료하는 포괄적인 디지털 영상관리 및 전송시스템을 말한다.

[표 5-14] PACS 도입시 장점

구분	내용
관리적 측면	• 업무 효율성 : 업무 단순화 • 대기시간 단축 • 영상자료 분실 감소, 재촬영감소 • 생산성 향상 • 필름 손상에 따른 영상데이터 파손 방지
임상적 측면	• 의료서비스의 질적 향상 • 환자의 정보의 신속성, 영상의 공유, 데이터 베이스 구축 • 원격 진료 지원 가능
경제적 측면	• 시간의 신속성 : 영상의학과 의사 및 임상의들의 시간절약 • 필름보관실 축소로 인한 인력감축과 공간절약 • 필름 사용하지 않는 비용 절감

(2) 방사선종양학과 진료

방사선종양학과는 방사선을 이용한 치료, 즉 방사선 치료를 담당하는 과로 과거에는 치료방사선과로 명명하였다. 방사선 치료란, 방사선을 이용하여 환자를 치료하는 임상의학의 한 방법으로, 수술, 항암 화학 요법과 더불어 3대 암 치료 중 하나이다. 방사선 치료에 사용되는 방사선은 파장이 매우 짧고 높은 에너지를 갖고 있으며, 인체에 조사될 경우 핵산에 변성을 초래하여 종양 세포를 죽이게 된다. 인접한 정상 세포도 영향을 받을 수 있지만, 종양 세포의 회복이 불충분한 것과는 달리 정상 세포에서는 대부분의 손상이 빠르게 회복되어 영향을 최소화할 수 있다.

주로 암이라고 불리는 악성 종양을 치료하지만, 양성 종양이나 일부 양성 질환도 치료하며, 환자를 치료하는 임상 방사선종양학 분야 이외에 방사선 물리학이나 방사선 생물학 분야도 담당한다.

방사선종양학과에서 시행하는 치료 방법은 크게 외부 방사선 치료와 근접 치료로 나눌 수 있다. 외부 방사선 치료는 몸 외부에서 각종 장비를 이용하여 방사선을 조사하는 치료 방법이며, 방사선 발생 장치로는 선형가속기가 가장 많이 사용된다. 외부 방사선 치료는 치료하는 방법에 따라서, 2차원 방사선 치료, 3차원 입체조형 방사선 치료, 정위적 방사선 치료, 세기 조절 방사선 치료, 영상 유도 방사선 치료, 호흡 연동 방사선 치료 등으로 나눌 수 있다.

근접 치료는 방사선 발생 장치나 동위원소를 몸 안이나 표면에 위치시켜서 방사선을 한정된 부위에 조사하는 방법으로, 삽입되는 공간이나 방법에 따라서 강 내 치료(intracavitary brachytherapy), 관 내 치료(intraluminal brachytherapy), 조직 내 치료(interstitial brachytherapy), 접촉 치료(contact therapy) 등으로 구분할 수 있다.

진단방사선과에서 명칭이 변경된 영상의학과는 방사선 또는 초음파와 같은 비방사선 영상 정보의 진단 영역과 저에너지 영역의 방사선이나 초음파 등을 이용한 치료 등을 시행하는 데 반해, 방사선종양학과는 고에너지 방사선을 이용한 치료를 시행한다는 점에서 차이가 있다. 핵의학과는 방사성 동위원소와 관련된 검사, 영상, 치료를 담당하는데, 핵의학과에서 이용하는 방사선 선원(radioactive source)이 개봉선원인 것과 달리 방사선종양학과에서는 밀봉선원을 주로 이용한다. 개봉선원은 방사선 선원이 노출되어 있는 상태를 의미하는데, 주사나 경구로 투여한다. 반면 밀봉선원은 방사선 선원을 다른 물질(주로 다양한 고밀도 금속)로 밀봉한 상태로 외부 노출이 되지 않은 상태인 것을 의미한다.

(3) 핵의학과 진료

핵의학(nuclear medicine)이란 방사성 동위원소를 이용한 진단과 치료를 하는 의학 분야로서 기능적 인체 영상과 생체분자 영상, 방사 면역 진단법 및 방사성 동위원소 치료까지 의학적 임상 이용뿐 아니라 학문적으로 최첨단 연구를 수행하여 의학계에 기여하고 있다. 최근에는 방사성 동위원소를 이용한 유전자 전달체, 핵산, 신경 수용체 영상 등 체내 분자영상(molecular imaging)을 이용한 연구 및 단백, 항체 치료제 영상, 세포 치료 영상 등 신약 및 신치료 기술 개발에 활용되고 있다.

핵의학과에서 시행되는 진료는 크게 다섯 분야로, 방사성 추적자를 체내에 주입하여 그 분포를 영상화하는 체내 영상 검사, 채취된 혈액에서 측정하고자 하는 혈청 성분을 방사성 동위원소를 이용하여 검사하는 체외 검체 검사, 갑상선 암이나 골전이 암 등을 치료하는 방사성 동위원소 치료, 방사성 동위원소를 이용한 생물학적 검사, 방사선 생물학에 기반한 임상 방사선의학 등이다. 이러한 진료를 위해 주요 병원에는 방사성 의약품과 핵의학 물리학을 연구 개발하는 핵의학 기초 연구가 주요 분야로 자리 잡고 있다. 암, 심혈관질환, 뇌혈관질환 등 다양한 주요 질환의 진단 평가에서 매우 중요한 영상 및 검체 검사 결과를 제공함으로써 높은 수준의 임상 진료를 뒷받침하고 있으며, 갑상선 암 등에서는 치료에 필수적인 방사성 동위원소 치료를 담당하고 있다.

영상의학과는 컴퓨터 단층촬영(CT), 자기공명영상(MRI)과 같이 체외에서 방사선 또는 전자기파를 발생시켜 영상을 얻는 장비를 이용하여 주로 해부학적 영상을 얻는 데 반해, 핵의학과는 체내에 방사성 추적자를 투여함으로써 보다 기능 중심적인 영상을 얻는다는 점이 차이점이다. 또 검체 검사에 있어서는, 진단검사의학과는 효소발생 반응 등을 이용하여 혈중 미량 물질을 검출, 정량하는 데 반해, 핵의학과는 방사성 동위원소를 이용함으로써 예민하고 보다 경제적인 검사 결과를 얻는 점이 차이점이다.

최근 핵의학은 기존의 임상 이용 분야뿐 아니라 대학병원과 연구소를 중심으로 기초 및 중개연구 활동이 활발하게 진행되고 있다. 과거 핵의학이 임상 이용에 중심을 두었으나, 새로운 기초 분야의 연구와 접목을 시도하여 분자영상과 양전자 단층촬영(PET) 연구 분야에서 세계적 수준의 연구 업적을 내고 있다.

국내에서 방사성 동위원소를 이용한 의료기관은 1970년 17개소에 불과하였으나, 이후 급격히 증가하여 2008년 말 기준으로 핵의학 영상검사 및 방사 면역 측정법을 시행하고 있는 의료기관은 150개소에 이르며, 연간 1,500만 건 이상의 검체 검사와 57만 건 이상의 일반 영상 검사, 25만 건 이상의 양전자 단층촬영(PET) 검사, 2만 5천 건 이상의 방사성 동위원소 치료가 이루어지고 있다. 특히 양전자 단층촬영(PET) 검사의 증가가 두드러졌다.

1994년 도입 이후 매년 증가세를 보이고 있는 양전자 단층촬영(PET) 검사는, 2006년 6월 국민건강보험에서 급여가 된 후 더욱 뚜렷이 증가를 보여 2006년 10만 건에서 2008년 약

25만 건으로 증가되었다. 양전자 단층촬영(PET)에 사용되는 방사성 동위원소는 포도당대사를 반영하는 포도당 유사체(F-18 FDG)가 대부분을 차지하고 있으며, 허혈성 심질환의 평가, 뇌신경계의 간질 원발 부위 영상 및 악성 종양의 진단에 보험 급여가 되고 있다.

핵의학과의 대표적인 영상검사인 양전자 단층촬영(PET)은 해부학적 형태를 통해 진단하는 검사인 컴퓨터 단층촬영(CT)이나 자기공명영상(MRI)과 달리 생화학적 대사, 기능적 변화 등을 통해 진단함으로써, 원발암이나 전이 암의 진단에 있어 높은 예민도와 특이도를 가지고 있다. 이외에도 여러 종류의 핵의학 스캔, 단일광자단층촬영(SPECT) 검사 등이 다양한 질환에서 이용된다.

갑상선 암은 핵의학과에서 진료하는 가장 중요한 질환으로서, 수술 후 재발이나 전이의 발견, 재발이나 전이된 암의 치료에 있어 방사성 요오드를 이용한 진단 및 치료는 가장 효과적인 방법이다. 이에 따라 갑상선 암은 높은 발생률에도 불구하고 치료 성적은 매우 우수하여 90% 이상의 10년 생존율을 보이고 있다. 이외에도 여러 암, 심혈관질환, 뇌혈관질환, 치매, 파킨슨병 등의 신경과 질환, 정신과 질환 등, 다양한 질환에서 핵의학을 이용한 진단 및 치료가 시도되고 있다.

국내 핵의학은 국제적으로도 높은 위상을 차지하고 있는데, 2006년에는 회장국으로서 '세계핵의학의 전 세계적인 화합과 새로운 도약'이라는 주제 하에 제9차 세계핵의학회 학술대회를 주최하였으며, 세계 75개국으로부터 3,500여 명의 외국 의사, 연구자와 국내 인사가 참가하여 1,091편의 논문이 발표되었다. 그 밖에 국제 학술대회에서도 매년 미국, 일본, 독일에 이어 세계 4위 수준의 연구를 발표하고 있다.

최근에는 핵의학과를 중심으로 분자 영상(molecular imaging)이라는 새로운 분야가 개척되고 있다. 이는 1960년대 이후로 이루어진 분자생물학의 비약적 발전을 임상으로 옮겨오고자 하는 시도의 하나로서, 분자 수준에서 일어나는 현상들을 영상으로 진단함으로써 개인별 맞춤 치료, 조기 진단 및 치료라는 현대 의학의 발전 방향에 핵심이 되는 분야이다.

[핵의학과검사 종류]

① F-18 FDG 양전자 단층촬영(PET)

방사성 동위원소인 F-18에 포도당과 유사한 물질(FDG, Fluorodeoxyglucose)을 표지시킨 방사성 의약품이다. 대부분의 악성 종양에 포도당이 과잉 섭취되는 특성을 응용한 검사이며 암의 조기 발견에 도움을 줄 수 있다. 주의사항으로는 검사 전 최소 8시간 이상의 금식이 필요하고 금식하는 동안 생수는 섭취할 수 있다. 금식 중에 특히 껌, 사탕, 보리차,

녹차 등을 섭취하여 검사를 못 받는 경우가 종종 있으며, 이들 음식물도 섭취를 해서는 안 된다. 검사 2일 전부터 심한 운동이나 요가나 스트레칭 같은 근력 소모가 있는 운동은 피해야 한다. 이는 방사성 의약품이 근육에 집적되는 것을 피하기 위해서이다.

② **뼈 스캔**(bone scan)

뼈의 생리적인 변화와 해부학적 구조를 영상화하여 종양 발생 및 전이 여부, 골절이나 감염 및 관절 질환의 범위와 중증도를 평가하는 데 유용한 핵의학 영상 진단법 중 하나이다. 뼈 스캔은 뼈를 형성하는 뼈모세포(osteoblast)의 활동을 영상화하기 때문에 뼈의 병변을 발견하는 데 있어 X선 촬영보다 예민한 것으로 알려져 있으며, 암 전이 여부와 초기 골격의 종양 평가에도 이용한다. 주의사항으로는 방사성 의약품 주사 후 촬영 전까지 충분한 수분 섭취를 하여 영상의 질적 향상과 불필요한 방사선 피폭을 낮추는데 도움을 주며, 방사성 의약품은 소변을 통해 배설이 되므로 주사한 후에 소변이 옷에 묻지 않도록 주의해야 한다. 만약 소변이 옷이나 피부에 묻을 경우 병변으로 오인될 수 있기 때문이다.

③ **심근관류 단일광자 단층촬영**(SPECT)

심장근육의 혈액공급 상태를 Tl-201, Tc 99m-MIBI 등을 이용하여 단일광자 단층촬영(SPECT) 카메라로 촬영한 후 3차원 영상으로 재구성한 것으로 관상동맥질환의 진단, 예후 및 치료 효과 판정 등에 유용한 검사이다. 주의사항으로는 검사 4~6시간 전부터 금식하며 심장약은 검사 2일 전에 투약을 중지하고 진통제나 감기약 등도 복용해선 안 된다. 또한 베타차단제(β-blocker) 약제(inderal, tenormin, visken 등)는 검사 2일 전부터 중단시킨다. 단, 칼슘 통로 차단제(Ca2+ channel blocker)와 질산염(nitrates: herben, perdipine, adalat, sigmart, nitroglycerin) 등은 검사 하루 전부터 투약을 중단시킨다. 카페인이 함유된 음식(커피, 콜라, 초콜릿, 차, 바나나 등)은 맥박과 혈압을 증가시켜 부정확한 검사 요인을 만들기 때문에 검사 당일 금지한다. 흡연은 관상동맥의 강직을 일으키므로 검사 하루 전부터 금지한다.

④ **뇌관류 단일광자 단층촬영**(SPECT)

정상 또는 병적 상황에서 뇌 활동 상태와 밀접하게 연관된 관류 상태, 에너지원의 대사 상태, 생리적 활성 물질의 섭취 정도 등을 3차원적으로 영상화하여 뇌의 특정 영역과 기능의 관계를 관찰하여 뇌혈관 질환이나 간질 병소 위치확인 및 치매, 조현병(정신분열증) 등을 진단하는 데 도움을 주는 검사이다. 주의사항으로는 방사성 의약품을 주사 후 뇌 분포가 결정되는 적어도 5분에서 20분 동안은 안정 상태를 유지해야 한다. 또한 뇌혈관 확장 작용을 하는 약을 투여할 경우 이뇨 작용이 나타내기 때문에 검사 전 소변을 보아야 한다.

⑤ **갑상선 스캔**(thyroid scan)

요오드와 갑상선 호르몬의 합성물 및 기타 호르몬을 저장하고 필요 시 순환계로 배출 시킨다. 이에 방사성 요오드나 이와 비슷한 작용을 하는 테크네슘(99m-TcO4)을 주사하여 갑상선의 위치, 크기, 기능 평가 및 결절, 염증 등을 진단하는 데 사용된다. 주의사항으로는 방사성 요오드를 이용하여 검사를 할 경우 요오드가 많이 들어있는 해조류 등의 섭취는 삼가야 한다.

3) 진단검사의학과

(1) 진단검사의학과 진료

진단검사의학과에서는 혈액, 골수, 혈장, 혈청, 소변, 대변, 흉수, 심낭액, 복수, 관절액, 뇌척수액, 양수, 정액 및 조직 등 각종 인체에서 유래하는 각종 검체에 대하여 적절한 검사를 시행함으로써 질병의 선별 및 조기 발견, 진단 및 경과 관찰, 치료 효과 및 예후 판정 등의 의료서비스를 제공한다. 또한 감염병 진단을 위해서 세균, 바이러스, 진균 등의 미생물을 인체로부터 분리, 동정하기도 하며, 암 진단을 위해 암세포의 성상을 밝히기도 한다.

진단검사의학과에는 진단 혈액(Diagnostic Hematology), 임상 화학(Clinical Chemistry), 진단 면역(Diagnostic Immunology), 임상 미생물(Clinical Microbiology), 수혈 의학(Transfusion Medicine), 분자 유전학(Molecular Genetics), 세포 유전학(Cytogenetics), 검사 정보학(Laboratory Informatics)의 전문 분과가 있다. 수혈의학 분과에서는 검사뿐만 아니라 치료 과정 중 수혈이 필요한 환자에게 혈액을 공급하고, 헌혈 업무를 담당하거나, 혈장 교환술, 조혈모세포 이식을 위한 조혈모세포 채집 등의 시술을 통해 혈액질환, 면역질환, 신경계질환 등 다양한 질환에 대한 치료 서비스를 제공하고 있다.

최근 분자유전학적 기법이 발달하면서 다양한 유전질환과 혈액종양, 그리고 유전성종양을 포함한 고형종양과 관련된 유전 정보를 제공하며, 개인간의 유전적 차이를 밝힘으로써 약물유전학, 개인 식별 검사 등의 분자 진단 검사도 시행하고 있다. 이러한 과정을 통해서 최신 유전 정보를 제공하게 되고, 유전 상담을 통하여 환자들과 환자들의 가족에게 도움을 주고 있다. 이처럼 진단검사의학과의 각종 검사들은 최신 의학 지식 및 기술을 환자 진료에 접목하여 임상 의료진에게 최선의 진료가 가능할 수 있도록 하고 있다.

(2) 주요검사 방법

진단 혈액, 임상 화학, 임상 미생물, 진단 면역, 수혈 의학, 분자 유전학, 세포 유전학

① 진단 혈액(Diagnostic Hematology)

㉠ 일반 혈액 검사, 빈혈 검사, 백혈구 검사, 백혈구 기능 검사, 혈소판 검사, 혈소판 기능검사

㉡ 말초혈액도말 검사, 골수 검사, 혈액 형태 검사, 특수 혈액 검사

㉢ 응고 검사, 응고약제 검사

② 임상 화학(Clinical Chemistry)

㉠ 간기능 검사(간수치 검사), 간대사 검사, 간독성 검사, 알코올 독성 검사, 담석 성분 검사, 요석 성분 분석(요석 분석), 신장 기능 검사, 췌장 검사, 단백질 검사, 당대사 검사, 효소 검사, 지질 검사

㉡ 전해질 검사, 혈액 가스 검사, 약물 농도 검사, 중금속 검사, 독물 검사, 유기용제 검사, 흡연 검사

㉢ 뇌척수액 검사, 흉수 검사, 복수 검사, 관절액 검사, 심낭액 검사, 요 검사

㉣ 통풍 검사, 관절염 검사, 골수염 검사

㉤ 폐혈관 검사, 심근경색증 검사, 심혈관 검사, 심장병 조기 검사, 혈관 기능 검사

㉥ 임신 진단 검사(사람 융모성 성선자극호르몬, 소변 임신 검사), 기형아 검사(산전 기형아 검사, 다운 증후군 검사, 삼중표지자 검사, 사중표지자 검사)

㉦ 호르몬 검사, 뇌하수체 검사, 갑상선 기능 검사, 부갑상선 기능 검사, 고혈압 검사, 남성/여성 호르몬 검사, 당뇨 검사

㉧ 정액 검사, 불임 검사, 양수 검사, 난소 기능 검사

㉨ **종양표지자 검사** : 폐암 검사, 간암 검사, 위암 검사, 담관암 검사, 췌장암 검사, 신장암 검사, 방광암 검사, 대장암 검사, 난소암 검사, 유방암 검사, 갑상선암 검사 등

㉩ 선천성 대사 이상검사

③ 임상 미생물(Clinical Microbiology)

㉠ 세균 검사[메티실린내성 황색포도구균(MRSA), 반코마이신내성 구균(VRE)], 바이러스 검사, 진균 검사, 기생충 검사, 말라리아 검사, 결핵균 검사, 배양 검사(혈액 배양 검사, 대변 배양 검사), 세포 배양 검사

㉡ 약제 감수성 검사, 약제 내성 검사
㉢ 병원 감염 관리

④ **진단 면역**(Diagnostic Immunology)
㉠ **감염 검사** : 간염 검사(A형 간염 검사, B형 간염 검사, C형 간염 검사), 후천성 면역 결핍증 검사, 매독 검사, 바이러스 혈청 검사, 진균 혈청 검사, 기생충 혈청 검사
㉡ 알레르기 검사
㉢ 류마티스 검사
㉣ 면역 혈청 검사, 면역 기능 검사, 면역 억제제 검사, 면역 표지자 검사
㉤ **장기 이식 검사** : 간 이식 검사, 신장 이식 검사, 골수 이식 검사, 조직 적합성 검사, 골수 적합성 검사

⑤ **수혈 의학**(Transfusion Medicine)
㉠ 혈액형 검사
㉡ 수혈 검사, 수혈 부작용 검사
㉢ 헌혈 전 검사, 헌혈 혈액 제조, 특수 혈액 제조
㉣ 혈구 성분 채집술, 혈장 교환술
㉤ 말초혈액 조혈모세포 채집, 제대혈 조혈모세포 이식

⑥ **분자 유전학**(Molecular Genetics)
유전자 검사를 통한 유전질환, 감염질환, 종양, 개인의 다양성(약물 유전자, 개인 식별, 혈액형 유전형 검사), 친자 감별, 이식 관련 검사

⑦ **세포 유전학**(Cytogenetics)
염색체 검사를 통한 선천성 유전질환, 종양에 관련한 검사

⑧ **진담검사의학과 정도관리**
정도관리(Quality Control)의 목적은 궁극적으로 진료에 반드시 필요한 검사를 포함하여 검사실에서 시행되고 있는 모든 검사에 대해 질적인 관리를 하고, 환자진료의 질을 향상시키기 위함이다.
분석 및 분석 전후의 모든 과정과 그와 관련된 인력, 장비, 환경 등의 요소들을 잘 관리

하여 오류의 원인을 조기감지, 예방하며 오류가 검사결과에 미치는 영향을 최소화하여 신뢰성 있는 자료를 만들기 위한 노력이다.

이를 위해 검진자의 준비, 환자 확인 및 준비, 검체의 채취, 운반 및 보관, 검사과정에 필요한 시약, 정도관리물질, 표준물질 및 장비관리, 검사결과 보고 등에 이르기까지 포괄적 검사실 구성의 요소들의 평가 및 관리를 포함한다.

참고문헌

국민건강보험공단 노인장기요양보험(http://www.longtermcare.or.kr/npbs)
국민건강보험공단(http://www.nhis.or.kr)
국제의료기관평가위원회(http://www.jointcommissioninternational.org)
근로복지공단(http://www.kcomwel.or.kr)
김문주, 알기쉬운 적정진료보장, 고문사, 2017
김상미 외, 적정진료보장, 계축문화사, 2017
김선중, 의료분쟁의 예방과 대처방법, 의료법학 3원 1호, 2002
김영훈, 병원경영학원론, 수문사, 2011
대한병원협회 수련환경평가본부(https://www.kha.or.kr)
대한병원협회(http://www.hospitalmaps.or.kr)
대한예방의학회, 예방의학과 공중보건, 계축문화사, 2014
마이런 포틀러, 의료서비스, 한언, 2014
문상식 외, 국민건강보험론, 보문각, 2013
미국병원시설협회(http://www.hfmmagazine.com)
미국병원협회(http://www.aha.org/)
박준수, 의료분쟁의 해결방안에 관한 연구, 동아대학교 박사학위논문, 2011
보건의료산업학회, 병원경영개론, 현문사, 2013
원융희, 병원경영학, 대학서림, 2002
유승흠 외, 병원경영의 이론과 실제, 수문사, 1998
의료기관 인증평가원(http://www.koiha.kr)
이진규, 현대경영학, 법문사, 2015

임창희, 경영학원론, 학현사, 2009
정민수, 헬스 커뮤니케이션과 건강증진, 동덕여대 출판부, 2014
조우현 외, 의료서비스마케팅 이론과 실제, 아카데미아, 2016
한국보건사회연구원, 의료분쟁조정중재제도 활성화를 위한 정책과제와 대책, 2012
한국보건산업진흥원(https://www.khidi.or.kr/rndhospital)
한국의료분쟁조정중재원(https://www.k-medi.or.kr)

제3부

의료서비스의 이해

제 6 장 의료서비스 개념

1 의료서비스의 정의 및 유형

1) 의료서비스의 정의

의료서비스(Healthcare service)란 '질병의 예방, 진단 및 치료와 관련된 일련의 활동'을 말하여, 이는 '보건의료자원을 이용하여 질병의 예방, 치료, 관리를 위해 보건의료 전문가들에 의해 제공되는 서비스'를 말한다. 결과적으로 이러한 의료서비스를 통해 신체적(physical), 정신적(mental), 사회적(social) 안녕상태(a state of well-being)를 보존하는 것으로 예방적 의료서비스와 치료적 의료서비스로 구분할 수 있다.

2) 의료서비스의 유형

(1) 의료전달체계에 따른 의료서비스의 분류

① 1차 의료(Primary care)

1차 의료란 각국의 보건의료시스템(health care system)하에서 처음으로 접하게 되는 최초로 제공되는 가장 기본적인 서비스로서 영국의 NHS(National Health Service)에서는 전문의(specialist)에게 의뢰를 하는 gate-keeper(문지기)를 한다.

미국의 의학연구소(institute of medicine)에서는 이러한 1차 의료란 '대다수의 개인적 의료 욕구를 책임지며, 환자와의 지속적 파트너 관계를 발전시키며, 가족과 지역의 관점에서 진료하는 임상의사가 제공하는 통합적이며, 접근 가능한 의료서비스'라 정의하였다(1994).

이를 바탕으로 1차 의료는 다음의 4가지 기준 중 한가지 기준으로 정의하였다.

첫째, 임상의 전공이 가정의학, 내과, 소아청소년과, 산부인과

둘째, 일반적인 질병이나 장애를 완화시키거나 치료하는 기본적인 진료활동

셋째, 최초의 의료체계 접촉점

넷째, 접근성(accessibility), 포괄성(comprehensiveness), 조정성(coordination), 지속성(continuity)과 책임성(accountability), 최초 접촉(first contact) 등의 특성을 가진 서비스

우리나라에서서는 보건소, 병・의원 등이 이에 해당한다.

② 2차 의료(secondary care)

1차 의료를 담당하는 일반의(GP; General Practitioner, primary care physician)에 의해 의뢰 받아 해당 전문분야 전문의(specialist)로부터 제공되는 보다 전문화된 서비스를 말한다. 우리나라에서는 종합병원이 이에 해당한다.

③ 3차 의료(tertiary care)

일반의나 전문의가 보다 전문적인 의료서비스의 필요성 때문에 또 다른 전문의에 의해 제공되는 서비스를 말한다. 이는 2차 의료를 담당하는 전문의 보다 환자의 중등도와 서비스 기술의 난이도 측면에서 좀 더 전문적인 서비스를 제공한다. 우리나라에서는 상급종합병원(2016년 43개)이 3차 의료서비스를 제공하고 있다.

(2) 한국표준의료행위 분류에 따른 의료서비스의 분류

1996년 대한의사협회의 한국표준의료행위 분류에 의하면 의료서비스 행위를 아래의 6가지로 분류하여 설명하고 있는데, 이는 의료서비스 제공자 중심의 기술적 분류에 해당한다.

첫째, 예방의료 및 건강증진(예; 정기적인 건강평가, 상담 및 위험요인 중재, 예방접종 등)

둘째, 진찰 및 관리(예; 환자진료, 의뢰 및 회송서비스, 투약 상담 서비스 등)

셋째, 검사(예; 기능검사, 영상검사, 생검 및 검체 채취, 병리검사 등)

넷째, 내시경

다섯째, 치료 및 처치(예, 정신치료, 비관혈적 치료, 관혈적 치료, 마취, 치료방사선 등)

여섯째, 재활

2 의료서비스의 특성

1) 의료서비스의 일반적 특성

① 무형성(intangibility)은 유형재와는 달리 구매하여 사용하기 전까지는 의료서비스의 정확한 품질을 파악하기 힘듬

② 비분리성(inseparability)은 의료서비스는 생산과 동시에 소비가 되기 때문에 구매고객과 의사간의 시공간적 일치성이 충족되어야 함

③ 이질성(heterogeneity)은 동일한 의료서비스를 반복적으로 시행하더라도 품질면에서 일관된 서비스를 제공하기 어려움

④ 소멸성(perishability)은 실시간으로 이용되지 않는 의료서비스는 저장이 불가능하므로 시간이 지나고 나면 서비스의 공급기회가 없어지는 것을 의미

[표 6-1] 의료서비스의 특성

무형성(intangibility) – 형체가 없음	생산과 소비의 비분리성(inseparability) – 생산과 소비가 동시에 발생함
• 구매하기 전에 보거나, 느끼거나, 만지거나 하기가 어려움 • 의료서비스의 가치를 파악하고 평가하기가 어려움 예) 의료상담이나 진료	• 생산과 소비가 동시에 발생됨 • 서비스를 제공하는 사람과 분리될 수 없음 • 고객참여가 필수적임 예) 구매자와의 직접적인 상담, 진료
이질성(heterogeneity) – 모든 서비스가 매번 다름	**소멸성(perishability) – 판매되지 않은 서비스는 사라짐**
• 표준화가 어려움 • 서비스의 품질은 서비스를 제공하는 사람과 시간, 장소에 따라 달라짐 예) ◦ 의료인의 숙련도에 따라 달라짐 ◦ 의사의 의료서비스는 요구되는 상황에 따라 일정하지 않음 ◦ 같은 병에 대한 치료도 의사와 환자의 여건에 따라 다름	• 서비스는 판매나 사용 후에 보관할 수가 없음 • 재고로 보관할 수 없음 예) ◦ 의료서비스의 제공 이후에 서비스를 보관하거나 저장이 불가능 ◦ 시간대별, 요일별로 수요변동이 심함 ◦ 유휴인력, 유휴병상, 의료장비의 미가동

(1) 무형성(intangibility) : 보거나 만질 수 없다.

따라서 저장이 불가능하고 이는 특허로 보호하는 것이 곤란할 뿐만 아니라 진열하거나 전시하기도 어렵다는 특성을 갖는다. 물리적 증거 제시가 대안이다.

서비스는 눈으로 보거나 만져볼 수 없다. 2차 산업의 생산물은 형체가 있는 것이 대부분이지만, 3차 산업의 특징은 형체가 없는 서비스가 생산물이다. 또한 서비스는 2중의 무형성을 가진다. 실체를 보거나 만져볼 수 없는 물질적인 무형성과 제공되는 서비스가 어떤 것인지 직접 체험해 보기 전에는 상상하기 어려운 정신적인 무형성이 그것이다. 서비스를 제공하는 의료인은 그래서 다음과 같은 방법으로 고객에게 자신감을 불어 넣을 수 있다.

첫째, 서비스의 유형성을 부각시키는 것이다. 예를 들면 성형외과에서 사용하는 사전과 사후(before and after) 사진과 같은 것이 그것이다. 또한 서비스가 전달되는 물리적인 환경 또한 자신감을 불어 넣는 중요한 요소이다. 왜냐하면 서비스의 일부분은 하나의 공간적인 유형의 형태로 존재하기 때문이다. 그래서 많은 의료기관이 인테리어, 디자인, 조명 등에 많은 투자를 하게 된다.

두 번째는 서비스의 편익(benefit)만을 강조할 것이 아니라 서비스의 특성을 설명하는 것이다. 예를 들면 어떤 질병이나 질병의 치료과정 등을 설명하는 브로슈어나 핸드아웃과 같은 것 또는 자기 병원 서비스 프로그램의 차별성을 설명하는 것 등이 이에 해당된다.

(2) 비분리성(inseparability) : 생산과 소비가 동시에 일어난다(동시성).

이는 의료서비스의 생산과정에 의료진과 환자가 동시에 같이 참여하게 되며, 이는 서비스의 대량생산이 불가능하게 된다. 최근에는 정보통신기술의 발달로 인해, 생산자와 수요자 사이의 정보의 비대칭성이 점차 완화되어 정보의 획득으로 무장된 의료소비자의 증가는 의료서비스 생산 과정에 더욱 적극적으로 참여하는 기회가 확대되고 있는 실정이다.

(3) 이질성(heterogeneity) : 품질이 고르지 않다.

의료서비스가 갖는 품질의 이질적 특성은 다른 서비스에 비해 더욱 심각한 부작용을 초래할 수 있다. 같은 진료과목의 의료서비스일지라도 의사별로 품질의 차이가 존재할 수 있으며, 동일한 의사라 하더라도 생산되어지는 시간과 고객에 따라 품질이 달라지는 것도 의료사고의 발생 및 의료비 증가 등의 문제점을 노출시키고 있다.

(4) 소멸성(perishability) : 판매되지 않는 서비스는 사라진다.

인건비가 비싼 의료기관으로 하여금 경영의 어려움이 존재하는 주요 요인이 되고 있다. 이에 대응하기 위한 전략으로는 의료서비스의 수요를 예측하고 이에 맞는 공급량을 조절할 수 있는 유연한 조직 체계를 만들 필요가 있다. 아웃소싱, 임시직 직원의 채용, 한 직원이 다양한 직무 수행이 가능하도록 하는 교육, 대기와 예약제 강화 등이 그 대안이 될 수 있다.

3 국가별 의료와 문화 특성

1) 우리나라의 의료문화의 특성

2007년 일반 국민들을 대상으로 실시된 한방진료실태에 대한 국민수요조사 결과에 의하면, 아직도 일반 국민의 60%가량이 한방치료를 받아 본 적이 있고, 치료시술 중 침이 가장 높았다. 주위 사람들의 권유로 의료기관을 선택(51.3%)하였고, 질병치료 목적으로(58.3%)으로 한의원(84.6%)을 이용하였다. 이처럼 한국의 의료문화는 아직도 서양의학의 병원, 의원 및 한의학의 한의원, 한방병원 등이 공전하면서 발전하고 있다. 따라서 한의학이 서양의학의 대체의학(Alternative medicine), 보완의학(Complementary medicine)의 형태나 통합의료(Integrated medicine)의 형태를 띠고 있다. 한방치료 중 시술에서는 '침'이 82.7%, '물리치료'가 45.9%, '뜸'과 부항이 각각 38.8%, 38.8%로 나타났다.

일반적인 문화적 특성으로 가능한 한 진료시나 면담 시 연장자에 대한 직접적인 눈맞춤은 무례하다고 여기며 가능한 한 피하는 것이 예의인 것으로 인식해 왔으며, 통증에 대해서는 무척 잘 참는 편이나 그렇다고 통증에 대한 치료를 게을리 해서는 곤란하다.

항상 환자는 그 가족구성원이 가능하면 병원에서 함께 하며 많은 시간 있기를 원하는 경향이 강한 특성을 가지고 있어 병실 내 가족이 간병을 하거나 가족 또는 친지나 친구 입원 시 직접 병실을 방문해 위로해 주는 병실 문화를 가지고 있다. 이러한 병원 문화의 특성 때문에 2015년 메르스(MERS) 환자가 국내에서 발생하였을 때 감염관리에 있어 많은 문제점을 노출한 바 있다(그림 6-1 참조).

또한, 찌개 문화 등 타인과 공유하는 음식문화에 대한 특성이 있다. 이는 잠복성 전염 질환에 많이 노출됨으로써 2차 감염의 우려가 큰 음식문화에 대한 특성으로 설명 가능하다. 과거에는 아들을 딸보다 우선시 하는 선호사상의 영향으로 인공유산 등의 부작용이 있기도 하였고, 건강과 관련한 치료 방향 결정 시 가족들의 의견을 많이 듣고 따르는 경향이 강하다. 특히 정신과적 문제가 발생할 경우에는 의료진과의 상담이나 치료를 매우 꺼리고, 그러한 사실을 주변 사람들이 아는 것을 매우 꺼려하므로 의료정보 보호에 대해 좀 더 세심한 배려가 필요하다. 또한 흑염소, 개소주 등 즙 종류 외에는 식품을 한약이라고 생각하는 비율이 높고,

오가피, 익모초, 영지버섯 등의 식용작물을 자가 치료(self-care)에 이용하기도 한다.

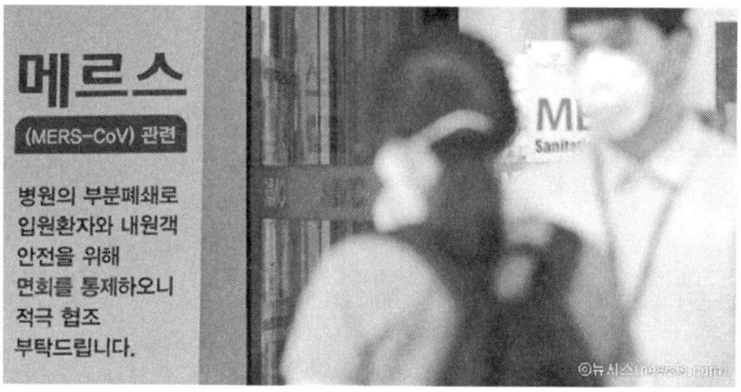
메르스
(MERS-CoV) 관련
병원의 부분폐쇄로
입원환자와 내원객
안전을 위해
면회를 통제하오니
적극 협조
부탁드립니다.

"이번 사태는 감염관리에서 의료문화까지 국내 보건의료체계의 개혁이 필요하다는 값비싼 교훈을 남겼다"고 지적했다.

이들은 "제2, 제3의 메르스 사태가 발생하지 않도록 이번에 드러난 문제점들을 개선하기 위해 앞장서겠다"면서 "무엇보다 의료문화 개선을 통해 병·의원이 치유와 건강증진의 공간이라는 인식을 국민 모두가 가질 수 있도록 노력할 것"이라고 다짐했다.

이들은 특히 "우리만의 독특한 간병·병문안 문화, 열악한 의료환경을 개선하지 않고서는 메르스와 같은 감염병 확산을 막기는 어렵기 때문"이라며 "의료계는 정부, 시민단체 등과 함께 지혜를 모아 범국민적인 의료문화개선이 조속히 실현되도록 최선을 다할 것"이라고 거듭 역설했다.

출처 : newsis.com

[그림 6-1] 한국 의료문화 개선의 필요성

2) 일본 의료문화의 특성

세계 보건의료제도를 비교 결과를 발표한 세계보건기구(WHO)의 보고서에 의하면, 일본의료는 아주 높은 평가를 받고 있으며, 건강수준도 세계 상위권 수준을 기록하고 있다. 이러한 높은 평가를 받으면서도 낮은 의료비를 유지할 수 있는 것도 일본 의료제도의 특징 중 하나라 할 수 있다. 이는 결과적으로 건강수준에서도 세계 제1의 장수국이며, 세계에서 가장 낮은 영아사망률 실현에 크게 의료제도가 기여하고 있다. 이러한 일본 의료문화의 특성을 요약하면 다음과 같다.

(1) 임신기간 동안 태교를 중요시 한다.

(2) 다른 국가의 사람들로 부터 수혈 받기를 꺼려한다.

(3) 다른 나라에서 중증 질환에 대한 수술을 꺼려한다.

(4) 아내 치료에 대한 남편의 결정권이 강한 편이다.

(5) 노년에 있어 자식들로부터 건강관리에 대한 도움을 받는 것을 자랑스럽게 여긴다.

(6) 개인위생이나 병원의 청결, 위생을 매우 중요시 한다.

3) 중국 의료문화의 특성

중국은 오랜 전통의 전통의학인 중의학(Traditional Chinese Medicine)을 바탕으로 서양 의학이 함께 공존하면서 발전하고 있으나, 중의학을 우선시 하는 경향이 있다. 이런 까닭으로 서양의학의 수준이 한국이나 일본에 비해 크게 낮은 수준이다. 이러한 바탕으로 중국 의료문화의 특성을 요약하면 다음과 같다.

(1) 모든 신체의 균형과 조화를 음양오행 즉 음과 양의 기운이 균형(balance)과 조화(harmony)를 이룸으로 이루어진다고 생각하며 이러한 음과 양의 근본 우주원리라 여긴다. 즉, 모든 우주원리는 양(Yang)과 음(Yin)의 조화로 구성된다고 설명한다.
결과적으로 질병이란 이러한 양과 음의 조화와 균형이 깨어진 상태로 설명되어 진다.

(2) 침, Herb, 부항, 정신요법(기) 등의 처방 중심(중의학 우선)으로 한다.

(3) 일반적 다발생 질환 - 당뇨, 뇌졸중, B형 간염, 고혈압, 결핵, 암 등

(4) 흡연율이 높다(남성의 약 65% 정도가 흡연).

(5) 특정질환에 대해 매우 보수적이다(HIV 등 성병).

4) 러시아 및 중앙아시아 의료문화의 특성

2009년 러시아인의 기대수명은 남성 62세, 여성은 74세로 우리나라에 비해 10여년 정도 짧다. 출생 시 기대여명도 68세로 유럽연합(EU)과 미국 전체 평균수치 보다 약 11년 정도 짧다. 또한, 심혈관질환이 전체사망의 절반이 넘으며 다음으로 각종 암, 기타 자살, 자동차 사고, 살인, 알코올 중독 등이다. 이렇게 심혈관계 질환으로 인한 주요 사망요인이 되는 것은 육류 섭취가 많고 기름진 음식이 많으며, 높은 흡연율과 음주로 인한 식생활과 관련이 많다.

러시아 및 중앙아시아 지역은 넓은 영토 및 역동적 역사만큼 다양한 관습과 민족성을 가지고 있다. 이러한 문화의 다양성과 민족성을 토대로 살펴본 의료 문화적 특성은 다음과 같다.

(1) 문학과 예술에 대한 자부심이 강한 국민

(2) 사귀기는 까다롭지만 한번 친구가 되면 평생 신의를 중시하는 국민

(3) 겉으론 냉정하지만 가슴 속에 활화산과 같은 열정을 가진 국민

(4) 러시아에 대한 외국의 비판에 거칠게 반응하는 자존심 강한 국민

(5) 대부분 국민들이 컴퓨터와 영어에 익숙하지 않은 국민

술자리 모임에 초대받으면 흔쾌히 취하여 함께 어울리는 걸 좋아하는 남성 세계관을 갖고 있다. 여성 특히 나이든 여성에 대해 특별히 배려가 많다.

이러한 의료 문화적 특성을 따라 한국 의료기관들을 찾는 러시아 의료관광 외국인 환자에

대한 배려 사항으로는 병원 환경이 상호 많이 다르므로 사전 병원 이용에 대한 오리엔테이션이 필요하며 불필요한 신체적 접촉을 싫어하므로, 필요한 경우에는 사전에 신체적 접촉이 있음을 알리고 동의를 구한다. 아울러 치료계획이나 입원치료의 필요성 등은 상세하게 설명 듣기를 원하므로, 검사결과나 검사결과에 따른 치료계획 등에 대해서도 상세하게 설명해 주는 배려가 필요하다. 의료인의 권위는 매우 존중하는 태도를 취하며, 치료계획도 의료인들이 전문적인 판단에 의해 결정해 주는 것을 선호한다.

5) 미국 의료문화의 특성

미국의 의료제도는 오랫동안 최고이면서 최악이라고 평가받아 왔다. 상당수의 국가들이 시행하고 있는 국민의료보험제도 실시 없이 민간보험에 의존해 오다 오바마정부 들어 일명 오바마 케어라 불리는 의료보험제도가 도입되어 실시되고 있다. 미국의 의료는 '의료산업'이라 불릴 만큼이나 상업화된 국가라 할 수 있다. 이러한 의료제도 하에서 많은 국민들이 의료사각지대에 놓이게 되었으며, 이는 미국 국민의 약 16% 수준인 4천 7백만명 정도였으며, 이러한 의료사각지대를 없애기 위해 오바마 대통령은 의료보험제도를 도입하여 실시하게 되었다.

이러한 미국의 의료제도를 바탕으로 형성된 의료문화의 특성을 살펴보면 다음과 같다.

(1) 환자 자신의 진단명, 진단결과, 치료 방향 등 자세한 설명을 원한다.
(2) 개인의 Privacy를 매우 중요하게 생각한다(개인정보보호 등에 세밀한 주의를 요한다).
(3) 청결, 감염, 위생 등을 매우 중요시 한다(감염관리가 매우 중요하다고 생각한다).
(4) 의료서비스에 있어 환자의 안전(safety)을 가장 중요한 요소로 생각한다.
(5) 입원실에서는 조용히 혼자 치료 받기를 원하는 경향이 강하다.
(6) 신체적 접촉(Touching)에 대해 매우 예민하다. 불필요한 신체적 접촉은 피하는 것이 좋다.

6) 중동국가의 의료문화의 특성

중동국가의 92% 정도는 무슬림이다. 전체 지구상의 70억 정도의 인구 중 약 16억 정도의 인구가 무슬림이다. 일반적으로 수혈이나 장기이식 등은 허용하나 알코올이나 돼지고기 성분이 들어 있는 의약품은 거부한다.

이러한 종교적 신념이 강하므로 중동국가 외국인 환자를 돌봄에 있어서는 이러한 문화적 특성을 고려한 준비가 필요하다. 종교활동을 위해 기도실을 설치한다거나, 할랄음식의 식단 개발, 화장실에는 반드시 비데를 설치하여야 하는 등 수용태세를 개선하거나 준비하는데 철저를 기해야 한다. 이러한 종교적 신념을 바탕으로 한 중동국가의 의료문화의 특성을 요약하면 다음과 같다.

할랄이라는 말은 아랍어로 '허용된 것'이라는 뜻이 있으며, 말 그대로 이슬람 율법에 허용된 것이다. 반대말은 '허용되지 않은 것'이라는 뜻의 하람(Haram)이다. 이슬람에서 이것만은 먹으면 안 된다는 금지된 음식. 굳이 할랄 방식으로 도살한 고기가 아니더라도 이슬람 율법에 하자가 없는 음식은 다 할랄 푸드로 부르기도 한다. 하람에 대표적인 음식으로는 돼지고기, 술 등이다.

무슬림들에게 이슬람은 생활 전반에까지 영향을 끼치기 때문에 할랄 푸드를 먹어야 할 의무가 있다.

(1) 무슬림 여성 환자는 반드시 여성의료진에 의한 진료를 원한다.
(2) 통역서비스도 가능하면 동성의 통역자로 하는 것을 선호한다.
(3) 환자용 식기 등도 1회용 용기(disposable container) 사용을 선호한다.
(4) 화장실 사용 등의 시간이 매우 길다(종교의식을 준비하기 위한 세면 시간이 길다).
(5) 종교와 관련한 활동을 존중해 준다(기도실, 기도시간을 배려해 준다).
(6) 종교와 관련한 제한 음식에 관한 사전 정보 획득으로 맞춤식 식단개발(할랄음식)이 필요하다.

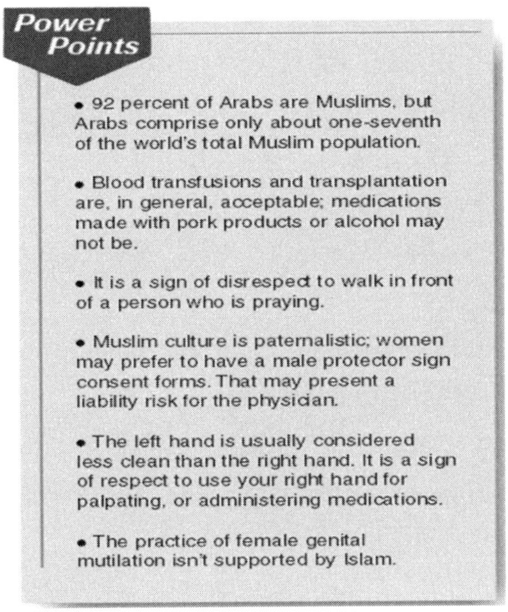

Power Points

- 92 percent of Arabs are Muslims, but Arabs comprise only about one-seventh of the world's total Muslim population.
- Blood transfusions and transplantation are, in general, acceptable; medications made with pork products or alcohol may not be.
- It is a sign of disrespect to walk in front of a person who is praying.
- Muslim culture is paternalistic; women may prefer to have a male protector sign consent forms. That may present a liability risk for the physician.
- The left hand is usually considered less clean than the right hand. It is a sign of respect to use your right hand for palpating, or administering medications.
- The practice of female genital mutilation isn't supported by Islam.

[그림 6-2] 무슬림 환자 의료서비스 제공 시 고려해야 할 사항

[표 6-2] 종교적 신념과 의료문화

구분	불교	기독교	로마 가톨릭	힌두교	이슬람	유대교
부검	개인적 문제	개인적 문제	허용	허용	합법 목적만 허용	허용(법률)
식이	육 고기 금지	금연, 금주	허용	채식주의자	금주, 돼지고기 금함	돼지고기, 조개 금지
안락사	긍정적	부정적	부정	부정적	허용치 않음	금지
치료 신념	영적 치료 부정적	모든 치료 허용	종교적 신념	영적 치료	영적 치료 부정적	병원치료
치료 임상	제한 없음	제한 없음	임신중절제한	영적 치료	약용식물 부분이용	회복을 위한 기도
약물 치료	제한 없음	제한 없음	제한 없음	제한 없음	제한 없음	제한 없음
장기 기증	긍정적	개인적 문제	긍정적	허용	허용	복잡, 다소 허용

참고문헌

박혜경・원석범, 러시아권 의료관광 문화의 이해, 소화, 2012

사이토 아케미・최수미, 일본어권 의료관광 문화의 이해, 소화, 2012

이훈영, 의료서비스마케팅, 청람, 2012

진기남, 의료관광서비스 마케팅, 범문에듀케이션, 2015

Claudia V. Angelelli 저, 곽중철 역, 의료통역입문 : 문화 간 의사소통 어떻게 하나?, 한국외국어대학교, 2009

Geri-Ahn Galanti, Caring for patients from diffent cultures, University of Pennsylvania Press, 2014s, Social Problem 42:38-55

University of California, Feb. 1999, UCLA Healthcare Risk Management Guide, World Medical Tourism & Global Health Congress, Sep. 2008

제 7 장 의료서비스 과정

1 의료관광 프로세스

의료관광 프로세스란, 국내 의료기관 내적 외적 업무 프로세스를 최적화함으로써 의료관광 고객 만족의 가치를 최대한 창출하고자 하는 일련의 경영체계를 말한다.

이러한 의료관광 프로세스가 국내 일반 경영체계의 비즈니스 프로세스와 크게 다른 점은 각 국가간 문화적 차이(cultural differences)에 따른 다양성과 이에 따른 다양한 고객의 니즈가 존재한다는 점이다. 아직 의료관광산업에 있어서 이러한 글로벌 의료서비스 프로세스의 관리는 국내환자 관리와 달리 해외 환자 유치에 따른 한국 의료관광산업 발전 및 활성화에 중요한 요인으로 작용한다.

1) 최초 접촉 과정(Initial contact stage)

최초 연락단계는 의료관광 목적지 의료기관 방문을 위한 준비 단계와 최초 연락 시 대응 단계로 구분된다. 최초 연락을 위한 준비단계에서는 잠재 의료관광객에 대한 정보 수집 및 정보 제공이 매우 중요하다. 의료기관은 고객의 수요를 창출하기 위한 해당 국가에 대한 수가 개발 등이 필요하다.

(1) 최초 연락단계

잠재 의료관광객과의 유선상의 첫 대면하는 시기이며, 동시에 고객이 해당 의료기관에 대한 인상이 결정된다. 잠재 의료관광객은 환자, 환자 보호자, 의사, 국제보험사, 의료관광에이

최초상담	**1. 진료의뢰** E-mail, 전화, 팩스, Refer Center, 에이전시를 통한 의뢰
	2. 정보수집 (1) 개인 신상 정보, 환자 증상 및 병력 등 기초 자료 수집(환자용 질문지) : E-mail 혹은 전화 (2) 진단서 & 영상검사 자료 및 각종 검사 자료 : E-mail
계획 및 예약	**3. 상담내용 분석 – 진료 계획 및 비용산출** (1) 진료과, 담당의 결정 (2) 진단, 수술 및 치료 방법, 평균 입원 기간을 포함한 치료 계획서 수집 (3) 표본 치료수가 수집을 통한 진료비 견적 산출 : 옵션 리스트 발송
	4. 의료기관 예약 & 입국 일정 상담 환자의 의료진 간 일정 조율
	5. 비자 (1) 환자 여권 사본 e-mail 수령 후 초청장 발송 (2) 진료 예약 확인서, 입국 목적 사실 확인서 e-mail 발송
	6. 예약 (1) 환자 입국 일자 및 시간 확인 (2) 병실 확인 및 준비 (3) 임시 통역사 확보
	7. 입국 – 공항 영접 (1) 환영 사인(이름, 병원명) 제작 / 통역사 동행 (2) 로밍, 선불 이동전화 + 기기대여(인천공항) (3) Welcome present : 병원 홍보 인쇄물, 경기도 관광지도 & 병원 주변 지도

[그림 7-1] 의료관광서비스 사전단계(pre-care stage) 프로세스

전시, 컨설팅 회사, 일반여행사 등 다양하며 주로 사용되는 유선상의 문의 방법으로는 전화, 팩시밀리, E-메일 등이 이용된다.

이 연락단계에서는 언어별 코디네이터, 대표연락창구 구축, 언어별 웹사이트 구축, 계약사항확인 등의 준비가 필요하며 주요한 주의사항으로는 고객문의에 대한 신속한 회신, 고객의 문의에 대한 정확하고 성실한 답변, 고객의 다양한 연락처 확보, 문의자와 실제 잠재 고객과의 신분상의 관계 파악 등이 필요하다.

(2) 자료수집 단계

잠재 고객의 건강상의 문제점에 대한 담당 의료진의 보다 정확한 치료 설계를 위한 고객 관련 의료 데이터를 수집하는 시기이다.

이는 진료 전 단계(Pre-care)에서의 'Online Medical Consulting(원격의료상담)'이라고 일컫는다. 이때 기본적으로 잠재 고객에게 요청하는 환자에 대한 필수 정보로는 초진설문지(Symptom Surgery Form ; SSF), 영상의학자료(X-선, CT, MRI 등) 및 기타 의무기록과 진단서 등이다.

(3) 진단 및 치료방법 상담

잠재 고객으로부터 전달받은 데이터를 토대로 담당 의료진이 진단 및 치료(처치 및 수술 포함)방법을 결정하는 시기이다. 고객(환자)의 병변, 문의해 온 치료(처치 및 수술)법 등을 고려해 지식과 경험이 많은 의료진에게 의료상담을 요구한다. 요구 받은 내용을 담당 의료진과 면담을 통해 가급적 12~24시간 이내 고객에게 그 내용을 전달한다.

2 의료관광서비스 제공시 확인단계 과정

1) 외국인환자 유치의 확인단계에서의 과정은 다음과 같다.

(1) 내원일정 계획 최초 연락단계

잠재 의료관광객과의 유선상의 첫 대면하는 시기이며, 동시에 고객이 해당 의료기관에 대한 인상이 결정된다. 잠재 의료관광객은 환자, 환자 보호자, 의사, 국제보험사, 의료관광에이전시, 컨설팅 회사, 일반여행사 등 다양하며 주로 사용되는 유선상의 문의 방법으로는 전화, 팩시밀리, 이메일 등이 이용된다.

이 연락단계에서는 언어별 코디네이터, 대표연락창구 구축, 언어별 웹사이트 구축, 계약사항확인 등의 준비가 필요하며 주요한 주의사항으로는 고객문의에 대한 신속한 회신, 고객의

수술 전 관리	8. 도착 및 외래 접수 (1) 진료 계약서(분쟁예방용) 설명 후 서명 받음 (2) 입원 안내서 제공 및 설명
	9. 진료 & 검사 (1) 주치의 검진 및 치료 과정 설명 (2) PreOP Tests(혈액, 소변, X-ray 등) 시행
	10. 서류작성(각종 처치 및 수술 동의서 서식)
수술 후 관리	11. 치료(수술)
	12. 회복기
퇴원수속	13. 퇴원 (1) 영문 진단서, 수술 기록지, 의무기록 사본 발급, CD 발급 (2) 정산 : 영문 계산서 및 다국어 계산서 발급 (3) 퇴원 약 수령 및 퇴원 교육 (4) 환자 만족도 조사 및 환자수기 (5) 환자 동의 시, F/up 위한 진료 사전 예약 및 수납
	14. 공항 Sending
사후관리	15. 사후관리 - 2주 후 E-mail 발송 (Happy Call)
	16. 필요 시 추가 사후관리

[그림 7-2] 의료관광서비스 제공 단계(medical-care stage) 프로세스

문의에 대한 정확하고 성실한 답변, 고객의 다양한 연락처 확보, 문의자와 실제 잠재고객과의 신분상의 관계 파악 등이 필요하다.

(2) 자료수집 단계

잠재 고객의 건강상의 문제점에 대한 담당 의료진의 보다 정확한 치료 설계를 위한 고객 관련 의료 데이터를 수집하는 시기이다.

이는 진료 전 단계(Pre-care)에서의 'Online Medical Consulting(원격의료상담)'이라고 일컫는다. 이때 기본적으로 잠재고객에게 요청하는 환자에 대한 필수 정보로는 초진설문지(Symptom Surgery Form ; SSF), 영상의학자료(X-선, CT, MRI 등) 및 기타 의무기록과 진단서 등이다.

(3) 진단 및 치료방법 상담

잠재 고객으로부터 전달받은 데이터를 토대로 담당 의료진이 진단 및 치료(처치 및 수술 포함)방법을 결정하는 시기이다. 고객(환자)의 병변, 문의해 온 치료(처치 및 수술)법 등을 고려해 지식과 경험이 많은 의료진에게 의료상담을 요구한다. 요구받은 내용을 담당 의료진과 면담을 통해 가급적 12~24시간이내 고객에게 그 내용을 전달한다.

2) 외국인 환자 진료예약 제도

(1) 진료예약 제도의 의의

외국인 의료수요의 증가 및 국내 의료기관의 외국인 환자 수용태세 부족성 및 전문가의 부족 때문에 외국인 환자들의 여행 스케줄 및 체류 일정 등의 제한성으로 인해 환자가 일시적으로 집중되는 것은 피할 수 없는 현상이며, 이런 경우 외국인 환자가 장시간 대기하는 일이 발생할 가능성이 있다. 이러한 경우 환자의 대기시간을 가능한 한 최대한 줄이는 일은 환자의 개인적인 생활을 보호해 줄 뿐 아니라, 결국 시간을 절약하는 것이기 때문에 사회경제적으로도 매우 중요한 일이라고 할 수 있다. 또한 일시적으로 병원 공간에 체류인원의 증가로 의료인력, 의료장비, 공간 및 각종 후생시설의 효율성이 떨어져 결국 관리비용도 그만큼 소요된다고 보아야 한다.

이때 이러한 경우를 대비하여 진료예약 제도를 실시하고 있는데 이는 환자와 약속한 시간과 장소에서 진료를 받는 제도이며, 의료기관이나 환자 측면에서 반드시 필요한 제도라고 할 수 있다. 그러나 이 제도는 의료기관이나 환자가 예약시간을 준수하지 아니하면, 오히려 문제가 될 수 있다. 그러므로 예약제도의 중요한 요소는 시간을 잘 지키도록 제도화하는 것이다.

ㅇㅇUNIVERSITY HOSPITAL
123 Namsan-dong, Seongdong-gu, Seoul, 12345, Korea
Tel : 82-2-124-4567, Fax : 82-2-123-4567
E-mail : hospital@abc.com

Oct., 3rd, 2015

Invitation Letter

To The Korean Embassy,

This is to confirm that Mr. James Dean will visit Hanyang University International Hospital to have medical services from November 2nd to 16th, 2015.

We would like to invite Mr. James Dean to receive medical examination and care.

Name	Passport No.	Sex	D.O.B
JAMES DEAN	10 1234567	Male	10.04.1959

We would truly appreciate your cooperation in issuing Mr. James Dean a visa to enter into Korea.

Sincerely yours,

ㅇㅇUNIVERSITY HOSPITAL
123 Namsan-dong, Seongdong-gu, Seoul, 12345, Korea
Tel : 82-2-124-4567, Fax : 82-2-123-4567
E-mail : hospital@abc.com

[그림 7-3] 외국인 환자 비자 발급을 위한 초청장의 예

(2) 예약제도의 실시 효과

이러한 진료예약제 실시로 기대할 수 있는 효과를 요약하면 다음과 같다.

① 진료대기시간을 단축 또는 해소할 수 있다.

② 환자 수 분산(일별, 시간대별), 사전진료준비, 진료시간조정 등의 적정진료로 의료서비스의 향상을 도모할 수 있다.

③ 의사와 환자간의 인간관계를 형성하여 신뢰감을 조성할 수 있다.

④ 환자수용능력(의료인력, 공간, 시설장비)의 적정 활용으로 업무능률을 향상시키고 혼잡완화와 안정적인 분위기를 유지할 수 있다.

⑤ 환자의 수와 환자의 질을 제고할 수 있다.

(3) 예약 방법

① 전화예약

외국인 환자 또는 보호자가 외국인 예약전용 전화번호로 예약신청을 하고, 외국인 담당직원 또는 국제환자 코디네이터는 신청환자의 인적사항(성명, 생년월일, 사회보장번호, 전화번호, 이메일 주소 등) 및 진료사항(진료과, 진료의, 예약일시 등)을 확인하고 예약등록화면에 정보를 입력한다. 예약 환자의 보험자격사항은 확인하고, 이에 대한 해당 사항을 입력한다.

담당직원은 예약일 하루 전 예약자 명단을 보고, 환자측에 전화하여 예약확인을 받고 예약이 확정된 재진환자에 한하여 외래차트를 해당 외래진료과로 미리 송부한다.

② 팩시밀리(Fax) 예약

외국인 환자 또는 보호자가 의료기관에서 제공한 진료일정표를 참조하여 외래 고객지원센타 및 창구에 비치된 FAX 진료예약 신청서를 작성하여 원무과 또는 고객지원센타 예약전용 FAX로 예약신청을 한다. 직원은 FAX 진료예약 신청서 수령 후, 내용을 확인하고 예약화면에 예약 등록한다. 이후 절차는 전화예약과 동일하다.

③ 인터넷 예약(홈페이지 예약)

의료기관에서 제공하는 다국어 홈페이지에 접속하여 인터넷상에 제공되는 예약신청서에 직접 입력하여 전송함으로써 직접 방문이나 전화예약, 팩시밀리 예약을 하지 않더라도 실시간 예약이 가능하다.

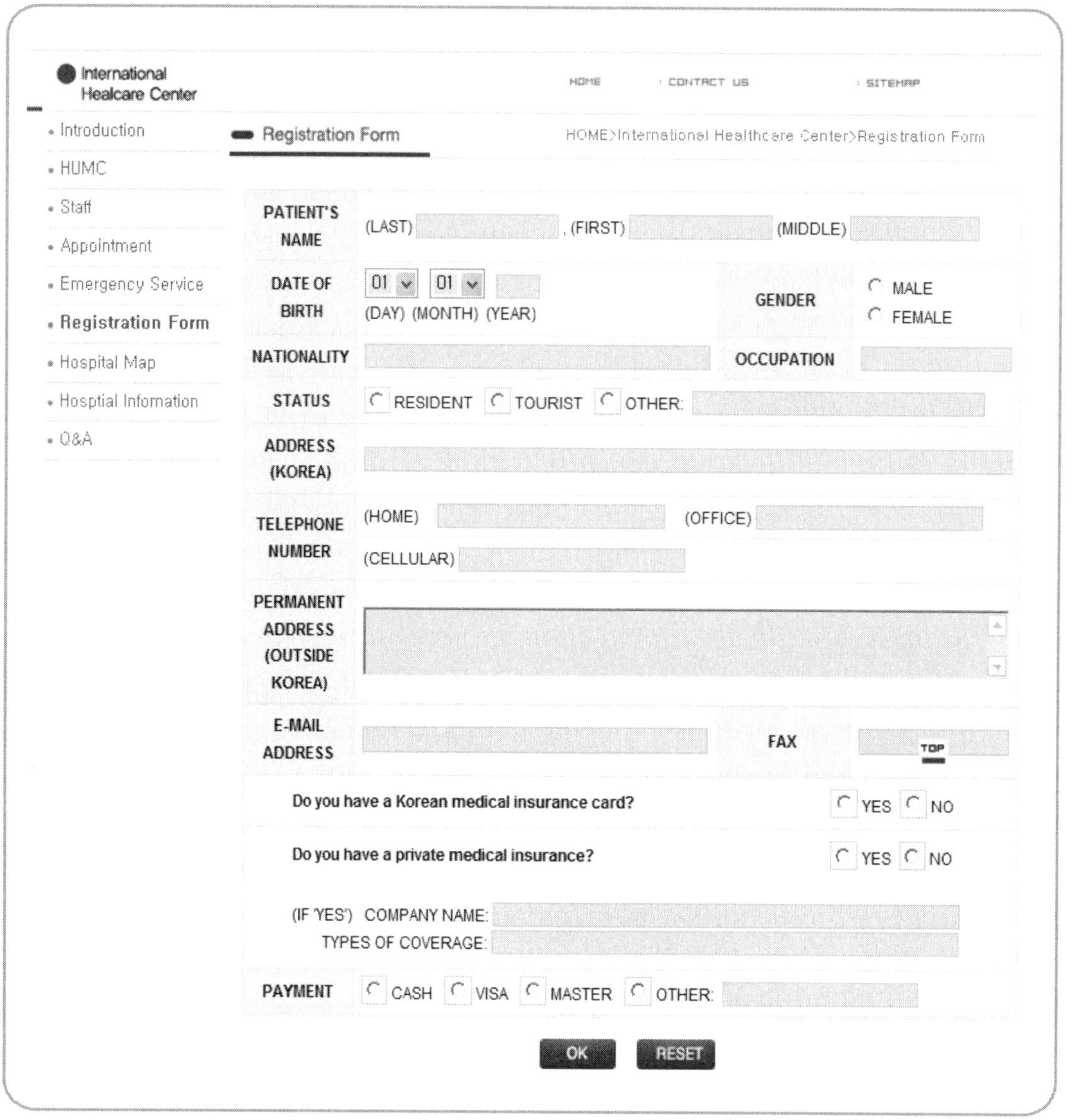

[그림 7-4] 인터넷 예약 시스템

출처 : 한양대학교국제병원 홈페이지 http://ih.hyumc.com/english

④ 휴대폰(스마트폰) 예약

최근 IT기술의 발전으로 스마트폰의 기능이 크게 개선됨으로써 자국을 떠나 외국의 의료기관에 진료 예약시에는 스마트폰의 예약 어플리케이션 프로그램 설치를 통해 해당 진료과, 진료시간 및 진료의사 등을 예약할 수 있다.

3 의료관광객의 진료서비스 단계 과정

1) 환자 등록

(1) 진료를 목적으로 처음 내원하는 외국인 환자는 국제진료소(international clinic)나 외국인 진료소에서 등록절차를 거치도록 한다.

(2) 외국인용 진료신청서를 작성하도록 하여 접수처에 등록하고, 등록된 정보는 병원전산 의료정보전달시스템(OCS : Order Communication System)을 통해 입력되어 해당 진료과에 전송된다.

(3) 등록을 위해 환자의 인적 사항을 확인할 수 있는 여권이나 외국인 등록 신분증과 보험유형에 따른 진료비 산정을 위해 건강보험카드, 진료의뢰서 등을 확인한다.

(4) 외래 등록 시 환자 및 보호자에게 보험혜택여부, 선택 진료비 등 정보를 제공한다.

(5) 환자가 검사결과지, 영상기록물, 의사소견서, 의뢰서 등 타 병원 기록을 지참하는 경우 이를 확인하고 해당 진료과에 이를 제공한다.

(6) 개인정보보호에 대한 설명과 이에 대한 개인정보수집 및 활용 동의서를 작성하도록 한다.

2) 진료예약/변경/취소

(1) 진료예약센터 및 홈페이지를 통해 환자나 보호자는 방문, 전화, 인터넷 예약을 할 수 있다.

(2) 진료예약을 위해 국제진료 office로 전화가 온 경우 국제진료 담당자가 대신 예약을 도와준다.

(3) 진료변경/취소를 요청할 경우 국제진료 담당자는 해당과 담당자와 직접 통화 후 처리한다.

(4) 진료과와 의사를 선택하여 진료를 받을 수 있게 진료의사, 진료과목 및 세부 진료내역이 명시되어 있는 진료일정표를 공지한다.

3) 진료안내

(1) 국제진료팀에서 직접 관리 대상 외국인 환자가 진료를 위해 방문 시 전 과정을 담당하도록 한다.

(2) 필요 시 통역/번역 서비스를 지원해준다.

단계	내용
외래 치료	8. 도착 및 외래 접수 진료 계약서(분쟁예방용) 설명 후 서명 받음
	9. 진료 & 검사 (1) 주치의 검진 및 치료 과정 설명 (2) 치료 전 필요한 검사 설명, 동의서 작성, 시행
	10. 외래 치료
퇴원수속	11. 퇴원 (1) 영문 진단서, 의무기록 사본 발급, CD 발급 (2) 정산 : 영문 계산서 및 다국어 계산서 발급 (3) 퇴원 약 수령 및 퇴원 교육 (4) 환자 만족도 조사 및 환자 수기 (5) 환자 동의 시, F/up 위한 진료 사전 예약 및 수납
	12. 공항 Sending
사후관리	13. 사후관리 – 2주 후 E-mail 발송 (Happy Call)
	14. 필요 시 추가 사후관리

[그림 7-5] 의료관광서비스 사후관리단계(post-care stage) 프로세스

4) 환자 확인 및 등록 절차

(1) 일반 외국인(신환)

① 외국인 등록증, 보험증, 진료의뢰서 등을 확인하고 외국인 환자 진료신청서 작성하도록 한다.

외국인 환자 진료 절차(International Patient Flow Chart)

Initial Contact (최초 접촉)	• 당일 내원, 전화예약, 인터넷예약 • 방문 목적, 증상, 한국건강보험여부 등 확인 • 전화예약 시 진료일정표 참고 및 진료과 직접 확인
환자 확인 및 등록 절차	• 초진 외국인 환자 진료신청서 작성 • 보험증, 신분증(병원카드, SSN카드, 여권), 의뢰서 등 확인
접수/수납	• 진료과 접수 및 진료비 선수납 원칙 • 선택진료 신청서 확인 · 설명 후 서명 • 접수 완료 후 해당 진료과 외래로 안내
진료	• 외래 진료 절차에 따른다 • 필요 시 통역 지원(제3언어는 D/B 활용)
수납/예약	• 처방비 및 진료예약비 수납 • 검사 처방 시 검사예약 및 검사 주의사항 설명 • 약 처방전 발급
검사/촬영/원내 처방약 수령	• 당일 가능한 검사 진행 • 원내 처방약 있을 시 원내약국에서 수령
귀가	• 필요 시 영문영수증 발급 • 필요 시 영문 검사 설명 및 주의사항 안내문 지급 • 귀가

[그림 7-6] 외래절차(Procedure)

② 개인정보의 수집 · 이용 및 제공, 회신의뢰서정보 등에 대한 설명 후 동의서에 서명 날인

③ 이름등록 방법

㉠ 한국건강보험 수혜자 : 건강보험카드에 등록되어 있는 한글이름으로 입력

㉡ 한국건강보험 비수혜자 : Last name [v] First name 철자수가 14개 이내면 가급적 모두 영문 입력(14개 넘으면 환자가 적은 Last Name만 영문 입력)

④ 주민등록번호 등록 방법

㉠ 한국건강보험 수혜자 : 외국인 등록번호(ARN)를 입력한다(보험카드 or ARN 카드 확인)

㉡ 한국건강보험 비수혜자 : 앞 6자리는 생년월일
뒤 7자리는 1999년 12월 31일 이전 태생 M은 –5000000 / F–6000000
2000년 1월 1일 이후 태생 M은 –7000000 / F은 –8000000

5) 접수/수납

(1) 해당과 접수 및 접수비 선수납을 원칙으로 하나 후불처리하는 경우도 있다.
(2) 선택진료 신청서에 대한 설명 후 서명 날인하도록 한다.
(3) 등록 후 접수증, 진찰카드(초진)를 발급한다. 환자가 요청 시 영문영수증 발급한다.

6) 진료

(1) 환자 등록접수증을 외래 진료과에 제출하고 외래 진료 절차에 따른다.
(2) 필요시 영어통역 지원해주며 영어 외 제3언어는 DB 활용하여 지원 요청

7) 수납/예약

(1) 진료 후 검사 등의 처방비와 진료예약비는 외래 접수창구에서 수납한다.
(2) 원외 약 처방이 있는 경우 처방전을 발급

8) 검사/촬영/원내 처방약 수령

(1) 검사 처방에 따른 검사를 받거나, 검사예약이 필요한 경우 예약을 도와준다.
(2) 필요시 국제진료사무실에 보관 중인 영문 안내문을 출력, 환자에게 주의사항 설명과 함께 준다.
(3) 원내 처방약 있을 시 원내약국에서 수령할 수 있도록 안내한다.
※ 마약처방전이 있는 경우 정확한 입주 주소로 되어있는 지 확인(회사주소 불가)

9) 귀가

(1) 요청 시 영문영수증 발급해준다.
(2) 검사 또는 진료 예약날짜 확인 후 귀가

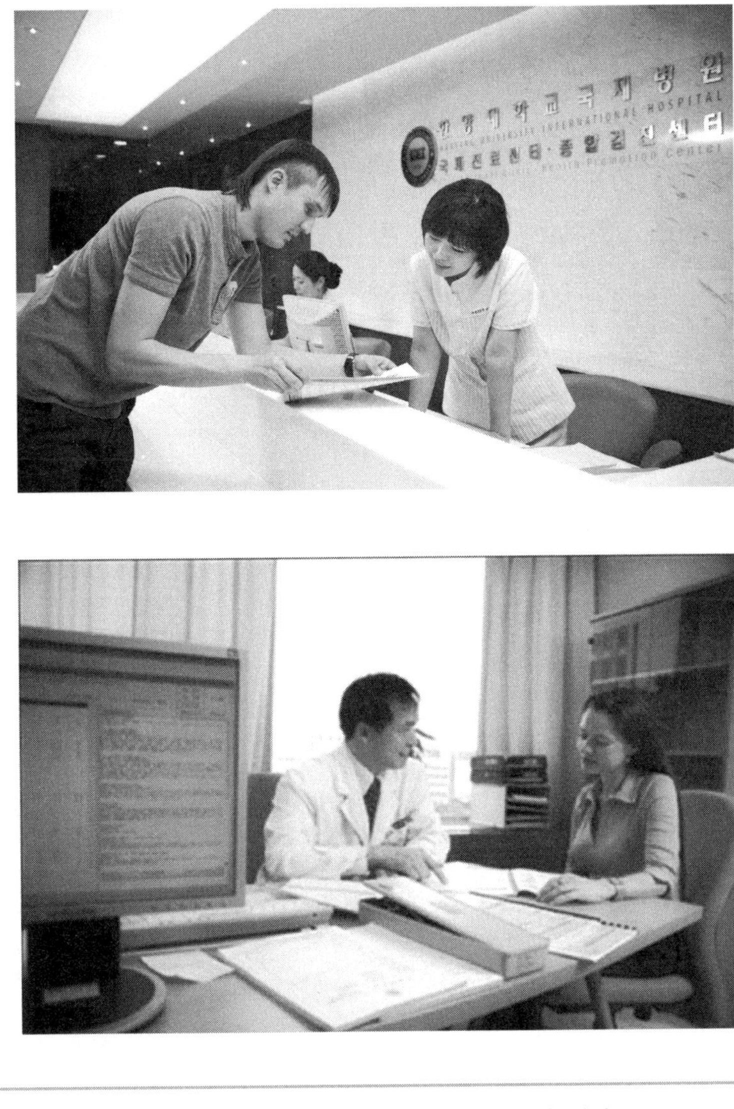

[그림 7-7] 외국인 환자 진료 접수 및 상담
출처 : 한양대병원 제공

REGISTRATION FORM (for Foreigners) 진료신청서(외국인)

등록번호 Hospital Unit Number		진료과목 / 의사명 Consult. Dept. / Physician	

★ 환자성명 Patient Name (CAPITAL LETTER)	Last(Family name) 성: (비수혜자는 이 부분을 영문이름으로 등록하시오) Given Name 이름: Middle : Given Korean Name by KNHIC: 국민건강의료보험카드 등재된 한글이름 (수혜자는 한글이름으로 등록하시오) ※ 원무과 이름 등록시 참고사항 (for billing dept.) . 최대 13자까지 입력가능

Resident 국내거주자	Yes ☐	No ☐	D.O.B 생년월일	YEAR / MONTH / DAY		☐ Male ☐ Female
Alien Registration 외국인등록	Yes ☐	No ☐	※ 원무과 OCS 입력시 주의사항 (for billing dept.) 예) 1999년12월31일까지: -5000000(남) ;-6000000(여) / 2000년 이후 태생: -7000000(남) :-8000000(여)			
KNHIC Beneficiary 국민건강의료보험 수혜자	Yes ☐	No ☐	☐ Visitors 관광객	☐ Embassy Staff member 대사관 직원	☐ US military personnel (SSN:) 미8군 (▶국제진료사무실 반드시 통보바람(9553))	
			(if applicable) PASSPORT No. 여권번호			

ARN(Alien Reg.No.) / RRN(Resident Reg.No.) 외국인등록번호 / 주민등록번호

						–							

Notice ! only for the beneficiary of KNHIC. *(한국 국민건강의료보험 수혜자인 경우)*

1. If you are the beneficiary of KNHIC(Korea National Health Insurance Corp.), please present the KNHIC card to the cashier, or if you do not have it, present your ARN card. We will try to check up your qualification. If we fail to check your qualification, you cannot be covered by the insurance. In this case, please come back with your KNHIC card and hospital receipt ***within 1 week*** to get a refund in case of extra balance. 한국의료보험 수혜자인 경우 접수창구에 보험증 또는 외국인등록증을 제시하시오. 만일 등록확인에 실패한 경우 보험혜택을 받을 수 없으며, 보험공단에 등록 후 영수증과 함께 1주내에 오시면 차액이 발생한 부분에 대해서 환불해 가실 수 있습니다.
2. By the Korean Medical Insurance System, you **MUST** bring a referral paper from the local clinic about your medical condition in order to be covered by the KNHIC from the day of your first visit (except for ER visit). But if you do not have the referral sheet, you should visit Family Medicine Department first to request for it(*chargeable*). 한국의료법에 따라 3차의료기관에 진료를 받으려고 할 경우 1차의료기관의 진료의뢰서가 있어야 첫 진료 시점부터 보험혜택을 받을 수 있습니다 (응급실 예외)

Occupation 직업 :		※ Hanyang Foundation	☐ Hanyang University 한양대학교 ☐ Hanyang Women's College 한양여자대학 ☐ Hanyang Elementry/Middle/High 한양 초/중/고
Nationality 국적 : →	현 주 소 Current Address		(email)
	★ 연락처 Contact Number	(Home) (Office)	(C.P.)
Language 언어	☐ Korean ☐ English ☐ Russian ☐ French ☐ Other ( ) (※ International assistance office : 02-2290-9553(Eng) / 02-2290-9579(Russ)) (Mon.~Fri. 8:30am~5:00pm)		
Personal translator : 담당통역사	[성명]	[연락처]	[Agency]

Consent for the Collection and Use of Personal Information
개인정보 수집·이용 안내 동의서

1. The main purpose for collecting and using your information above is to provide you with the best possible health care.
귀하의 소중한 개인정보는 진료 및 아래 목적으로 사용됩니다.
- To verify identity prior to registration/reservation, referring to your local GP, and distributing health-care information.
진료접수·예약, 예약조회, 진료회신, 건강정보 발송 등에 따른 본인 확인 절차에 사용.
- To enable the hospital to advise you about new services being produced or to advise you of planned special events.
새로운 서비스 및 행사정보 안내.
- To enable the hospital to provide SMS service to notify your date of consultation, examination, and admission.
진료·입원예정 및 검사일정에 대한 Mobile 안내.
- To establish and maintain communication with you, to gain an understanding of your information and communication needs.
고지사항 전달, 불만처리 등을 위한 원활한 의사소통 경로의 확보
- To deliver medical billing statements, certification, and postal preparation package for health check-up examination.
진료비계산서 내역서, 제 증명서 발송, 건진 관련 물품 발송.
- To allow the hospital to efficiently follow-up for treatment, care and billing.
진단 및 치료를 위한 진료서비스와 진료비 청구, 수납, 환급 등의 원무 서비스 제공.
- To educate, demonstrate, and train professional staff and medical students on an anonymous basis.
교육, 연구, 진료서비스에 필요한 최소한의 자료.
- For health and medical research projects we undertake solely or in conjunction with related research organizations.
온라인수탁검사 및 임상시험심사를 위한 기초 자료.

2. Storage, retention and destruction of your personal information complies with existing legislation, and privacy protection protocols - our privacy protocols comply with privacy legislation, standards of our regulatory body, and the Korean medical law. The HMC is committed to comply with provisions of "Act on Promotion of Information and Communication Network Utilization and Information Protection, etc." and "Guideline on Personal Information Protection" set forth by Ministry of Information and Communication. 진료서비스의 제공을 위하여 수집된 경우 의료법 기준에 준합니다. 본원은 개인정보의 수집, 이용, 취급업무의 위탁, 제3자 제공시 [정보통신망 이용촉진 및 정보 보호 등에 관한 법률] 및 의료법 등 관련법령을 준수합니다.

I have read and understood this Form and I hereby consent to the collection and the use of my personal information for the purpose set out in it.
[개인정보 보호법]에 의거 위와 같이 개인 정보의 수집·이용 및 제공 등에 동의합니다.

Date : 20 Year Month Day
Applicant Name Signature
(Relationship with patient:)

[그림 7-8] 진료신청서의 예

To make an Appointment

<Methods for appointment>

1. By Phone

Tel: (02)2290-9553 (Eng.) Fax: (02)2298-4336 (Eng.)

Weekday 9:00am – 17:00pm

The others (02)2290-9553 -(it 'll be connected automatically to Emgergency service from Government)

Emergency 02-1339 (Emergency service from Government)
02-2290-8282 (ER-in Hanyang Hospital)
016-379-7534 (RN, Jessica Koo)
011-790-0307 (Coordinator, Mr. Kim)

*Making an appointment by phone is not available on weekends or holidays.

2. By Online Http://hmc.hanyang.ac.kr
Click International Cooperation Hospital →
→ International HealthCare Center → Registration Form

3. By Visitation

If you don't make an appointment, you may wait for dr's consultation.

<Requirements for appointment>

The first medical Examination	Name, Date of birth or Foreigner I.D., Phone number
The returning patient	I.D. number on Medical Card, Name of doctor, and Date of examination requested

<Preparations and directions>

The first medical Examination	I.D. Card
The returning patient	I.D. Card,

- If the patient's representative makes appointment, he or she has to know profile and symptom.
- Even though, you have private insurance, you have to bill directly. But, in admission, you can ask us. We'll help you to get all document.

[그림 7-9] 진료안내문의 예

Payment Memorandum
지불각서

일금 : ______________________ 원정 ₩ ______________________ KRW

Payment Due Date 지불기일 : 20 Y년 M월 D일

Place of payment 지불장소 : Hanyang Univ. Medical Center 한양대학교병원

The amount stated above corresponds to the cost of treatment of the patient as named ______________________ during admission from 20 Y년 M월 D일 to 20 Y년 M월 D일. I hereby consent that I will be raised to whatever actions taken for non-compliance.

상기금액은 20 년 월 일부터 20 년 월 일까지의 귀 병원에 입원가료 받은 바 있는 환자의 입원치료비로 상기 지불기일까지 無違支拂할 것이며, 만일 불이행시는 여하한 조치에도 이의없을 것을 서약하옵기에 玆에 각서함.

20 Y년 M월 D일

Payer 지불인

1. Address 주소 :
   ARN/RRN(DOB/Gender if not applicable) 주민등록번호 :
   Full Name 성명 :
   Contact No. 전화 :
2. Address 주소 :
   ARN/RRN((DOB/Gender if not applicable) 주민등록번호 :
   Full Name 성명 :
   Contact No. 전화 :

한양대학교 병원장 귀하

[그림 7-10] 진료비 지불각서의 예

Certified Seal

Patient Unit No.:
병록번호
Serial No.:
연번호

BIRTH CERTIFICATE
출생증명서

<table>
<tr><td rowspan="2">1</td><td rowspan="2">Parents
출생아의 부모</td><td>Fater
부</td><td>Name
성명</td><td></td><td>DOB
생년월일</td><td>Y M D</td><td>age
연령</td><td></td><td>Occupation
직업</td><td></td></tr>
<tr><td>Mother
모</td><td>Name
성명</td><td></td><td>DOB
생년월일</td><td>Y M D</td><td>age
연령</td><td></td><td>Occupation
직업</td><td></td></tr>
<tr><td>2</td><td>Mother's address
산모의 주소</td><td colspan="9"></td></tr>
<tr><td rowspan="2">3</td><td rowspan="2">Place of Birth
출생장소</td><td colspan="9">17 Haengdang-dong, Seongdong-gu, Seoul, South Korea</td></tr>
<tr><td colspan="7">○ ① Home 자가 ○ ③ Clinic 의원 ○ ⑤ Midwifery service 조산소
● ② Hospital 병원 ○ ④ Maternal-child health care center 모자보건센터 ○ ⑦ Others 기타</td><td>⑥
Name of ②~⑤</td><td>Hanyang University Medical Center</td></tr>
<tr><td>4</td><td>Date of Birth
출생일시</td><td colspan="5">20 Y M D H min</td><td rowspan="2">Name at Birth
출생아</td><td>Sex
성별</td><td colspan="2"></td></tr>
<tr><td>5</td><td>Gestation period
임신기간</td><td colspan="5">weeks</td><td>Name
성명</td><td colspan="2"></td></tr>
<tr><td rowspan="2">6</td><td rowspan="2">Multiple Birth
다태</td><td rowspan="2" colspan="2">○ ① Twins 상태
○ ② Triplet 상태
○ ③ ( ) 태</td><td colspan="3">Birth order of the Person named on the Birth Certificate
다태 출산중의 본아의 출산순위</td><td colspan="4">○ ①1st ○ ②2nd ○ ③3rd ○ ④4th</td></tr>
<tr><td colspan="3">Condition of the Person named on the Birth Certificate
다태 출산중의 태아의 상태</td><td colspan="4">Birth ( ) (Male , Female)
출생 인 남 인 여 인
Stillbirth ( ) (Male , Female , Unknown)
사산 태 남 태 여 태 불상 태</td></tr>
<tr><td>7</td><td>Child birth history of Mother
산모의 산아수</td><td colspan="9">Total ( ), Alive ( ), Death ( ), Stillbirth ( )
명중 생존자 명 사망자 명 사상자 태</td></tr>
<tr><td>8</td><td>Physical condition
출생아의 신체상황</td><td colspan="5"></td><td>Weight
몸무게</td><td colspan="3">Kg</td></tr>
<tr><td>9</td><td>Health condition
출생아의 건강상황</td><td colspan="9"></td></tr>
</table>

We certify that the above statements are true and corrent.
위와 같이 증명함.

Issued date 발행일 — 20 Y M D
Hospital Name 의료기관 명칭 — Hanyang University Medical Center
Hospital Location 의료기관 주소 — 222 WANGSIMNI-RO, SEONGDONG-GU, SOEUL 04763, SOUTH KOREA

License No. Name of Doctor or Attendant(st birth) (Signature)
License No. Name of Issuing Doctor or Attendant (Signature)

※ This certificate without hospital seal is invalid.

313132-008511일
94. 6. 17 승인

[그림 7-11] 출생증명서의 예

OUTPATIENT CERTIFICATION
통원확인서

<table>
<tr><td rowspan="3">Patient's Personal Information
환자인적사항</td><td>Patient Unit No.
병록번호</td><td></td><td colspan="2">Resident(Alien) Registration No.
주민등록번호</td><td colspan="2">-</td></tr>
<tr><td>Address
주소</td><td colspan="5"></td></tr>
<tr><td>Patient Name
이름</td><td></td><td>SEX
성별</td><td>F</td><td>DOB
생년월일</td><td>Y M D Y</td></tr>
<tr><td>Outpatient Service Dates
통원일자</td><td colspan="6"></td></tr>
<tr><td colspan="7">We certify that the above patient had visited on the date(s) as stated above for medical examination and treatment.
상기환자는 통원치료 하였음을 확인합니다.

20 YY MM DD

(04763) 222-1 WANGSIMNI-RO, SEONGDONG-GU, SEOUL
HANYANG UNIVERSITY MEDICAL CENTER</td></tr>
</table>

(1/1)

[그림 7-12] 통원확인서의 예

4 외국인 환자 입/퇴원 절차

1) 입원 결정

(1) 입원결정은 환자의 신체적, 정신적 상태를 평가하여 담당교수 또는 전공의가 결정한다.
(2) 중환자실이나 특수치료실 입원이 요구될 경우 입실기준에 따른다.
(3) 응급환자가 아닌 경우는 입원실현황, 장비의 사용가능성, 환자 개인의 상황에 따라 입원 여부를 결정할 수 있다.
(4) 병원은 입원이 필요한 환자상태, 재정상태, 종교, 인종 및 국적 등 이유를 불문하고 입원을 거부하지 않는다.

2) 입원수속 안내

(1) 국제진료팀을 통해 외래 진료를 본 후 입원이 결정되면, 국제진료코디네이터는 환자와 함께 원무과 입원계로 동행하여 입원수속절차를 도와준다.
(2) 환자와 가족에게 입원 시 입원생활안내와 선택진료비, 상급병실료, 진료비용에 대해 설명한다.
(3) 입원 수속에 필요한 제반 서류들에 대해 설명하여 이에 동의한다는 서명을 받아 놓는다.
(4) 입원실 준비로 지연이 예상되는 경우 입원 가능 시간을 원무과 입원 수속 담당자에게 확인 후 안내하고, 당일 환자는 입원 우선순위에 의해 입원 지연됨을 설명한다.
(5) 입원예약 시 원무 입원 수속 담당자에게 국제진료팀 번호와 담당자 연락처를 같이 남긴다.
(6) 환자가 혼자 다닐 수 있고, 필요 시 국제진료소에 도움을 요청하겠다 하면 그렇게 하도록 한다.
(7) 입원 중 필요 시 통역/번역 지원해준다.

3) 퇴원방침

(1) 퇴원결정은 환자상태가 호전 또는 완치된 정도를 평가하여 담당교수 또는 전공의가 결정한다.
(2) 환자나 보호자가 전원을 원하는 경우 담당의사가 환자상태를 판단하여 결정한다.

(3) 진료의 연속성을 유지하기 위해 퇴원 및 전원 결정과정에 환자가 참여하며, 퇴원계획 수립, 퇴원설명, 퇴원 후 추후관리 정보제공, 필요 시 가정간호 및 전원 서비스 등을 제공한다.

4) 퇴원수속 안내

① 원무과 퇴원담당자가 환자 및 보호자에게 퇴원 예고된 환자의 진료비수납을 안내하고, 담당 간호사가 제반 서류발급 및 외래예약 등 안내에 대해 통역/번역 필요 시 지원

② 담당간호사가 퇴원간호계획에 의거하여 환자 및 보호자에게 외래검사 및 퇴원약 복용방법, 퇴원 후 관리사항 등을 교육하고 필요 시 가정간호 의료 및 구급차 제공 등 안내에 대해 통역/번역 필요 시 지원해준다.

(1) 입원

① 진료 후 입원결정

㉠ 입원을 결정한 담당의사에게 입원결정서를 발급받는다.
㉡ 입원일자, 진료과, 담당교수, 예상 입원일수 등을 확인한다.
㉢ 입원우선순위 및 특수병실 기준 확인
㉣ 처방된 입원 전 검사가 있는 경우 수납 후 검사를 받을 수 있도록 도와준다.

② 원무과 입원신청

㉠ 입원약정서
ⓐ 환자 또는 보호자에게 자필로 입원약정서를 작성하고 서명날인 하게 한다.
ⓑ 2인의 보증인(직업이나 재산권 행사를 할 수 있는 사람)이 서명날인 하도록 한다.

㉡ 입원 선택진료신청서
ⓐ 환자나 보호자가 주진료과 의사에게 진료지원과의 의사선택을 위임하여 진료할 경우 진료지원과 선택의사가 실시한 진료(검사, 영상진단, 방사선치료, 마취, 정신요법 등)에 선택진료비가 부담됨을 설명한다.
ⓑ 환자 또는 보호자에게 자필로 입원 선택진료신청서에 서명날인하게 한다.

International Patient Flow Chart

진료 후 입원결정 A	• 입원결정서 발급 • 필요 시 입원 전 검사 • 입원 우선순위 및 특수병실 기준 확인
원무과 입원신청	• 입원약정서 및 선택진료동의서 • 진료비 정보제공(선택진료비, 상급병실료, 비급여 등) • 선택진료신청서 확인 · 설명 후 서명
원무과 입원예약	• 입원 예약 시 원무과에 국제진료office 연락처 같이 제공 • 입원 일자 및 대략 예정 시간 환자에게 공지 • 입원 전 준비사항 안내서 제공 • 병실 배정 순서 설명
입원수속/병실배정	• 원무과 입원계에서 병실 층 및 입원 시간 전화통보 • 지정된 병동 간호사실에 안내 받은 후 입실 • 필요시 통역 지원(제3언어는 D/B 활용)
퇴원결정 B	• 담당의사가 퇴원결정 • 병동간호사가 환자에게 퇴원절차를 안내 • 필요시 통역 지원(제3언어는 D/B 활용) • 환자가 필요시 요청한 서류 수령
원무과 퇴원비 수납	• 보험과 확정 후 원무과 퇴원 수납창구에서 퇴원수속 • 병원 직인 필요한 서류 확인
퇴원안내 및 주의사항	• 병실에서 퇴원 약물 수령 후 병동간호사에게 퇴원약 설명확인 • 병동간호사가 퇴원 후 주의사항에 관한 교육
귀가	• 필요시 영문영수증 발급 • 다음 외래 진료 예약일 확인 후 귀가

[그림 7-13] 입원 / 퇴원 절차(Procedure)

㉢ 입원결정서
ⓐ 병실비용에 대한 안내를 받도록 도와준다.
ⓑ 기준병실료와 상급병실료 안내문을 고지한다.
ⓒ 상급병실료 차액은 전액 본인부담임을 설명하고, 하급병실로 전실절차를 안내한다.
ⓓ 희망병실 확인 후 특히 하급병실을 원하는 경우 참고예약은 하지만, 병실 상황에 따라 환자가 원하는 병실로 배정하지 못하는 경우가 발생한다는 것을 사전에 설명해준다.

③ 입원수속 및 병실배정
㉠ 원무과 입원 담당자가 환자나 보호자에게 입원 당일 오전 중에 직접 참석 시간 통보
㉡ 입실 전 원무과에서 입원 수속 후 입원확인 서류를 지참하고 해당 병실로 안내
ⓐ 평일/주말 근무시간 내에 입원 : 본관3층 원무과 입원계에서 수속
ⓑ 평일/주말 근무 외 시간에 입원 : 응급실 원무과에서 수속
㉢ 지정된 병동 간호사실에 입원확인 서류 제출 후 병동 입원방침에 따르도록 한다.
㉣ 입원 시 필요한 영문서류를 준비하여 병동에 미리 전한다.
㉤ 입원 중 한국어 가능한 보호자가 보유하는 것이 원칙이며 필요 시 통역/번역을 지원해준다.

(2) 퇴원

① 퇴원결정
㉠ 담당의사가 의학적 판단에 따라 환자의 퇴원 여부를 결정한다.
㉡ 퇴원예고제로 퇴원 1일 전에 환자와 보호자, 병동간호사에게 고지하게 될 것이다.
㉢ 담당간호사가 확인 후 병동 퇴원방침에 따라 환자에게 퇴원 안내할 것이다.
㉣ 필요 시 통역/번역을 지원해준다.

② 원무과 퇴원진료비 수납
퇴원진료비 심사가 완료되면 원무과 퇴원계에서 퇴원수속을 도와준다.
㉠ 퇴원진료비 수납 :
㉡ 외래진료 예약비 수납 : 외래 예약일시 확인
㉢ 환자의 요구에 따라 병동에서 발급해준 제반 서류 확인 및 병원직인 날인(진단서 등)

㉣ 영문영수증을 발급 받을 수 있도록 도와준다.

③ 퇴원안내 및 주의사항

㉠ 퇴원 수속 후 병동에서 간호사로부터 퇴원약을 수령 받고 복용법 설명을 도와준다.

㉡ 퇴원 후 주의사항에 대한 설명을 도와준다.

④ 귀가

퇴원 후 외래 진료 예약일시 확인 후 귀가 조치시킨다.

5 매뉴얼 작성법

1) 외국인환자 진료팀에서 제시한 입원약정서에 포함해야 될 항목

입원약정서 및 입원생활안내문 매뉴얼에 포함되는 사항은 다음과 같다.

(1) 환자권리의 존중 및 보호에 관한 지침

(2) 불만 및 고충처리 체계(민원접수 방법)

(3) 전화 및 인터넷 사용 안내(컴퓨터 대여 안내)

(4) 병원 내 편의시설 안내(예: 은행, 슈퍼, 매점, 의료용품점, 식당 등)

(5) 주차(병원 주차장의 규모, 이용 시간 및 이용료 등에 대한 정보)

(6) 귀중품 관리(도난방지체계 설명), 음식물 반입 및 자가 투약 약품 관리

(7) 낙상예방, 휴대폰 사용금지, 침상이동제한, 금연정책, 간호사 호출기 사용법

(8) 담당의사 회진시간 및 연락방법, 면회시간 및 식사시간, 외출 시 절차

(9) 배선실(탕비실) 샤워실 사용 안내, 린넨서비스(침대보, 베개 커버 및 환자복 교환 시)

(10) **소방안전체계** : 가스 전열기구 사용금지, 화재 시 대처요령, 비상시 대피방법 및 대피 경로 안내 표지판

(11) 병원, 병동 내 휴게시설, 간병인 서비스 이용방법

(12) **가정간호 서비스 체계** : 의료사회사업 상담 방법

(13) **의료사회 복지 서비스 체계** : 의료사회사업 상담 방법

(14) 진단서 발급 및 개인의료정보 제공 체계

(15) 퇴원안내, 진료/입원비용 지불방법

(16) 이송수단(앰뷸런스, 공항픽업서비스, 리무진 서비스 등)

(17) 외래진료예약
(18) 각 종교 원목실 및 종교 서비스(종교 시설 및 이용 안내)
(19) 국제진료 코디네이터 및 연락 방법

2) 외국인 환자의 수술 전 단계 과정

기본검사 및 치료 및 수술에 대한 설명으로 고객이 내원해 전화, 인터넷 등으로 상호 상담한 '진료 설계'에 대한 기본검사와 외래진료를 통해 최종 진단명과 치료방향 및 수술을 포함한 치료방법에 대한 설명을 받는 단계이다. 이 단계의 기본적 절차로는 기본검사 이후 외래진료를 통해 입원이 결정되면 해당 주치의가 발행하는 입원명령서에 의해 입원 수속을 하며 입원 수속 후 수술을 위한 수술전 정밀검사가 진행된다. 환자가 담당 의료진과 최종적으로 치료(수술 포함)진행에 대한 결정이 이루어지면 담당 의료진은 상세한 수술방법 및 주의사항, 합병증 및 후유증 등에 대해 자세히 본인에게 설명하고 마취동의서, 수술동의서를 환자 본인으로부터 직접 서명을 받는다.

3) 외국인 환자의 수술 후 단계 과정

환자가 치료(수술 포함)를 받는 과정으로 수술실과의 사전 수술 시간 등의 조율을 통해 예정된 수술 시간에 맞도록 진행한다. 환자 보호자와의 원활한 의사소통을 위한 연락망을 구축하며 미리 환자에게 수술실에서의 진행과정을 설명해 줌으로써 불안감을 최소화시키고, 수술 시 주의사항 등에 대해 재교육하며 이에 대한 내용은 문서화하여 준비하도록 한다. 이때 원활한 의사소통을 위해 수술실에 해당 코디네이터나 통역사가 동행할 경우에는 담당 코디네이터나 통역사도 수술실에서의 주의할 점 등을 사전에 숙지하도록 한다.

수술 후 회복단계에서는 안정을 취하는 단계이며, 마취 및 수술 이후 통증이 동반되어 고객이 매우 예민한 시기이므로 최대한 특별한 관심과 예의주시가 요구된다. 회복 후 병실로 이동 후에는 퇴원 시까지 안정가료를 취한다. 건강이 회복되어 퇴원이 결정되면 퇴원을 위한 준비가 필요하며 퇴원준비를 위한 사항으로는 의료진으로 부터는 영문진단서, 의무기록, 각 종 영상자료, 퇴원 약, 예약확인서, 퇴원을 위한 교육 등이 준비되어져야 하며 행정적으로는 영문영수증, 고객이 필요한 경우 국제보험 청구를 위한 각종 서류를 준비한다. 퇴원 수속 후 고객이 바로 항공편을 이용해 귀국하는 경우는 필요한 경우에는 항공사와 사전 연결하여 환자 상태에 따른 협조(예, 치료 후 회복단계에서 보행이 완전치 않은 경우나 휠체어가 필요한 경우)를 요청한다.

치료 후 관광이 예정된 경우에는 고객 및 동반자에서 다양한 여행 정보를 제공하며, 안내를 요청하는 경우에는 여행업체와 연결하여 도움을 준다. 사전에 이러한 여행 정보제공을 위해 국내 여행 상품 등에 대한 안내 자료를 구비해 놓고 여행사와의 네트워크 구축을 통해 필요시에는 바로 연결해 주도록 한다.

사후관리(post-care 또는 after-care)단계로 고객과의 지속적인 관계관리(Customer relationship management)를 통해 귀국 후 건강상 아무런 문제가 없는지 관리하는 단계이다. 이 시기에는 고객과의 원활한 의사전달 및 소통을 위해 전화, 이메일 등 다양한 커뮤니케이션 라인 구축이 필요하다. 주기적인 사후관리를 통해 정보를 교환하고 현지 의사와의 협조가 필요한 경우 적극적인 협력체계를 구축한다.

4) 진료비 정산에 있어 오류가 있을 경우에 대한 해결방안

의료기관은 외국인 환자와 최초로 진료상담을 하고 예약을 할 때부터 진료비 지불방법에

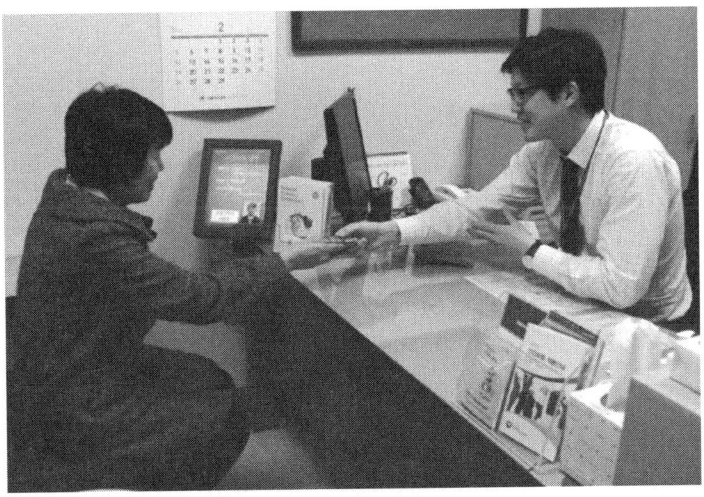

자국통화환전(DCC) 및 중국 은련카드 결제시스템 도입

최근 의료에도 한류바람이 거세지며 한국의료진을 찾아 방한하는 외국인 환자들이 크게 늘고 있는 가운데 서울아산병원이 외국인 환자들의 편의를 위한 결제시스템을 확대해 눈길을 끌고 있다.
서울아산병원은 외국인 환자들의 수납편의를 위해 '자국통화환전(DCC) 및 중국 은련카드 결제시스템'을 1월 3일부로 도입했다.
서울아산병원은 현재 신용카드와 가상계좌, Open-Card 등을 활용한 다양한 수납방식을 활용하고 있다. 진료비가 소액인 경우 휴대폰을 이용해 결제할 수 있고, 입원 중간금은 홈페이지를 통해 수납 가능하다. 이 밖에도 지로와 무통장 입금을 통한 수납이 가능하다.

출처 : 서울아산병원, 외국인 환자 수납편의 제공 |작성자 몸짱 기자

[그림 7-14] 외국인환자 진료비 지불방법의 예

대해 환자에게 설명하도록 한다. 즉, 현금지급방법이나 통장 이체방법, 사용가능한 카드 등을 사전에 설명하도록 하는 것이다.

또한, 국제보험사로부터 지불보증을 받은 환자의 경우 진료비 지급자인 보험사와 의료기관 사이에 그 치료비의 지불보증 범위에 대한 설정이 명문화되어져야 한다. 진단 결과 부득이 합병증이나 추가 병명이 발견되어 그 진료의 범위가 넓어질 경우 지불 보증한 보험사에 진단서를 발급받아 그 내용을 통보하여 추가적으로 승인을 받아야 한다. 이를 위해서는 추가적인 보험사와의 접촉을 통해 환자의 경과 상태와 이에 따른 진료비 지급에 대한 확인을 하여야 한다.

참고문헌

김창엽, 미국의 의료보장, 한울아카데미, 2005

보건복지부, 한국보건산업진흥원, May. 2010. 외국인환자 유치사업 활성화 및 신뢰성 제고를 위한 방안 자료집,

유태규 · 김재희, 보건의료관광실무, 메디시언, 2013

이견직, 의료경영학, 무역경영사, 2010

이훈영, 의료서비스마케팅, 청람, 2012

진기남, 의료관광서비스 마케팅, 범문에듀케이션, 2015

한국관광공사, 의료관광실무 매뉴얼, 2014

한국보건산업진흥원, 2009국제진료 코디네이터 워크숍 자료집, Dec. 2009

한국보건산업진흥원, 외국인환자 Care Manual 2권, 2014

한국보건산업진흥원, 외국인환자 의료분쟁 예방 및 해결방안, 2008,

한양대학교병원, 외국인환자매뉴얼, 2014

Barbara J. Youngberg, Dec. 1990, Essentials of Hospital Risk Management

Devon M. Herrick, Nov. 2007. "Medical Tourism: Global Competition in Health Care", National Center for Policy Analysis

Fielding, Stephen, L, 1995, Changing Medical Practice and Medical Malpractice Claim

George A. Peters, Barbara J. Peters, 2008, Medical Error and Patient Safety–

Human Factors in Medicine, CRC Press
Global Healthcare & Medical Tourism Conference Korea 2010, Apr. 2010
Green S. T. 2008, "Medical tourism–A potential growth factor in infection medicine and health," Journal of Infection, 57(5), p.429
Hirokazu Nagawa, May/June 2006, "Risk Management in Hospitals.", JMAJ.–Vol. 49, No 5*6
Joint Commission International Accreditation Ambulatory Survey Process Guide, Oct. 2006
Joint Commission International Accreditation Standards for Hospitals. Jan. 2008.
Josef Woodman, 2008, Patients Beyond Borders
Laura Carabello, A Medical Tourism Primer for U.S. Physicians
Michael Faure, 2001, Cases on Medical Malpractice in a Comparative Perspective, Springer
N.W.S. van der Hoeff, Oct. 2003, Theory and Practice of In–Hospital Patient Risk Management
Nancy O. Graham, 1982, Quality in Health Care: Theory, Application and Evolution
Peter A. Leggat, 21May 2005, Risk assessment in travel medicine
Robert Carroll, 2009, Risk Management Handbook for Health Care Organizations, American Society for Healthcare Risk Management
Robert M. Wachter, Understanding Patient Safety
S. Angelo, S. Berkowitz, I. Rothschild and F. Rozovsky, 2009, An Enterprise Risk Management Approach to Medical Tourism
3rd Annual International Medical Travel Conference, Nov. 2008

제4부

의료 커뮤니케이션

제 8 장 의료 커뮤니케이션의 개념

1 의료 커뮤니케이션의 정의

생활수준 향상과 함께 건강한 삶에 대한 국민적 관심이 날로 높아지면서 건강과 질병, 의료 관련 문제가 수시로 사회적 관심사나 논쟁거리로 등장하고 있다. 이 가운데 의료 현장에서 이뤄지는 커뮤니케이션 문제가 최근 중요하게 부각되고 있다. 의료행위는 무엇보다 의료인과 환자 간 원활한 상호작용을 필요로 하며, 그 밑바탕을 이루는 것이 결국 인간과 인간 사이의 커뮤니케이션이라는 인식이 확산된 결과이다. 의료인들의 대인관계와 커뮤니케이션 능력이 의료의 질적 향상에 중대한 영향을 미친다는 것은 널리 알려진 얘기이다. 의료 종사자들의 커뮤니케이션 능력은 가장 핵심적인 직업능력 가운데 하나라는 공감대가 형성되면서 국내에서도 예비 의료인을 대상으로 하는 커뮤니케이션 교육에 관심이 급증하고 있다.

의료서비스는 일반 서비스와 달리 고객과 서비스 제공자 간 상호작용이 상대적으로 많고 고객의 지각된 위험이 높기 때문에 서비스를 제공받는 동안 고객의 심리상태가 상대적으로 불안한 편이다. 이 때 의료인이 질병 자체에 대한 관심 외에 환자를 인격체로 대하여 정보를 공유하고 의사결정 과정에 참여하도록 만드는 분위기가 중요한데, 그것은 다름 아닌 커뮤니케이션이 진행되는 상호작용 과정에서 형성될 수 있다. 의료인은 환자와의 커뮤니케이션을 통해 환자의 건강 및 건강관리에 대한 중요한 정보를 제공받으며, 사회적·심리적 요소를 파악하여 환자가 지닌 가치, 욕구, 선호와 일치되는 진료를 제공할 수 있다. 또한 환자는 의료서비스 제공자와의 커뮤니케이션을 바탕으로 서비스에 대한 전반적 평가를 내리게 된다. 의료서비스에서 서비스 제공자와 고객의 관계는 커뮤니케이션을 통해 형성되고 발전되는 것이다.

의료서비스에 소비자 관점이 적극적으로 도입되면서 커뮤니케이션은 고객 중심 의료 마케팅 관점에서 매우 중요하게 다루어지고 있다. 의료서비스 산업에서 환자들의 권리 의식이 점차 높아지고 있는 오늘날 현실이 효과적인 의료 커뮤니케이션에 대한 관심을 증대시키고 있는 것이다. 환자들은 의료진의 정감 있고 친절한 언행과 같은 호의적인 커뮤니케이션 경험을 바탕으로 병원에 대한 좋은 이미지나 신뢰를 형성하며, 의료서비스 제공자의 설명이 만족스럽지 않은 경우 다른 제공자를 선택함으로써 커뮤니케이션 요소에 따른 병원 간 경쟁을 유발하고 있다. 최근 나날이 경쟁이 심화되고 있는 의료시장에서 의료 커뮤니케이션이 새로운 경쟁력을 지니는 요소로 각광받는 이유가 여기 있다.

의료 커뮤니케이션이라는 용어 자체는 전혀 새로운 개념을 포함하는 것이 아니다. 쉽게 추측할 수 있듯이, 의료 커뮤니케이션은 의료서비스 분야에 커뮤니케이션을 적용한 개념이라고 볼 수 있다. 다만 우리들 일상에서 자연스럽게 이뤄지고 있는 '커뮤니케이션'이라는 개념이 포함하는 범위가 워낙 넓고 복잡하다는 점 때문에 의료 커뮤니케이션 또한 설명하기에 매우 복잡하고 어려운 부분을 포함한다. 특히 상대방에게 의도한 바를 명확하게 전달하고 그에 따른 행동 변화를 이끌어내기 위한 효과적인 커뮤니케이션은 지극히 어려운 것에 속한다. 아래 언급은 커뮤니케이션의 이러한 어려움을 잘 지적하고 있다.

> "말했다고 해서 듣는 것은 아니다. 들었다고 해서 이해한 것은 아니다.
> 이해했다고 해서 동의한 것은 아니다. 동의했다고 해서 기억한 것은 아니다.
> 기억했다고 해서 적용한 것은 아니다. 적용했다고 해서 행동이 변한 것은 아니다."
>
> – 콘라드 로렌츠(Konrad Lorenz, 1903~1989)

의료서비스는 고객인 환자의 욕구를 충족시켜주기 위해 무형의 활동을 제공하는 서비스이며, 최상의 의료서비스는 환자에 대한 정확한 이해를 바탕으로 적절하게 치료하는 것이다. 그러나 치료 이전에 환자에게 필요한 정보를 충분하게 전달하고 환자 개개인의 이해 수준을 고려한 상세하고 친절한 설명을 제공하는 것이야말로 의료서비스의 핵심 사항으로 꼽힌다. 의료 전문 지식이 결여된 환자들은 의료서비스 품질에 대해 정확한 평가를 내리기 어려우며, 대신 주로 서비스 제공자가 어떤 말을 하고 어떤 태도로 임하는가에 따라 영향을 받기 쉽기 때문이다. 이는 좋은 의료 커뮤니케이션이야말로 좋은 의료서비스의 출발점이라는 것을 알게 한다. 의료인과 환자 간 충분하고도 활발한 커뮤니케이션은 의료행위 과정에서 환자들의 관여도를 높이고 만족감을 안겨준다.

그 동안 '의료 커뮤니케이션(medical communication)'은 '의사–환자 간의 대화(doctor–patient dialogue)', '헬스 커뮤니케이션(health communication)', '병원 커뮤니케이션

(clinical communication)' 등 다양한 용어로 혼용되어 왔다. 그러나 비슷해 보이는 이 용어들에는 미묘한 차이가 존재한다. '헬스 커뮤니케이션'의 경우 의료 커뮤니케이션을 포함해 건강에 영향을 미치는 커뮤니케이션 행위를 뜻하는 것으로, 메시지의 전략적 설계와 커뮤니케이션 방법의 적절한 이용을 통한 건강증진을 목표로 한다. 일반적으로 헬스 커뮤니케이션은 다양한 물리적·사회적 상황에서 사람들의 건강 관련 행위에 영향을 미치기 위한 전략적 커뮤니케이션 활동을 지칭하곤 한다. 의료 커뮤니케이션은 넓게 보아 헬스 커뮤니케이션 영역에 속하지만, 주로 의료 현장에서 이뤄지는 커뮤니케이션을 의미한다(이에 비해 '병원 커뮤니케이션'은 병원이라는 물리적 공간에서의 커뮤니케이션을 강조한다는 차이를 지닌다.). 그리고 '의사–환자 간의 대화'는 의료 커뮤니케이션 가운데 한 유형이며, 따라서 의료 커뮤니케이션의 하위 범주에 속한다.

의료 현장은 광범위하다. 따라서 의료 커뮤니케이션은 포괄적이고 집합적인 개념이지만, 대체로 병원 구성원 가운데 의료 관련 전문 인력(예: 의사, 간호사, 기사)과 환자 사이의 커뮤니케이션 문제라고 볼 수 있다. 이러한 상황은 인간 커뮤니케이션 유형 가운데 면대면(face–to–face) 대인 커뮤니케이션에 대한 폭넓은 이해를 필요로 한다. 대인 커뮤니케이션은 인간의 가장 기본적인 커뮤니케이션 형태이자 인간과 인간 사이의 관계를 결정짓는 중요한 커뮤니케이션에 속한다. 결코 혼자 살아갈 수 없는 사회적 동물인 인간은 끊임없이 상대방과의 상호작용을 필요로 하며, 그 과정과 결과를 바탕으로 인간관계가 형성된다. 의료인과 환자 사이도 마찬가지이다.

한편 의료 커뮤니케이션은 실제 커뮤니케이션 내용 뿐 아니라 주변 상황(예컨대 의료진과 환자 간 거리, 높이, 각도 등)에 의해서도 영향을 받는다. 의료서비스 관점에서 볼 때 환자 면담 과정에서 이뤄지는 커뮤니케이션은 기술적 서비스에 속하며, 면담이 이뤄지는 주변 상황은 기능적 서비스로 분류된다. 기술적 서비스는 의료인이 현대과학의 기술적 지식에 따라 과학적이고 합리적인 의사결정을 하고, 진료과정에 대해 환자 기대 수준에 부응할 수 있도록 충분히 이해시키는 것을 목표로 한다. 성공적인 기술적 서비스는 진료과정과 결과에 긍정적인 영향을 주어 환자와의 신뢰관계를 형성하는 것이다. 이를 위해 기술적 서비스는 환자 개

[표 8–1] 의료 커뮤니케이션의 서비스 유형

<table>
<tr><td rowspan="2">기술적 서비스
(technical service)</td><td>치료</td><td>문진 대화, 병력 대화, 진찰 대화, 병명 통보 대화, 처치 대화, 동의 확인 대화</td></tr>
<tr><td>치료 외</td><td>공감(empathy)</td></tr>
<tr><td rowspan="2">기능적 서비스
(functional service)</td><td>치료</td><td>동선, 치료 공간 등</td></tr>
<tr><td>치료 외</td><td>인테리어 등</td></tr>
</table>

개인에 대한 공감 형성과 같은 맞춤형 서비스를 포함해야 한다. 한편 기능적 서비스는 의료 커뮤니케이션의 제도적·물리적 환경에 관한 사항으로 접근성 및 편의성, 물리적 환경, 인적 여건 등 외형적 상황 요소를 포괄하는 것이다.

2 의료 커뮤니케이션의 이론

1) 상호작용 과정으로서의 의료 커뮤니케이션

(1) 의료 커뮤니케이션의 상호작용성

커뮤니케이션은 혼잣말과 같이 혼자서도 가능한 것이지만, 대부분 2인 이상의 관계에서 발생한다. 커뮤니케이션에서 상대방의 존재는 매우 중요하다. '커뮤니케이션(communication)'이라는 용어의 어원은 'communis'로, '공통되는(common)', '공유하다(share)'와 같은 의미를 지니는 것이다. 즉, 상대방이 있고 그와 나눈다는 것이 커뮤니케이션의 원래 뜻에 포함되어 있다. '커뮤니케이션'은 우리말로 '의사소통'으로 풀이된다. '의사소통'의 사전적 정의는 '마음먹은 바의 뜻을 막힘없이 서로 통하게 하는 것'이다. 역시 '서로 통하게 하는 것'이라는 의미를 담고 있다. 이는 의료 커뮤니케이션이 의료진의 일방적 질문이나 지시가 아닌 환자와의 상호작용으로 이뤄져야만 한다는 것을 알게 한다.

그러나 의료 전문가와 전문 지식이 전혀 없는 환자 사이에서 일어나는 커뮤니케이션이라는 점 때문에 의료 커뮤니케이션에서의 상호작용은 동등하게 일어나기 힘들다. 예컨대 의사는 의료 면담에서 대화 주도권의 약 80%를 행사하게 되어 환자는 주로 질문에 답변하는 수준에 머물며, 질문을 던지지 못하는 등 주로 수신자로서만 커뮤니케이션에 참여하게 된다. 의료 커뮤니케이션의 이러한 비대칭적인 형태는 이상적인 인간의 커뮤니케이션과 많은 차이를 지니기 때문에 의료 현장에서 환자들이 체감하는 커뮤니케이션 만족도는 낮아지기 쉽다. 특히 환자들은 자신의 건강에 높은 관심을 갖고 있기 마련이어서 의료진이 설명을 충분히 하지 않거나 설명 기술이 부족한 경우 의료서비스가 크게 부족하고 불확실하다고 느끼고 불안감을 갖게 마련이다. 의료인이 환자를 위협하거나 불안감을 조장하고, 권위의식을 드러내거나 환자가 이해할 수 없는 전문 용어를 사용하는 경우 환자들의 불안은 더욱 가중된다. 이처럼 진료과정에서 커뮤니케이션이 모호하거나 오해가 발생하면 오진으로 연결될 수밖에 없다. 또한 의료 현장에서 의료인이 지시하고 조언한 내용을 환자가 실제로 얼마나 잘 따르는가를 의미하는 순응도는 매우 중요한 것인데, 이 역시 의료인-환자 간 원활한 상호작용을 바탕으로 하는 협력관계에 크게 좌우된다.

커뮤니케이션은 종종 탁구 경기와 비교된다. 탁구는 주고받는 게임으로, 경기에 참여하는 두 사람은 서로의 역할을 주고받는다. 늘 한 사람이 송신자가 되어 공을 날려 보낼 수는 없다. 날려 보낸 바로 다음 순간 되돌아온 공을 받아쳐야 하는 수신자 역할을 해야 하기 때문이다. 좋은 경기는 참여자들이 최선을 다하여 반복적으로 공을 잘 날려 보내고 받아치는 것이다. 다만, 인간의 커뮤니케이션은 탁구 경기처럼 안정적이고 통제된 상황에서 일어나지 않으며 의료 커뮤니케이션도 마찬가지이다. 탁구 경기는 단 하나의 공으로 진행되며 방향성을 어느 정도 예측할 수 있다. 실내 경기여서 바람에 요동칠 일도 없다. 하지만 의료 커뮤니케이션은 탁구처럼 하나의 공으로 이어갈 수 없으며(이는 '끝말 이어가기'에서나 가능한 일이다.), 대부분 그 과정에 혼란스러움이 함께 한다. 그리고 무엇보다 중요한 것은, 의료 커뮤니케이션은 탁구 경기처럼 경쟁적으로 치러지지 않는다는 것이다. 성공적인 의료 커뮤니케이션은 승자와 패자가 나눠지지 않으며, 커뮤니케이션에 참여한 의료인과 환자 모두 만족감을 느끼는 승자가 되는 것을 의미한다.

그렇다면 성공적이고 바람직한 의료 커뮤니케이션을 위해서는 어떤 점들이 고려되어야 할까? 앞서 살핀대로 의료 커뮤니케이션은 공간 배치와 같은 외부 상황적 요소에 영향을 받는다. 진료와 관련된 기술적 측면에서는 의료인과 환자 간 대화 진행(초진 혹은 재진에 적합한 대화)이 잘 이뤄져야 하며, 환자와의 공감대와 신뢰 구축을 위한 관계 맺기가 필요하다. 환자로부터 필요한 정보를 취득하기 위한 올바른 질문 기법이 동원되어야 하는 한편, 환자의 질환을 이해할 수 있는 정확한 듣기, 환자의 대화 참여를 촉진하는 피드백 전달, 비전문가를 쉽게 이해시킬 수 있는 친절한 설명, 비언어와 음성언어의 효과적 사용, 공감을 통한 환자 정서 지지, 효과적 커뮤니케이션을 가능하게 하는 대화 격률 습득 등이 포함된다. 이 모든 것들은 전문성을 갖춘 의료인이 의료 전문 지식이 없는 환자의 입장을 먼저 배려하고 눈높이를 맞추는 태도를 갖추는데서 비롯된다. 의료 커뮤니케이션의 상호작용성은 다름 아닌 환자 중심의 커뮤니케이션을 행하는 것으로서, 인간에 대한 깊은 관심과 따스한 마음이 전제되어야 하며 많은 참을성이 요구된다.

(2) 의료 커뮤니케이션의 과정

의료 커뮤니케이션의 주체는 인간이다. 따라서 의료 커뮤니케이션을 이해하기 위해서는 인간에 대한 이해가 전제되어야만 한다. 그러나 인간은 한 마디로 정의될 수 있는 단순한 존재가 아니다. 너무나 복잡한 면모를 지니고 있는 인간이 주체가 되는 행위이기에 의료 커뮤니케이션은 단순하지 않다. 그동안 인간의 커뮤니케이션을 연구해온 학자들이 강조해온 것은 커뮤니케이션이 어떤 한 부분이 아니라 과정 전체를 의미한다는 점이다. “커뮤니케이션은 우리가 관련을 맺고 있는 사람 혹은 세상을 통해 메시지를 보내고, 받고, 해석하는 과정이다.”는 말은 이를 설명하는 것이다. 이를 바탕으로 볼 때 의료 커뮤니케이션은 의료인이 환자에게, 환자가 의료인에게 메시지를 보내고 받고 해석하는 일이며, 그 두 사람이 처음 만나서 헤어지기까지의 모든 과정을 포괄하는 것이라고 볼 수 있다.

메시지는 ‘상대방을 이해시키려는 의도에서 만들어내는 신호’이다. 의료 커뮤니케이션 과정에서 의료인은 주로 질문을 통해, 환자는 주로 답변을 통해 메시지를 생산한다. 의료인은 질병에 대한 정확하고 구체적인 정보를 필요로 하며, 환자는 자신이 받게 될 의료행위와 관련해 보다 도움이 되는 정보를 제공하려는 욕구를 지닌다. 메시지는 대부분 언어 형태로 전달된다. 언어는 메시지를 가장 손쉽고 효과적으로 만들어낼 수 있는 도구이다. 하지만 언어는 편리한 장점만큼이나 단점도 적지 않다는 것을 유의할 필요가 있다. 우선, 추상성과 상징성이 강한 언어는 개인의 성장 환경이나 사고방식, 가치관, 문화 차이에 따라 서로 다른 의미로 사용될 수 있다. 의료인은 이러한 차이를 인식하고 자신이 아닌 환자의 입장을 고려한 메시지를 전달해야 한다. 또한 언어는 사실보다 추론에 의한 내용을 담는 경우가 많다(사람들은 흔히 “수축기 혈압이 150mmHg이다.”는 사실을 제시하기보다, “혈압이 높다.” 혹은 “혈압이 높은 편이다.”는 추론을 자주 언급한다). 이 때문에 의료 커뮤니케이션 과정에서 종종 오해가 발생할 수 있다는 점에 주의해야 한다. 언어는 집단에 따른 차이를 보이기도 한다. 세대별·성별·집단별 언어 사용 형태는 경우에 따라 매우 다르게 나타난다. 그러므로 자신이 속한 집단에서 쉽게 통용되는 언어라고 해서 다른 집단 사람에게 그대로 사용하는 것은 삼가야 한다. 의료인이 무심코 환자 앞에서 전문 용어를 사용하는 경우가 이에 속하는 것으로, 이는 환자를 배제시키는 행동으로 인식되어 불만으로 이어질 수 있다. 의료 커뮤니케이션에서 무엇보다 중요한 것은 환자 입장에서 수용 가능한 메시지를 생산해내야 하는 것이다.

의료 커뮤니케이션에서 주로 메시지 송신자 역할을 담당하는 의료인들은 언어 자체가 지니는 한계와 오해 유발의 가능성을 미리 인식해야 한다. 따라서 뜻이 명확하며, 가장 대중적이고 보편적이어서 누구나 쉽게 이해할 수 있는 언어를 항상 사용해야 한다. 또한 “‘아’ 다르고 ‘어’ 다르다.”는 말이 있는 것처럼, 같은 말이라도 상대방의 호감과 공감을 살 수 있는 언어 전달 방식을 택해야 한다. 특히 감정적으로 예민한 환자에게 친근하게 대하며 고통에 공감을 표시하는 전달 방식을 사용하는 것이 매우 중요하다. 의료인의 메시지 전달 태도에 따라 환자가 제공하는 정보의 양과 질은 얼마든지 달라질 수 있기 때문이다. 환자가 처한 상황을 충분히 배려하는 의료인의 언어는 윤리적이면서도 효율적인 의료 커뮤니케이션이 된다. 의료 커뮤니케이션은 업무 효율성과도 밀접한 관련을 지니는 것이다.

한편 의료 커뮤니케이션 과정에서는 손짓이나 발짓, 얼굴 표정과 같은 비언어 또한 적지 않은 메시지를 생산한다. 특히 의료인 앞에서 적극적인 커뮤니케이션 참여가 어려운 환자는 언어가 아닌 비언어로 자신의 상태와 욕구를 알리는 경우가 많다. 의료인은 이러한 환자의 비언어를 주의 깊게 살펴야 하며, 피드백(feedback)을 통해 환자의 커뮤니케이션에 민감하게 반응하고 있다는 사실을 알려주어야 한다. 즉, 환자 개개인에게 적절한 방식으로 대응하면서(아이는 아이에 맞게, 어른은 어른에 맞게 얘기하는 것처럼) 적절한 시점에 고개 끄덕이기, 표정 짓기, 시선 맞추기 등을 실행해야 한다. 커뮤니케이션 과정에서 피드백은 상호작용을 증대시키고 활발하게 만드는 핵심적인 역할을 하는 것으로, 의료인의 피드백은 환자와의 커뮤니케이션 과정 전반에 걸쳐 긍정적인 영향을 미치게 된다.

성공적인 의료 커뮤니케이션을 위해 의료인의 메시지는 3가지 기술 – 내용 기술(content skill), 과정 기술(process skill), 개념적 기술(perceptual skills) – 을 갖추어야 한다. 내용 기술은 환자에 대한 정보를 얻기 위한 질문과 답변, 의견 교환에 대한 것이다. 과정 기술은 환자와의 관계 형성에 필요한 대화 기술에 대한 것이며, 개념적 기술은 의료인의 결정 및 정리와 관련한 것이다. 의료인과 환자 간 커뮤니케이션에서 가장 중요한 것은 병력에 대한 정보를 구하는 것, 그리고 진료 결과를 바탕으로 병명을 통보하는 정보 수집 및 제공 단계라고 볼 수 있다. 각각의 대화 구조를 보다 상세히 살피면 아래 그림과 같다.

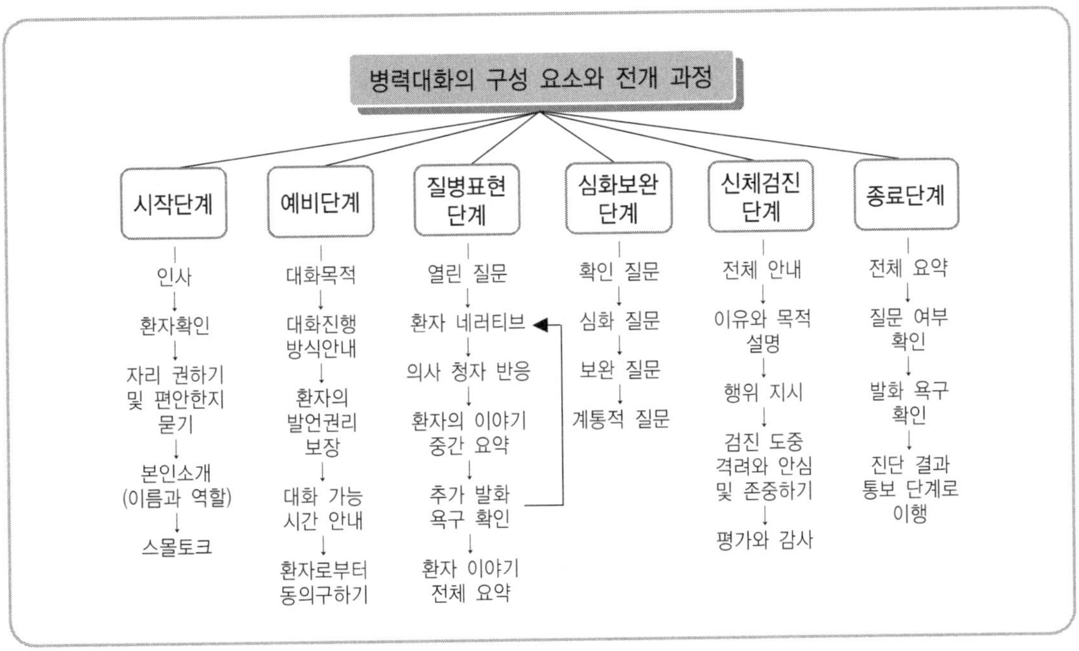

[그림 8-1] 병력대화(정보 수집)의 구조

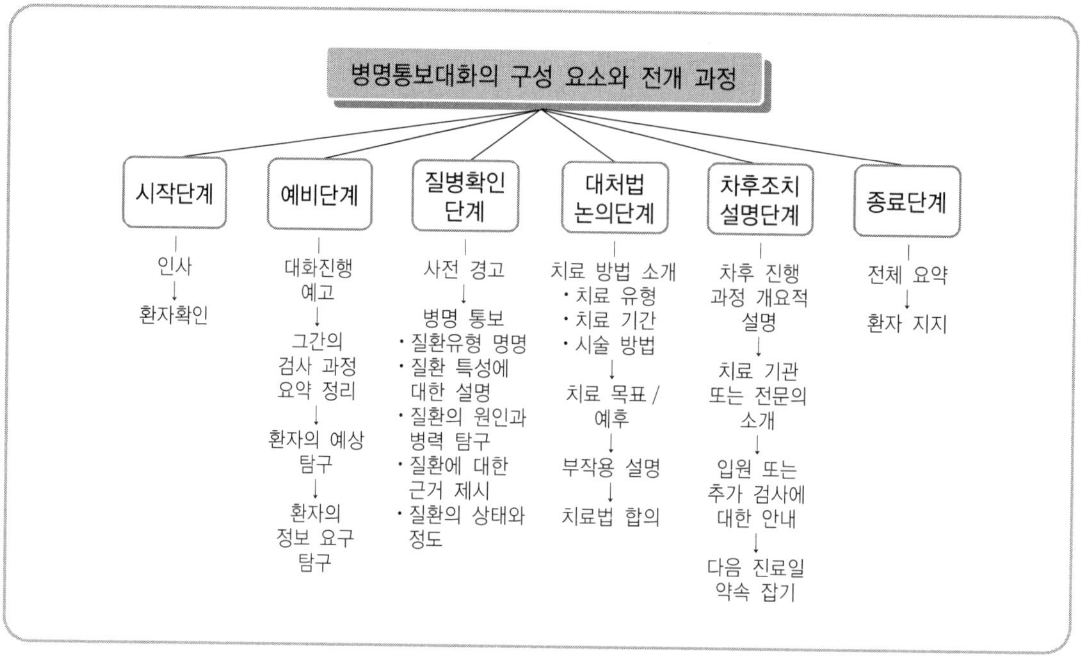

[그림 8-2] 병명통보대화(정보 제공)의 구조

출처 : 박용익, 박일환(2009). 의과대학의 의료커뮤니케이션 교육과정의 문제점. 의료커뮤니케이션 제4권 제1호, 38쪽.

2) 대인 관계로서의 의료 커뮤니케이션

의료인과 환자의 만남은 형식적이고 차가운 업무 관계에 그치는 것이 아니라 대인 관계를 포함해야 한다. 대인 관계에서 커뮤니케이션은 필수적이며, 대인 관계의 출발과 유지에 커뮤니케이션만큼 중요한 것은 없다. 의료인과 환자 간 만남의 첫 단계는 형식적이고 의례적으로 이뤄지지만, 이것이 호감으로 이어질 때 관계 진전이 일어나면서 효율적인 의료 커뮤니케이션이 가능하게 된다. 바람직한 의료 커뮤니케이션은 의료인–환자 간 친밀도에 커다란 영향을 미침으로써 바람직한 관계를 형성하게 만드는 것이라고 볼 수 있다. 인간의 대인 관계는 대부분 스스로 상대방을 선택해 관계를 형성하고 유지하는 형태를 띤다. 요컨대 무조건 타인과 커뮤니케이션하기를 즐기는 것이 아니라, 자신의 필요와 욕구에 따른 커뮤니케이션을 한다는 것이다. 이는 의료서비스 관점에서 의료인이 먼저 환자의 커뮤니케이션 동기를 유발할 수 있도록 노력해야 할 필요성을 보여주는 것이다. 성공적인 대인 관계를 위한 의료 커뮤니케이션 요소로는 어떤 것들이 있을까?

(1) 공신력

의료 커뮤니케이션은 의료인의 공신력과 밀접한 관계를 지닌다. 공신력(credibility)은 커뮤니케이션 과정에서 메시지 전달자가 상대방에게 얼마나 믿을 만한 사람으로 비쳐지는가를 나타내는 개념으로 전문성(expertise)과 신뢰성(trustworthiness), 열정(dynamism)의 3개 요소를 포함한다. 전문성은 얼마나 많이 알고 있는가를, 신뢰성은 그 사람이 어느 정도 진실한가를, 그리고 열정은 얼마나 열성적인가를 말하는 것으로서 의료인의 공신력은 의료인이 보여주는 능력, 진실함, 그리고 열성을 종합하여 환자가 판단하게 된다.

아래 [표 8-2]는 공신력의 3대 차원을 보다 상세히 살펴본 것이다. 용모와 복장 같은 외형적 요소 또한 전문성과 신뢰성에 영향을 미치고 있음을 알 수 있는데, 이는 의료인 개인의 '매력'에 대한 설명이다. 일반적인 커뮤니케이션 상황에서 매력, 특히 외모와 관련한 매력은 매우 중요한 요소로 작용한다. 외모는 첫인상에 큰 영향을 미치며 한번 형성된 첫인상은 쉽사리 바뀌지도 않는다. 타인과 접촉하면서 형성되는 인상은 처음 들어온 정보가 나중에 들어온 정보보다 더 큰 영향을 안겨주는 '초두효과(primacy effect)'를 가지며, 나아가 외모가 좋은 사람에게 다른 좋은 특성도 많이 있다고 믿는 후광효과(halo effect) 마저 발생시킨다. 의료 커뮤니케이션에서도 마찬가지이다. 다만 외모로 인한 매력은 누군가를 알게 하고 이끌리게 만들지만 오랜 관계를 유지하게 만드는 요인이 되지는 않는다. 보다 중요한 것은 의료인과 환자 사이에 심리적 거리감이 가까울 때, 즉 친근한 느낌을 줄 때 매력이 증대된다는 것이다. 환자들은 의료인의 친절함, 친근함, 선의, 개방성, 너그러움 같은 요소들에 보다 많은 매력을 느끼고 좋은 대인 관계를 형성하게 된다.

[표 8-2] 공신력의 3대 차원

공신력의 차원	구성 개념	영향을 미치는 요인
전문성	능력, 자질, 자격, 현명함, 지식, 경험, 권위	사회적 지위, 메시지 전달 과정에서의 증거 사용과 조직성, 세련된 언어 및 복장
신뢰성	인격, 도덕성, 선의, 좋은 동기, 개방성, 너그러움, 객관성, 편견 없음	친절함, 친근함, 유사성, 가치관 부합 여부, 동의의 정도, 용모, 진지함
열정	역동, 박력	확신, 집중, 몰입, 진지함

출처 : 임태섭(1997), 스피치 커뮤니케이션, 연암사, 51쪽

(2) 대인 커뮤니케이션 기술

인간은 커뮤니케이션하는 존재이지만 누구나 커뮤니케이션을 잘 하는 것은 아니다. 이 때문에 타인과 커뮤니케이션하는 방법을 배워야 하고, 이를 위해 자신이 속한 집단의 복잡한 사회

적 패턴을 익혀야 한다. 요컨대 커뮤니케이션은 단순한 운동기술과는 다른 사회적 기술을 요구하는 것이다. 대인 커뮤니케이션 기술은 대인 관계를 결정짓는 중요한 기술이다. 대인 커뮤니케이션 기술에서 실질적으로 중요한 역할을 하는 것은 감성지능(emotional intelligence)이다. 감성지능에는 다양한 형태가 있으나 의료 커뮤니케이션에서 가장 중요한 감성지능은 듣기와 공감 능력, 그리고 상황 인식능력에 대한 것이라고 볼 수 있다.

① 듣기(listening)

듣기는 매우 중요한 대인 커뮤니케이션 요소이다. 듣기가 제외된다면 상호작용을 전제로 하는 커뮤니케이션 과정 자체가 무의미하다. 메시지를 전달하는 송신자만 있지, 수신자는 없는 상태이기 때문이다. 이는 탁구에서 공을 던지기만 할 뿐 받는 사람이 없으면 경기가 지속될 수 없는 것과 같다. 커뮤니케이션 과정에 대한 이해와 공유의 결과인 중요한 피드백이 일어날 수 없는 것은 물론이다. 여기서 보다 중요한 것은 단순히 귀에 들리는 것을 듣는 것은 진정한 듣기, 즉 '경청'이 아니라는 점이다. 의료 커뮤니케이션에서 의료인은 환자가 보낸 메시지를 적극적으로 해석하기 위해 적극적인 대뇌작용을 해야 한다. 그래야만 건성으로 듣고 중요한 정보를 놓치는 일을 방지할 수 있다. 더욱 나쁜 것은 건성으로 듣고 대답하는 경우이다. 이 때문에 적지 않은 커뮤니케이션 장애가 발생할 수 있다. 참을성 있고 사려 깊은 사람은 듣는 데 시간을 더 기울이며 결과적으로 효율적인 듣기를 할 수 있다. 개방적인 마음을 갖고 폭넓은 주제에 흥미가 있는 사람 또한 효율적인 듣기가 가능하다. 이들의 또 다른 특징은 사람들을 좋아하는 경향이 있고 긍정적인 태도를 지닌다는 점이다.

듣기는 관계나 직업에 따라 다른 유형으로 나타난다. 연인, 가족, 친구 사이에서는 상대방의 감정을 배려하며 듣는 '사람 경청 스타일(people listening style)'이 되지만, 업무 현장에서는 정확한 정보 중심의 '내용 경청 스타일(content listening style)'이 된다. 간단하고 신속한 상호작용을 원하는 직종에 근무하는 경우 늘 시간에 쫓기기 때문에 '시간 경청 스타일(time listening style)'이 된다. 바쁘고 복잡한 의료 현장에서 이뤄지는 커뮤니케이션은 정보 중심의 신속한 상호작용을 추구하기 쉽고, 따라서 '내용 경청 스타일' 혹은 '시간 경청 스타일'이 되기 쉽다. 그러나 의료행위는 지극히 인간 지향적인 행위가 되어야 하며, 의료 커뮤니케이션 또한 그러한 특징을 지녀야 한다. 의료인의 듣기가 짧은 시간 안에 정보를 획득하려는데 그치지 않고 '사람 경청 스타일'이 되어야만 하는 이유이다. 이러한 노력 없이 단순히 환자의 메시지를 귀로 듣고 지나치게 되면 중요한 정보에 대해 민감하고 민첩하게 대처할 수 없게 되어 최상의 의료서비스를 제공할 수 없게 된다.

또 한 가지 유념할 것은 듣기 과정에서 의료인 자신의 태도, 신념, 감정, 선입견, 편견,

직관 등이 배제되어야 한다는 것이다. 의료 커뮤니케이션 도중 의료인 마음속에 떠오르는 잡념, 혹은 평소 지니고 있는 굳건한 신념이나 편견은 환자가 전달하는 메시지를 액면 그대로 받아들이지 못하게 만드는 방해 요소가 된다. 이러한 것들은 진정한 듣기를 방해하는 '잡음(noise)'으로 작용하게 된다. 특히 자기중심적 사고방식에 젖어 있거나 자기방어적인 성향을 지닌 의료인의 심리상태는 커뮤니케이션 상황에서 많은 잡음을 만들어낼 수 있으므로 유의해야 한다. 환자와의 커뮤니케이션 상황에서 잡음을 최소화하려는 의료인의 노력이 필요하다.

② **공감**(empathy)

공감은 타인의 사고와 감정, 행동에 자신의 상상력을 전이시킴으로써 그의 세계를 자신의 것으로 구성하는 것을 의미한다. 단순히 동정심을 느끼는 것에 그치지 않고 타인의 감정을 공유함으로써 상대방 처지를 바꾸어 생각할 줄 아는 '역지사지(易地思之)'의 마음이 그것이다. 공감 능력이 있는 의료인은 환자가 진정으로 말하고자 하는 것을 들을 수 있고, 따라서 상황을 올바르게 추정하고 조망하는 것이 가능하다.

의료인의 공감은 자연스럽게 "그러셨군요.", "아프셨겠어요.", "잘 참으셨어요."와 같은 호응과 칭찬, 격려가 담긴 피드백으로 표출된다. 이러한 피드백은 환자와의 커뮤니케이션 상호작용을 활발하게 이끌어내 전반적인 의료 커뮤니케이션 과정에 도움을 준다. 또한 "~하다는 말씀이지요?"와 같이 환자의 말을 그대로 반복함으로써 확인하고 질문하는 것, 중간 요약이나 정리를 통해 자신의 해석을 환자에게 확인시키는 것 등도 공감을 실천하는 바람직한 의료 커뮤니케이션에 해당한다. 비단 언어뿐만이 아니다. 환자의 반응을 살피고 조용히 응시하면서 잠시 침묵하는 것과 같은 비언어도 공감을 이끌어내는 중요한 요소가 된다. 특히 환자가 무의식적으로 표현하는 감정적 비언어를 주목하여 반응하는 것은 환자와의 감정적 조화를 통한 핵심적 공감 능력을 실천하는 것이다.

의료인의 공감은 환자 중심적 커뮤니케이션(patient-centered communication) 차원에서 매우 중요하다. 질병과 치료에 초점을 두는 의료인 중심 커뮤니케이션과 달리, 환자 중심적 커뮤니케이션에서는 환자의 요구사항과 희망, 관점, 그리고 개인적 경험이 소중하게 다루어진다. 이는 의료인이 환자 및 가족 구성원의 사회적·심리적 요소에 대해 충분히 이해하고 수용하는 것을 의미하며, 공감은 이러한 과정에서 자연스럽게 나타나는 것이다. 이러한 의미에서 공감능력은 단순히 대인 커뮤니케이션 기술의 하나로 습득될 수 없다. 평소 인간에 대한 폭넓은 이해와 따스한 시선이 전제되어야만 가능한 것이기 때문이다.

③ 상황 인식능력

상황과 일치되지 않는 행동을 하는 사람에 대해 거부감을 느끼는 것은 상식적인 일이다. 이는 그 사람의 사회적 기술이 부족하다는 것을 의미한다. 여기서 말하는 상황은 단지 외부적 환경뿐만이 아니다. 의료 커뮤니케이션에서의 상황은 의료인과 환자를 둘러싼 모든 요소－나이, 성별, 교육수준, 소득수준 등－를 의미한다. 따라서 의료인은 무엇보다 자기 자신에 대한 상황 인식부터 명확하게 하는 일이 필요하다. '지피지기이면 백전백승'이라는 말에서도 보듯이, 상대방을 아는 것만큼 자신을 아는 일은 중요하다. 의료인이 철저한 자기 이해를 바탕으로 언제, 어디서, 어떤 환자와 하는 커뮤니케이션인가를 늘 염두에 둔다면 자신이 처한 상황에서 가장 적합한 커뮤니케이션을 진행할 수 있다.

한편 커뮤니케이션 상황은 매순간 변화하며, 완벽하게 동일한 커뮤니케이션 상황은 있을 수 없다는 것도 알아두어야 한다. 어떤 하나의 상황에서 성공적이었던 커뮤니케이션이 다른 상황에 이르면 어려움에 부닥치는 것은 그 때문이다. 따라서 의료인은 상황에 대한 정확한 인식을 바탕으로 그때그때 '적절하게' 커뮤니케이션할 수 있어야 한다. 실제로 커뮤니케이션 능력은 '주어진 상황 안에서 적절한 커뮤니케이션 행동지식을 드러내 보일 수 있는 능력'을 의미하는 것으로, 영어 'communication competence'는 '적당한/알맞은/적절한 능력'이라는 뜻을 내포하고 있다. 커뮤니케이션은 일률적인 것이 아니라 상황에 따라 달리 전개되는 것임을 알 수 있다. 의료 커뮤니케이션도 마찬가지이다. 일반적으로 의료 현장에서의 커뮤니케이션은 동선에 따라 일정한 형태로 일어나도록 되어 있지만(이처럼 이미 정해져 있는 매우 구체적인 형태를 띠고 있는 커뮤니케이션의 메시지를 가리켜 '스크립트(script)'라고 한다.), 인간 커뮤니케이션의 속성 자체가 변화성을 지니고 있기 때문에 어느 경우에나 동일하게 적용할 수 있는 커뮤니케이션이란 있을 수 없다. 주변의 시시각각 변화하는 상황에 민감하게 반응하려는 노력이 항상 필요하다.

의료 커뮤니케이션 참여자는 융통성과 유연성을 발휘해 상황에 가장 적절한 커뮤니케이션을 행해야 한다. 이를 위해서는 지각력과 주의력, 반응력이 필요하다. 지각력이 높은 의료인은 환자와 상호작용하는 동안 그가 자신을 어떻게 생각하고 있는지 인식할 수 있으며, 환자의 의도와 동기, 행동의 의미를 잘 알아차린다. 또한 주의력이 높은 사람은 환자와의 대화 상황과 그의 반응에 몰두하며 주의 깊게 관찰한다. 반응력이 높은 사람은 즉각적으로 반응하면서 효과적인 피드백을 전달할 수 있다. 이는 주로 얼굴 표정이나 눈맞춤 등 비언어 커뮤니케이션을 통해 표현된다.

(3) 커뮤니케이션 스타일

커뮤니케이션 참여자는 다양한 상황에서 비교적 일정하게 유지하는 사고와 감정, 행동 패턴을 지닌다. 이러한 특성은 각기 다른 커뮤니케이션 스타일로 나타나면서 상대방과의 상호작용에 적지 않은 영향을 미친다. 의료인-환자의 커뮤니케이션 역시 그러하다. 의료인과 환자 모두 개인으로서 지닌 고유한 특질에 따라 일정한 커뮤니케이션 스타일을 형성한다. 의료인과 환자 사이의 커뮤니케이션 스타일 연구에서 가장 잘 알려진 것은 환자 중심적(patient-centered)인가, 혹은 의사 중심적(doctor-centered)인가에 대한 것이다. 환자 중심 커뮤니케이션은 환자와의 면담에서 개방형 질문을 사용하고 의견이나 관심사항을 물으며 주로 동의하는 스타일을 말한다[1]. 이에 비해 의사 중심 커뮤니케이션은 폐쇄형 질문을 사용하고 방향을 제시하며 주로 환자의 신체적 기능에 주목하는 스타일을 말한다. 이밖의 다양한 의료 커뮤니케이션 스타일을 정리하면 [표 8-3]과 같다.

위의 내용을 통해 짐작할 수 있는 것은 의료인이 상호참여적이고 친애적이며 감성적인 커뮤니케이션 스타일을 지닐 때 환자와 우호적 관계를 맺기 쉽다는 것이다. 또한 환자 중심적 커뮤니케이션이 환자의 만족도를 높이는데 중요하며, 환자를 향한 맞춤형 커뮤니케이션 스타일을 구사하는 것이 의료서비스 평가에 적지 않은 영향을 미친다는 점이다. 이에 반해 의료인 중심의 통제적 커뮤니케이션 스타일, 직무 혹은 과업 중심의 커뮤니케이션 스타일은 바람직하지 못한 의료 커뮤니케이션을 낳을 수 있다는 것을 알 수 있다. 의료인의 커뮤니케이션은 전문성이 부각되는 것도 중요하지만, 충실한 서비스 정신이 먼저 반영되어야 한다는 것을 알게 한다.

한편 의료인의 커뮤니케이션 스타일은 환자와의 상호작용 시 언어 자체가 아닌 음성적 측면과 관련된 '유사언어(paralanguage : 말의 속도와 높고 낮음, 억양, 목소리 크기 등)'로 드러나기 쉽다. 일반적으로 말의 속도가 빠르면 화가 난 것 같은 느낌, 높은 톤과 큰 목소리는 딱딱하고 차가운 느낌을 주기 때문에 피해야 한다. 의료인이 평소 유사언어를 사용하는 습관은 자신의 커뮤니케이션 스타일을 형성하며, 이는 환자로 하여금 성격과 이미지를 판단하게 만드는 단서가 된다. 억양에 변화가 많고 말하는 속도가 빠른 의료인은 정열적이고 외향적인 성격으로, 말이 느리고 억양이 일정한 사람은 신중한 사람으로 생각되는 것이 그것이다. 환

---

1) 환자 중심적 성향은 진료 상황에서 공유(sharing)와 돌봄(caring)에 대한 신념의 정도를 의미한다. 공유 성향은 환자와 의사 사이에 힘과 통제가 공유되어야 하는지, 정보를 공유해야 하는지에 대한 개인의 신념이다. 한편 돌봄 성향은 의사와 환자 관계에서 응답자의 온정과 지지가 갖는 가치에 대한 관심의 정도, 환자의 감정 및 환경 등을 치료의 중요한 요소라고 생각하는 전인적 접근에 대한 신념 정도를 뜻한다. 김민정(2009). "의사의 커뮤니케이션 스타일에 영향을 미치는 요인 연구", 한국언론학보 제53권 제3호, 155쪽 참조.

자와의 커뮤니케이션에서 주도권을 행사하기 쉬운 의료인은 되도록 부드러운 느낌을 줄 수 있는 언어와 유사언어를 사용함으로써 고압적이고 권위적인 느낌에서 탈피하도록 애써야 한다.

[표 8-3] 의료인-환자 간 커뮤니케이션 스타일 유형

유형	주창자	주요 내용
능동-수동형 / 협동형 / 상호참여형 커뮤니케이션 스타일	사즈와 홀렌더(Szasz, Hollender, 1956)	"상호참여형에서 의료인과 환자 간 우호적 관계가 형성되며 의료행위 효과가 가장 높게 나타난다."
친애적 / 통제적 커뮤니케이션 스타일	블러와 블러(Buller & Buller, 1987)	"친애적 커뮤니케이션 스타일은 의료인과 환자가 긍정적인 관계를 형성하고 유지하기 위한 계획된 커뮤니케이션 행위이며, 통제적 커뮤니케이션 스타일은 의학적 상호작용에서 의료인이 통제를 행사하고 유지하려는 행위이다."
감성적(혹은 사회-정서적) / 도구적(혹은 직무 중심적) 커뮤니케이션 스타일	옹과 동료들(Ong, et al., 1995)	"감성적 스타일은 의료인과 환자 간 긍정적 관계 형성 및 유지와 관련을 지닌다. 반면, 도구적 스타일은 전문적 기술과 관계를 지닌다."
의료인 중심형 / 환자 중심형 커뮤니케이션 스타일	다우셋(Dowsett, 2000)	"의료인 중심형 커뮤니케이션에 비해 환자 중심형 커뮤니케이션이 환자의 빠른 회복에 긍정적인 영향을 미치며, 환자 가족과 친구들의 의료인에 대한 만족도가 높다."
생물 심리사회적 / 생물의학적 / 환자 중심적 / 의료인 중심 통제 커뮤니케이션 스타일	플로케, 밀러, 크랩트리(Flocke, Miller, Crabtree, 2002)	"환자 중심적 커뮤니케이션 스타일이 커뮤니케이션 만족, 축적된 지식, 진료 만족과 가장 높은 상관관계를 보인다. 반면 의료인 중심의 통제 스타일은 가장 낮은 상관관계를 보인다."
협력형 / 통제형 / 신뢰형 / 전문형 커뮤니케이션 스타일	서판수(2002)	"신뢰형 커뮤니케이션 스타일 소유자에 대한 환자 만족도가 가장 높게 나타났으며, 의료인의 커뮤니케이션 스타일은 재구매 의도와 구전에도 차별적인 영향을 미친다."
과업형 / 전문형 / 감성형 커뮤니케이션 스타일	김용대(2002)	"의료인이 감성형 스타일인 경우 환자의 성별과 연령, 소득 수준에 따라 상이한 만족도 차이가 나타남. 과업형 스타일인 경우에는 환자 연령에 따라, 전문형 스타일에 대해서는 환자 연령과 학력 수준에 따라 상이한 만족도 차이가 나타남. 이는 환자 특성을 고려한 의료인의 커뮤니케이션 스타일 변화가 필요하다는 것을 의미한다."

출처: 김민정(2009). 의사의 커뮤니케이션 스타일에 영향을 미치는 요인 연구, 한국언론학보, 152-153 내용을 정리한 것임.

(4) 의사-환자 커뮤니케이션과 '환자 결과(patient outcomes)'

의사-환자 간 커뮤니케이션은 환자의 만족도나 처방 엄수, 건강 결과와 같은 효과성 측면에서 다양한 '환자 결과'를 낳는다. 이는 곧 의사-환자 간 커뮤니케이션의 효과성을 의미하는 것으로, 대체로 환자의 만족도는 의료 시스템 관련 요소인 비용이나 시설, 대기 시간보다 의사의 인간성과 전문성, 의료 질과 같은 요소에 더 좌우되는 경향을 보인다. 이 때문에 환자들의 가장 큰 불만 요소는 의사의 태도나 성격에 대한 것이 되기 쉽다. '좋은 의사'를 만나는 것은 모든 환자의 바람이다. 하지만 '좋다'에 대한 개념은 모호하여 한 가지로 단정 짓기 힘들기 때문에, 철저히 환자의 시각에서 바라보는 '이상적인 의사'라는 말이 보다 적합한 표현이 될 수 있다. 물론 많은 환자가 원하는 이상적인 의사는 전문 지식을 많이 보유하여 기술적으로 뛰어난 진료 능력을 보여주는 의사이지만 그것만으로는 부족하다. 환자를 모든 고려의 우선순위에 놓는 의사, 진정성과 신뢰성을 지니고 환자를 정직하게 대하는 의사, 커뮤니케이션 능력을 갖춘 의사, 환자를 존중하고 배려하는 의사이기도 해야 한다. 특히 노인의 경우 의사와의 실제 진료 상담 내용이 아닌 대인적·정서적 커뮤니케이션 스타일에 따라 만족도가 달리 나타난다. 노인 환자들은 '치료(cure)'보다 '보살핌(care)'에 더 많은 가치를 부여하기 때문이다. 지속적인 보살핌은 환자에게 매우 중요하게 인식되는 부분이다. 보살핌이 지속되지 않으면 만족도가 떨어지는 것은 물론, 의사의 지식이 부족하거나 덜 철저한 것으로 믿게 된다.

한편 환자가 의사의 지시를 잘 따르도록 하는 처방 엄수는 다음의 네 가지 차원을 만족시킬 때 가능하다. 첫째, 적절한 정보 교환과 환자 교육이다. 이를 위해 의사는 환자가 처방을 이해하고 기억하게 만드는 교육자 역할을 담당해야 한다. 둘째, 치료에 대한 상호 기대 확립이다. 의사는 치료 목적과 방법에 대해 환자와 동일한 기대감을 갖추며 이에 대한 동의를 이끌어내야 한다. 셋째, 환자 스스로 치료에 대해 책임을 수용하도록 만들어야 한다. 환자가 능동적이고 활발한 질문을 통해 진료에 능동적으로 참여하도록 만들어야 하는 것이다. 넷째, 환자로 하여금 편안함을 느끼게 만들어야 한다. 환자에 대한 감성적 지지, 친절, 공감대, 파트너십 형성 등은 처방 엄수를 향상시키는 중요한 요인이 된다.

3) 설득으로서의 의료 커뮤니케이션

(1) 설득의 개념과 과정

설득(persuasion)은 근본적으로 타인에게 영향을 끼치려는 시도이지만 일체의 강압적 수단을 사용하지 않는 것을 말한다. 상대방에게 특정한 행동을 취하도록 강요하지 않지만, 자신의 말을 따르도록 논리적·감성적·문화적 근거를 제공하는 커뮤니케이션 행위이다. 설득은 타인에게 영향을 주는 것, 동기를 유발하는 것과 매우 밀접한 관련을 지닌다. 상대방으로부터 원하는 결과를 얻어내기 위해 그를 설득하고 영향을 미치며 동기를 유발시켜야 하는 것이기 때문이다. 이는 한 개인이 지닌 가치와 신념, 태도를 변화시켜야 하는 쉽지 않은 일이다. 특히 자신의 건강 문제에 관심이 클 수밖에 없는 환자들이 방송과 인터넷 등을 통해 수많은 건강 정보를 접하며 살아가는 오늘날과 같은 시대에 의료인이 환자를 올바르게 설득하는 일은 참으로 어렵다.

의료인이 지시하고 조언한 내용을 환자가 잘 따르도록 하는 것은 중요하다. 의료 현장에서 의료인이 설득 능력을 발휘하기 위해서는 환자가 평소 지니고 있는 태도를 이해해야 한다. 이는 주로 환자가 어떤 대상에 대해 좋아하고 싫어하는가에 대한 정서적 측면을 파악하는 것으로, 태도 변화를 초래할 수 있을 경우 행동 변화 효과를 기대할 수 있다. 의료인이 전달하는 설득 메시지에 따른 환자의 태도 변화는 다음과 같은 다섯 단계에 걸쳐 일어나는 것이 보통이다.

① **1단계 주의**(attention) : 환자의 주목을 끄는 단계. 이 단계 없이는 설득 과정 자체가 진행되지 않는다.

② **2단계 이해**(comprehension) : 환자가 관심을 갖고 이해하는 단계

③ **3단계 수용**(acceptance) : 환자가 주의와 이해를 거쳐 메시지를 수용 혹은 거부하는 단계

④ **4단계 보유**(retention) : 환자가 실제 행동으로 옮기기 전까지 관련 내용을 기억하고 유지하는 단계

⑤ **5단계 행동**(action) : 환자가 메시지를 이해하고 수용하여 일정 기간 유지한 뒤 자신의 태도를 바꾸어 행동하는 단계

위의 다섯 단계 가운데 가장 중요한 단계는 3단계 '수용'이라고 할 수 있다. 이 단계에서는 어떤 특성을 가진 의료인이 어떤 메시지를 어떻게 전달하는가가 매우 중요한 변수로 작용한다. 환자는 이를 종합적으로 판단하여 수용 혹은 거부 의사를 결정할 것이기 때문이다. 일반적으로 의료인과 관련해서는 "믿을 수 있는가?"와 관련한 신뢰 요소가 환자를 설득하는데 큰 영향을 미친다. 의료인의 신뢰는 평판에 좌우되기 쉽다. 직접 대면이 이뤄진 후에는 친근한 느낌을 주는 의료인이 환자와의 심리적 거리감을 감소시켜 설득에 보다 유리하다.

설득 메시지는 제시하는 순서에 따라 다른 영향을 주기도 한다. 경우에 따라 가장 중요한 내용을 처음 제시하거나 반대로 맨 마지막에 제시하는 방법을 사용할 필요가 있다. 한 가지 측면만 강조하기보다 긍정/부정의 두 가지 측면을 모두 제시하는 것이 장기적으로 효과적인 설득방법이 되며, 지나치게 이성적이거나 감성적인 호소에 치우치지 말고 환자의 눈높이에

맞추어 적절히 사용하는 것이 필요하다. 위험성을 각인시키는 위협(fear) 소구 – 암세포가 퍼져있는 폐 사진을 보여주고 금연을 유도하는 방식 등 – 를 적절히 활용하는 것도 환자의 태도와 행동을 의미 있게 변화시키는데 도움을 준다. 단, 공포감을 조성하게 되면 설득 효과가 떨어질 수 있다. 너무 부정적인 설득 메시지는 환자가 외면하게 되는 '부메랑 효과(boomerang effect)'를 일으키기 때문이다.

(2) 설득 메시지의 허용 범위

인간은 누구나 자신을 소중하게 여기며 자신이 평소 좋아하고 관심을 가져왔던 메시지, 그리고 자신의 가치관과 이해관계에 부합하는 메시지를 수용하는 경향을 띤다. 예컨대 "육류에 포함된 포화지방산이 건강에 나쁘다."는 메시지를 똑같이 접하게 되더라도 사람에 따라 다양한 대응 형태가 나타난다. 아예 채식주의자가 되어 섭취를 중단하거나 식물성 지방만을 섭취하는 식단으로 바꾸는 사람이 있는가 하면 "섭취가 문제가 아니라 유전적 기질이 문제", 혹은 "무엇을 먹든 건강에 큰 영향을 미치지 않을 것"이라며 가볍게 넘기는 사람도 있다. 메시지의 신빙성에 문제를 제기하며 "철분과 단백질을 섭취할 수 있는 좋은 방법"이라고 주장하거나, 나아가 육류 섭취의 장점을 크게 부각시킨 새로운 학설을 찾아내 반론을 펴는 사람도 있을 수 있다. 이처럼 같은 메시지에 대한 수용 형태가 다양하게 나타나는 것은 사람마다 자신의 필요 혹은 평소 관심도에 따라 정보를 선별적으로 구하는 '선택적 노출(selective exposure)' 행위에 따른 것이다. 선택적 노출은 자신이 선택한 것이 무엇이든 그것이 최선의 선택이라는 믿음이 흔들리지 않도록 그 생각을 지지하거나 강화하는 정보를 선별적으로 추구하는 경향을 말한다.

설득 메시지를 접한 사람들은 보통 자신의 이전 경험을 바탕으로 개인적으로 동의할 수 있는 것은 허용 범위, 동의할 수 없는 것은 거부 범위, 그리고 중립적인 것은 불개입 범위로 분류하여 포함시킨다. 이 때 허용 및 거부 범위를 결정짓는 요소는 자아 관여(ego involvement) 정도이다. 자아 관여는 한 사안에 대한 개인의 관련성을 일컫는 것으로, 자아 관여도가 높을수록 설득 메시지에 대한 반응도가 높아진다. 다만 높은 자아 관여도로 인한 왜곡이 발생할 수 있는데, 자신의 생각이나 관점에 가까운 메시지에 대해서는 동화효과(assimilation effect)가, 그렇지 않은 메시지에 대해서는 대조효과(contrast effect)가 발생해 메시지 자체를 올바르게 인식하는데 방해가 될 수 있다.

설득 메시지는 개인의 허용 범위 안에 도달할 때, 혹은 최소한 불개입 범위에 도달할 때 태도 변화를 일으키게 된다고 볼 수 있다. 이와 반대로 거부 범위에 포함된 경우라면 태도 변화는 아예 일어나지 않거나 감소한다. 따라서 의료인은 환자에 따라 설득 메시지에 대한 허용 및 거부 범위가 매우 다를 수 있으며, 허용 범위 내에서만 효과적인 설득이 일어날 수 있다는 점을 알아야 한다. 환자별 맞춤 의료 커뮤니케이션의 필요성이 다시 강조되는 것이다.

4) 조직 커뮤니케이션으로서의 의료 커뮤니케이션

한편 의료 커뮤니케이션은 병원 내 종사자들 사이에서 서로의 역할과 책임을 규정하는 조직 커뮤니케이션이기도 한다. 의료 커뮤니케이션은 의료인들이 환자 치료에 대한 합의를 도출하고 문제를 해결하는 과정이 되기 때문이다. 커뮤니케이션은 진행 경로에 따라 상향적, 하향적, 수평적 커뮤니케이션으로 나뉘며 그것이 사용되는 구조에 따라 공식적 혹은 비공식적 커뮤니케이션으로 분류된다. 복잡한 병원 조직에서 일어나는 커뮤니케이션은 여러 형태를 띨 수 있지만 고도의 상호 의존성을 필요로 한다는 점에서 다른 어느 조직보다 수평적 커뮤니케이션이 요구된다. 광범위한 전문직으로 구성된 노동 집약적 형태 조직인 병원에서 수직적인 인간관계를 고집하거나 편협한 사고와 배타성을 표출하는 것은 부서 간, 구성원 간 감정 대립으로 이어져 심각한 갈등 요소를 낳을 수 있기 때문이다. 이를 위해 병원 조직에서는 평소 인간관계를 원만하게 조성하고 유대감을 강화시킬 수 있는 비공식 커뮤니케이션의 중요성을 인식하고 이를 장려하는 분위기 조성에 힘써야 한다. 대체로 개방적인 분위기를 지니는 병원에서는 경영자와 직원 간 높은 신뢰감이 조성되며 구성원 간 커뮤니케이션이 활발하게 일어난다.

3 의료 커뮤니케이션과 문화

의료 커뮤니케이션은 의료인과 환자 사이에 이뤄지는 다양한 커뮤니케이션을 포괄하는 것이다. 이 때 모든 사람이 동일한 방식으로 메시지를 생산하거나 교환하지 않기 때문에 적지 않은 어려움이 발생한다. 생김새가 제각각이듯 사람마다 언어 및 비언어 메시지를 만들어내는 방식이 조금씩 다르며, 이해하는 방법 또한 다르다. 또한 성장 환경과 사고방식, 가치관 및 문화 차이는 개개인의 메시지 생산과 이해에 많은 영향을 미친다. 이 때문에 의료 커뮤니케이션은 사회적·문화적 여건에 따른 상황과 규범, 신념, 태도 등에 따라 적지 않은 차이가 나타날 수 있다. 물론 한 사회 내에서도 세대 차이와 지역 차이, 남녀 차이, 조직 차이, 소득 차이 등이 존재한다. 하지만 대체로 한 사회의 문화권 내에서 개인은 각 세대로 계승되는 가치와 신념, 태도 등을 공유한다. 또 다른 사회의 문화권 역시 또 다른 형태의 가치와 신념, 태도 등을 공유한다. 따라서 타문화권 환자와의 의료 커뮤니케이션은 내가 속한 문화권이 아닌 해당 문화권을 존중하는 시각을 바탕으로 이뤄질 필요성이 있다. 최근 외국인 환자가 증가하고 있는 국내 의료시장 환경과 관련해 이러한 차이를 이해하고 대처하는 일이 매우 중요하다.

1) 저맥락(low context) 커뮤니케이션과 고맥락(high context) 커뮤니케이션 차이

커뮤니케이션은 그 자체도 중요하지만 배경, 즉 맥락(context)을 살피는 일이 중요하다. 맥락은 겉으로 표현되지 않은 숨겨진 뜻에 담겨있는 것으로, 거의 숨은 뜻이 없을 경우 '저맥락 커뮤니케이션', 그와 반대로 겉으로 표현되는 것과 다른 내용을 담고 있거나 보충하는 뜻이 담겼을 경우 '고맥락 커뮤니케이션'으로 분류된다. 저맥락 커뮤니케이션은 서구와 같이 개인주의 문화권에서 주로 사용되는 커뮤니케이션 형태이다. 말하는 사람이나 듣는 사람 모두 다른 뜻을 숨기거나, 숨겨져 있다고 생각하지 않는다. 하지만 우리나라를 포함한 집단주의 문화권에서는 배경 상황을 보다 중시하고 체면과 예의를 생각하는 경향 때문에 말하는 내용을 액면 그대로 받아들이지 않고 속뜻을 헤아리게 만드는 고맥락 커뮤니케이션을 사용하는데 익숙하다. 의료인과 환자 혹은 환자 가족과의 커뮤니케이션도 이러한 차이점을 고려하여 적용하는 일이 필요하다.

2) 자아노출(self-disclosure) 차이

커뮤니케이션 상호작용 과정에서 참여자들의 자아는 필연적으로 노출되기 마련이다. 적절한 자아노출은 커뮤니케이션에서 매우 중요한 요소이다. 인간이 갖는 감정은 비슷해서 대인관계가 진행될수록 상대방에 대해 많이 알기를 원하고, 그에 상응하는 자아노출이 이뤄지기 마련이다. 대부분의 커뮤니케이션에서 자아노출 수위는 자연스럽게 결정된다. 평소 자신을 좋아하는 사람 앞에서는 별다른 주저감 없이 생각과 감정을 잘 드러내지만, 생소한 타인이나 자신을 싫어한다고 생각되는 사람 앞에서는 자아노출을 꺼리게 되는 식이다. 환자로부터 질병과 관련한 정보를 되도록 많이 얻어야 하는 의료인은 환자의 스스럼없는 자아노출을 유도할 수 있도록 좋은 대인관계를 유지해야 한다.

한편 자아노출 정도는 개인에 따라 차이를 보이며, 문화권에 따른 차이 역시 존재한다. 사생활을 중시하는 서양문화에서는 친소 관계를 떠나 대체로 자아노출을 꺼린다. 반면 동양문화에서는 친한 사이라고 생각될 경우 상당히 높은 수준의 자아노출을 강요하는 경향이 있다. 그와 동시에 정도가 지나친 자아노출을 금기시하기도 한다. 동양문화권이 지니는 집단주의적 성향은 친한 상대방과 그렇지 않은 상대방 사이의 자아노출 정도에 커다란 차이를 보인다. 반면 개인주의 문화권에서는 그 차이가 뚜렷하지 않다. 의료 커뮤니케이션에서도 집단주의와 개인주의 문화권 환자를 대할 때 각각 달리 나타날 수 있는 이러한 차이를 존중하고 배려해야 한다.

3) 불안 및 불확실성 수용 차이

커뮤니케이션 상황에서 느끼는 불안은 개인 성향에 의한 것이기도 하지만 과거에 학습된 경험 때문인 경우가 많다. 특히 권위주의적인 문화권에서는 아랫사람들이 윗사람과의 관계에서 '권력 거리(power distance)'를 체감하는 정도가 멀고 권위감이 크게 작용하기 때문에 불안감을 느끼기 쉽다. 우리나라에서 환자가 의료인을 대하는 상황도 이와 비슷하다. 따라서 의료인은 환자와의 원활한 커뮤니케이션을 위해 그의 불안감을 제거해야 한다. 이를 위해 불안감을 유발하는 요소, 즉 의료인의 권위적인 자세부터 없애야 한다. 커뮤니케이션 불안은 생소한 문화권에 진입하게 될 경우 증대되기도 한다. 특히 저맥락 커뮤니케이션 사회에서 살던 사람이 고맥락 커뮤니케이션 사회에서 느끼는 불안감이 큰 것으로 알려지고 있다. 전혀 다른 문화권에서 일어나는 커뮤니케이션 상황은 호기심을 불러일으킬 수도 있지만 그만큼 불확실성을 안겨주는 것이기도 하다. 외국인 또는 외국에 오래 거주한 환자들이 의료 커뮤니케이션 과정에서 겪기 쉬운 불확실성 문제를 제거할 수 있도록 세심하게 배려하는 자세가 필요하다.

4) 남성성과 여성성 차이

남성과 여성의 커뮤니케이션 차이는 일상생활에서 여러모로 확연하게 드러난다. 여성은 사실보다 감정에 충실한 언어를 주로 사용하며 상대방과 친밀감과 경험을 나누고자 하는 '관계 언어(rapport-talk)'를 사용하지만, 남성은 자신이 소유한 지위나 지식, 기술을 보여주고 유지하기 위한 '보고 언어(report-talk)'를 주로 사용한다. 여성은 간접적인 표현을 즐기지만 남성은 직접적인 표현을 사용하는 편이며, 여성은 말을 다하지 않더라도 속뜻을 알아주기 바라지만 남성은 직접적 요청을 하거나 받는 일에 익숙하다. 여성은 커뮤니케이션을 통해 스트레스를 해소하지만 남성은 침묵함으로써 문제 해결 방안을 찾으려 한다. 공간에 대한 생각도 다르다. 남성은 자신의 앞자리를, 여성은 옆자리를 보다 중요하게 여기고 상대방에 이에 따라 행동해주기를 기대한다. 남녀의 커뮤니케이션은 이렇듯 많은 차이를 보이기 때문에 남성은 여성적인 커뮤니케이션 문화를, 여성은 남성적인 커뮤니케이션 문화를 서로 이해하고 받아들이려는 노력이 필요하다. 의료 커뮤니케이션 현장에서도 마찬가지이다.

5) 정서 표현 차이

잘 알려진 대로, 서양인들의 커뮤니케이션은 자신의 감정을 잘 드러내는 형태를 보여준다. 기쁨과 공포, 분노 같은 개인 정서를 잘 전달하는 편이기 때문이다. 하지만 집단주의 문화권 사람들은 얼굴 표정에 정서가 많이 드러나지 않는 편이다. 동정심이나 수치심 같이 타인을 의식하는 정서 표출은 잘 하는 편이지만, 자신의 개인 감정을 표현하는 일은 부족하다. 또한, 타인의 감정이나 기분 상태를 살피고 파악하는 것과 같은 커뮤니케이션 민감성도 잘 갖추지 못한 경우가 많다. 이러한 까닭에 개인주의 문화권 사람들과 커뮤니케이션하는 과정에서 본의 아니게 불친절하다거나 퉁명스럽다는 오해를 살 수 있으므로 조심해야 한다. 상대방이 특히 질병으로 고통을 받는 환자라는 점에서, 의료인은 더욱 그가 속한 문화권의 정서 표현 방식에 민감해야 한다.

6) 비언어 커뮤니케이션 사용 차이

비언어는 만국 공통어로 인식된다. 인간의 자연발생적인 표현 행동에 속하기 때문이다. 따라서 언어 표현은 각기 달라도 비언어 표현은 세계적으로 공통된 경우가 많다. 비언어에는 여러 유형이 있다. 몸짓과 표정, 제스처가 있는가 하면 음성의 어조, 강약, 고저와 같은 음성 영역까지 포함한다. 커뮤니케이션 상호작용 참여자들 사이의 물리적 거리 및 시간도 비언어에 해당한다. 물리적 거리는 타인과 어느 정도 거리를 두어 개인적 공간을 유지하고자 하는 인간 심리에 따른 것으로, 친밀감에 따라 다르게 작용한다. 즉, 매우 친밀한 관계의 경우 45cm 이내, 일반적인 친구 사이처럼 가까운 관계는 45~120cm, 직장 업무를 수행하는 관계는 120~360cm 정도 거리를 두는 것이 보통이다(의료 커뮤니케이션에서 의료인과 환자 사이의 거리는 최소한 120cm 임을 알 수 있다). 또한 시간에 대한 관념도 비언어로 작용한다. 환자가 문의한 내용을 즉각 답변해주는 것(시간 차이가 없음)은 환자를 존중한다는 의미로 해석되지만, 응답이 늦거나 시간이 지나도 응답이 없는 것은 환자를 무시하는 것으로 여겨지는 것이 그것이다.

비언어는 세계인들에게 공통된 부분이 상당히 많지만 문화적 환경에 따라 다르게 습득되기도 한다. 각 문화권마다 통용되는 비언어의 특성이 다르게 나타나기 때문이다. 예를 들어 우리나라에서는 윗사람 눈을 똑바로 응시하는 것이 결례로 인식되며, 고개를 숙여 겸손하게 인사하지만 서양 문화는 그렇지 않다. 눈맞춤이 중요하며, 인사 대신 악수를 나눈다. 처음 만나는 사람들 사이의 공간 사용도 인종에 따라 다르다. 남미인들은 처음 만나는 자리에서 서로 가장 가깝게 앉는다는 연구결과가 있다. 영국, 북구인들은 서로 멀리 앉는 편이며, 일본인이 가장 멀리 앉는 것으로 나타났다. 미국에서는 시간 엄수가 상대방을 존중한다는 무언의 표현이며 지각은 모욕으로 인식될 수 있지만, 지각에 대해 덜 엄격하고 관대한 나라도 있다. 한편 아랍인이나 남미인은 커뮤니케이션 도중 상대방과의 신체 접촉을 자주하는 경향을 보인다는 연구도 있다. 일반적으로 언어는 사실에 대한 정보를 전달하는데 효과적이지만 비언어는 감정과 느낌을 전달하는데 보다 효과적이다. 이 때문에 의료인의 비언어가 환자의 의료서비스 인식에 큰 영향을 미칠 수 있다. 평소 비언어 사용에 유의하는 것은 물론, 문화에 따른 비언어 차이를 존중하고 이해하는 일이 필요하다.

7) 세대 차이

오늘날과 같은 급격한 변화의 시대는 세대 간 사고방식과 행동양식 격차를 크게 만들고 있다. 이 때문에 신세대와 기성세대 간 원활한 커뮤니케이션이 날로 힘들어지면서 아예 커뮤니케이션 단절로 이어지기도 한다. 특히 보수적 성향이 강한 구세대가 변화하는 사회에 적응하지 못하면서 발생하는 커뮤니케이션 격차 문제는 사회 문제의 하나로 지적되고 있다. 각계각층의 다양한 환자를 만나야 하는 의료인들은 자신이 속한 세대 의식에서 탈피해 모든 세대를 아우를 수 있는 열린 사고를 지향해야 한다. 각 세대의 문화를 포용하기 위해 노력해야 하며, 그 차이를 아무런 편견 없이 수용할 수 있어야 한다. 특히 급속한 고령화와 함께 고령 환자들이 증가하고 있는 의료 현장에서 젊은 의료인들은 세대 차이에 따른 커뮤니케이션 단절이 일어나지 않도록 조심해야 한다.

의료 커뮤니케이션 현장에서 문화 차이로 인해 발생할 수 있는 문제는 생각보다 많다. 무엇보다, 의료인은 이러한 문제를 극복하기 위해 환자 개개인이 지닌 문화적 특성을 항상 세심하게 살펴야 한다. 환자가 속한 집단(나이, 사회·경제적 상태 및 교육 수준 등)의 일반적 범주가 있다 하더라도 얼마든지 개인 차이가 있을 수 있다는 점을 늘 기억해 성급하게 일반화하지 않도록 해야 한다. 또한 지역별 문화권에 따른 질병 대응 방식(질병 원인을 초자연적 결과라고 생각하거나, 미신 등 초자연적 힘에 의존하여 치료하려는 것 등)에 대해서도 편견을 드러내지 않도록 해야 한다. 이러한 편견 없는 태도는 환자가 과거에 스스로 행한 치료 행위를 정확하게 파악하는데 도움을 준다. 환자가 관심을 지니고 있는 비전문적인 치료 방식을 아예 무시하거나 애써 축소시키는 것도 바람직하지 않다. 환자의 의사를 최대한 존중하고 이에 대해 적절하게 도움을 주는 것이 문화적 차이를 인정하는 의료인의 올바른 자세이다.

참고문헌

김대현, 이동열, 서란숙(2011). "의사 환자 간 진료 위치에 따른 의료커뮤니케이션 만족도", 의료커뮤니케이션, 제6권 제2호, 127-132.

김민정(2009). "의사의 커뮤니케이션 스타일에 영향을 미치는 요인 연구", 한국언론학보, 제53권 제3호, 146-172.

박용익(2006). "의사 – 환자 대화의 제도적 특징과 유형학", 텍스트언어학, 제21집, 207-237.

박용익(2006). "의료 커뮤니케이션 능력 향상을 위한 개론서의 필요성과 내용 및 연구방법론", 의료커뮤니케이션, 제1권 제1호, 7-17.

박용익, 박일환 (2009). "의과대학의 의료커뮤니케이션 교육과정의 문제점", 의료커뮤니케이션, 제4권 제1호, 34-42.

박화규(2012). "의료기관 – 환자 커뮤니케이션 제고를 위한 의료 고객 관계관리 시스템 개발 방법론 연구", 보건사회연구, 제32권 제3호, 353-390.

백미숙(2010). "의사에게 요구되는 설명 기술", 의료커뮤니케이션, 제5권 제1호, 49-61.

서판수(2002). "의사의 커뮤니케이션 스타일이 환자만족에 미치는 영향에 관한 연구", 병원경영학회지, 제7권 제4호, 57-101.

오미영(2013). 커뮤니케이션, 커뮤니케이션북스.

오미영, 정인숙(2014). 커뮤니케이션 핵심이론, 커뮤니케이션북스.

이광자(2006). "임상 현장의 커뮤니케이션 문제점과 개선방향에 관한 연구", 의료커뮤니케이션, 제1권 제1호, 33-45.

이병관(2007). "헬스커뮤니케이션 이론과 연구방법", 한국광고홍보학회 추계 특별세미나 발제집, 33-58.

임태섭(1997). 스피치커뮤니케이션, 연암사.

한국의과대학・의학전문대학원장협회 / 대한의료커뮤니케이션학회(2012). 의료커뮤니케이션, 학지사.

서문식, 김유경(2000). "서비스 제공자의 커뮤니케이션 스타일이 관계 지향성에 미치는 영향에 관한 연구 : 고객 유형의 조절효과를 중심으로", 마케팅 관리연구, 제5권 제2호, 123-146.

정의철(2008). "헬스커뮤니케이션과 건강 증진 : 헬스커뮤니케이션의 발전, 이론, 사례, 전망", 의료커뮤니케이션, 제3권 제1호, 1-15.

최진명, 박성철, 오상화(2007). "국내외 헬스커뮤니케이션 연구 동향", 한국광고홍보학회 추계 특별세미나 발제집, 3-32.

N. Corcoran(2007). Theories and models in communicating health messages, http://www.corwin.com/upm-data/13975_Corcoran_Chapter_1.pdf

R. B. Adler, G. Rodman(2010). Understanding Human Communication, Oxford University Press.

R. Paterson(2012). The Good Doctor : What Patients Want, Auckland University Press.

제 9 장 의료 커뮤니케이션의 유형

효과적인 의사소통을 위한 보건의료 현장의 이해

병원은 전문화되고 기능적으로 세분화된 직종이 모여 있는 노동집약적인 조직체이며, 특히 업무수행을 위한 전문성으로 인해 노동집약적이라 하겠다. 임상현장은 이원적 지배체계로 전문가에 의한 지배체계와 일반관리에 의한 지배체계가 공존하며 이로 인해 전문직 분화와 계층적 관리체계가 동시에 이루어지는 조직이다. 병원조직의 다양한 구성원들은 상호협동해야 하나 병원 구성 인력의 다양화 및 전문화는 협동적이기 보다 때로 자기지향적인 경향을 보인다. 특히 전문의료인 간의 의사소통 뿐만 아니라 일반 관리 인력과 전문 인력간의 의사소통의 어려움은 융화되기 쉽지 않은 면이 있다(이광자, 2006).

병원이라는 임상현장은 사람들의 생명을 다루는 장소로 항상 긴장감이 감돌며 다양한 상황이 펼쳐지는 곳이다. 이곳에서 일하는 사람들은 대부분이 극도의 스트레스 상황에 처할 수 있으므로 일상적인 상황에서 이루어지는 의사소통과는 차이가 있을 수 있다. 우선 환자는 본인 이외의 타인을 생각할 수 있는 여유가 없고, 의료진은 환자의 건강을 우선적으로 생각해야 한다.

임상현장은 환자에 대한 치료와 간호가 우선적으로 이루어져야 하는 곳으로 환자의 건강을 위해 효과적인 의사소통이 필요하며 이는 환자와 의료진, 보호자와 의료진, 의료진과 의료진 간의 의사소통으로 그 근간에는 환자가 중심이 된다. 임상현장은 다양한 직종의 사람들이 근무하는 곳으로 환자의 치료와 회복을 위해서 복잡한 인간관계에서 원활하며 효과적인 의사소통은 무엇보다도 중요하다. 특히 환자와 의료진과의 의사소통 뿐만 아니라 의료진 간의 의사소통 또한 환자치료의 중요한 요소이며 이는 환자의 건강과 보건의료요원의 직무만족도 및 직장에서의 삶의 질에 영향을 미쳐 병원조직에서의 역할갈등을 해소시킨다.

그러므로 환자와 의료인, 보호자와 의료인 그리고 관련 보건의료요원 간의 원활한 의사소통은 집단 간의 상호 이해 증진과 집단 간 응집력을 향상시키고 효율적인 의사소통을 통해 환자 및 의료진 간의 이해 및 협력을 증진시킬 수 있다(이광자 등, 2014).

효과적인 의사소통을 위해서는 의료계 종사하는 사람들에 대한 이해가 필요하다. 의사의 자살률은 일반인과 비교하여 높고, 의료인들의 우울증도 일반 직장인에 비해 높게 나타났다. 또한 의료계 종사자들은 의료인들에 대해 사람들이 비인간적으로 생각하고 업무량의 과다와 행한 성과에 대한 낮은 평가 등이 인턴과 레지던트, 간호사 등을 힘들게 하는 요인이다. 의사나 간호사의 경우 직업적으로 항상 환자와 인간관계를 해야 하는 것 자체가 스트레스가 된다. 간호사의 경우 병원에서 다양한 부서, 사람 및 조직과의 관계에서 환자와 이들 조직 간의 중심부에서 일을 조정하고 해결해야 하는 위치에 있으므로 간호사의 의사소통 능력은 병원조직에서 매우 중요하다. 인턴의 경우 레지던트가 되기 위한 과정으로 과다업무와 낮은 임금으로 신체적 및 정신적인 스트레스를 받고 있다. 레지던트의 경우 환자의 치료를 주치의로서 책임져야 하며 의료인 간 그리고 환자와의 의사소통은 중요한 부분이다.

임상현장에서의 의사소통의 문제점은 의료요원과 환자와의 의사소통문제, 보호자와 의료요원 간의 의사소통문제. 의료요원 간의 의사소통문제 등 세 가지 측면에서 살펴 볼 수 있다

1. 환자와의 커뮤니케이션

다양한 전문 인력으로 구성된 병원 조직에서 직원 간의 효율적 의사소통은 단순히 환자들의 의료서비스 만족을 높여주는 것 뿐만 아니라, 의료행위의 필수적인 구성요소이다(Maria, 2007).

1) 의료진과 환자와의 커뮤니케이션

의료인과 환자와의 관계는 환자가 수동적으로 의료인의 말을 수용하는 입장이었고, 의료인은 주도권을 가지고 환자와의 관계를 유지해왔다. 최근에 의료계에서도 형평성의 이슈가 제기되면서 의료요원과 환자는 평등한 관계에서의 의사소통에 대한 인식이 높아지고 있고, 환자에게 의료서비스의 만족도를 높이고 적정한 치료를 위한 효과적인 의사소통이 중요한 부분

임을 인식하고 있다. 의료서비스에서 의료진과 환자 간의 의사소통은 관계 형성의 기초가 된다(김유경 & 우종필, 2008). 그러나 의료인은 이에 대한 인식에 비해 실제 이를 위한 훈련이나 교육에의 투자는 적고 효과적인 의사소통을 위한 체계적인 교육 또한 이루어지지 않고 있다. 의료인과 환자와의 효과적인 의사소통은 환자의 만족도를 높이고 의료인의 직업에 대한 만족도도 높이는 결과를 가져올 수 있다. 그러므로 원활한 의사소통은 의료인 자신의 노력에 의하여 향상될 수도 있지만, 필요에 따라 체계적인 교육도 필요하다.

의료인이 환자를 이해하는데 있어 질병에 대한 이해와 환자에 대한 이해가 필요한데 질병에 대한 이해는 훈련받고 있으나 환자 이해를 위한 교육은 부족하다. 의료인과 환자 간의 의사소통은 의료인과 환자의 만족도를 결정하고 환자들 질병의 정확한 진단과 결과 및 예후에도 영향을 미칠 수 있으므로 의료인들의 의사소통을 향상시키는 노력은 중요하다(이광자 등, 2014).

특히 의료진과 환자의 의사소통은 임상에서 환자에 대한 치료의 질과 서비스에 중요한 영향을 미치므로 환자가 자신을 증상을 정확하게 의료진에게 설명을 못하고 의료진이 이에 대해 명확히 이해하지 못한다면, 환자를 진단하고 치료 및 간호에 문제가 발생할 수 있다. 이처럼 환자와 의료인 간의 의사소통은 임상적 측면에서 치료결과와 직결되므로 중요한 이슈이다(전국대학보건관리학교육협의회, 2015).

2) 의사와 환자와의 커뮤니케이션

(1) 의사와 환자간의 관계

파슨스(Talcott Parsons)는 의사와 환자간의 관계를 역할 중심의 사회 기능주의적 관점에서 설명한다. 질병을 가진 환자를 사회적 역할에서 제외되는 이상(deviance) 상태라 하였고, 환자의 역할은 사회의 정상적 역할로 복귀하는 과정이며, 의사의 역할은 환자의 이런 과정을 통제하고 유도하는 것이라 하였다(Parsons, 1951). 이런 과정에서의 의사 역할을 사회적으로 허락받은 의사직의 자율(autonomy)과 권위(authority)라고 하였다(이두원, 2001).

의사의 의료행위에 대한 환자의 만족도가 높을수록, 정신 및 신체적 증상들이 완화되고, 치료행위에 대한 순응도가 높아져 결과적으로 더 효과적인 치료결과를 얻었다는 연구는 많이 보고되고 있다(Platt, 1995). 환자의 만족도에 영향을 미치는 요인 중 의사와 환자간 의사소통을 강조하고 있으며, 특히 의사와 환자간 대화에서 환자의 만족도가 높을수록 의사에 대한 환자의 신뢰가 높게 나타났으며 치료결과도 다르게 나타났다(Platt, 1995). 그러므로 의사와 환자간 의사소통은 환자의 치료적 측면에서도 중요한 의미가 있다.

(2) 의사와 환자간 치료적 의사소통

의사와 환자 간 커뮤니케이션 대화를 분석한 이두원(2000)의 논문에 의하면 의료진이 환자와의 의사소통에서 환자들은 그들의 통증을 증상으로 표현하기 보다는 감정적으로 설명하려는 경향이 있는데 이는 의사소통에서 문제점 중의 하나로 지적하고 있다. 환자는 본인의 불편한 상태를 의사가 해결해 주기를 바라며 감정적인 면을 보이지만, 의사는 환자의 증상을 근거로 진단 및 치료를 위해 환자의 감정과 유리되도록 교육을 받는다. 이는 환자의 감정적인 마음과 의사의 논리적인 의사소통이라는 차이점에서 어려움이 야기된다.

그러므로 의료진들은 환자를 이해하기 위한 감정이입과 공감을 가지고 환자의 말을 경청하고 그들이 이해하기 쉬운 용어를 사용하고, 검사결과에 대한 설명 및 상호 교환되는 대화와 시간적 제약을 극복해야 할 필요가 있다. 반면 환자들은 의료진에게 이성적이고 논리적인 대화로 감정적 표현보다는 본인의 신체 증상이나 의견을 설명하는 것이 필요하다(이두원, 2000). 따라서 환자가 의료진 간의 의사소통 만족도가 높을수록 의사에 대한 환자의 신뢰도가 높아져(이두원, 2000) 환자의 치료나 회복에 도움이 될 것이다.

미국의 한 연구조사에 의하면, 의료소송을 한 상당수의 환자들은 의료과실 그 자체보다는 의사의 말과 행동에 화가 나서 소송을 결정하였다고 하며, 이는 의료인이 환자와의 커뮤니케이션만 잘 하였더라도 의료소송을 발생하지 않았을 것이라고 한다(김성수, 2006).

그러므로 환자와 의료인 간의 효과적인 커뮤니케이션을 위해서는 상대방을 잘 이해하는 것과 동시에 타인을 통해 알게 된 영역까지 확대하여 이해할 수 있는 자기인식과정을 통해 의사소통 능력을 향상시킬 수 있을 것이며, 또한 의료인들이 환자들이 느끼는 두려움이나 무력감, 우울 등을 이해할 수 있도록 의료인들의 공감능력의 향상을 위한 제도적 조치가 필요하다(임숙빈, 2006).

한편 의사와 환자와의 갈등은 의사의 환자 치료에도 영향을 미치고 환자의 만족도나 치료결과에도 영향을 미친다. 의사와 환자와의 갈등에 대해 의협신문(2010)에서 환자 500명을 대상으로 조사한 설문조사에 의하면, 의사에게 신뢰감을 느낄 때는 의사의 환자말에 대한 경청과 자세한 설명이라고 응답하였고, 만족도의 척도는 의사의 지식과 처치보다 의사와의 소통이라고 하였다. 응답자의 33.1%가 '친절하고 자세한 설명'을 하는 모습에서, 33.0%는 '환자의 이야기를 경청하는 자세'에서 14.2%는 해박한 지식으로 능숙한 처치를 할 때, 13.7%는 친근한 표정과 말투를 할 때 의사에게 가장 큰 신뢰감과 호감을 느낀다고 하여 의사에 대한 신뢰감이 높을 때는 의사와의 교감과 소통이라고 하였다. 진료 중 의사에게서 불쾌감을 느낄 때는 '환자의 이야기에 귀 기울이지 않을 때 불쾌감을 느낀다'는 답변이 23.9%, '반말식의 어투가 불쾌했다'는 답이 16.3%로 가장 높게 나타났고, 특히 자신의 이야기를 경청하지 않을 때 불쾌감을 느낀다는 답변은 전 연령층에서 고르게 많았고, 60대 이상의 경우 43.3%가 불쾌하다고 응답하였다.

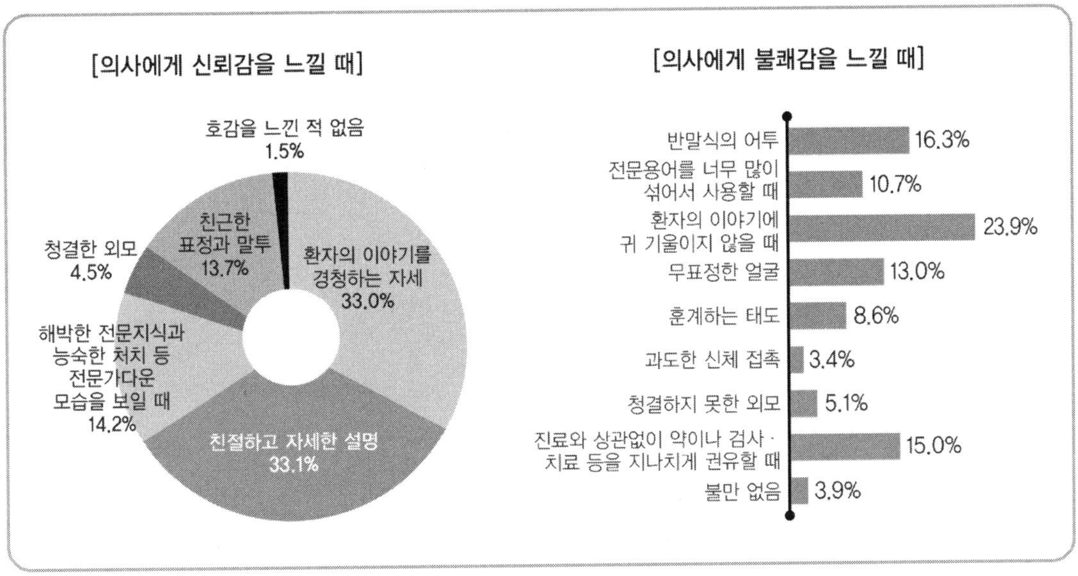

[그림 9-1] 의사에게 신뢰감과 불쾌감을 느끼는 경우

출처: 의협신문 (2010). 환자들이 바라는 의사 모습. 친절하고 설명 잘하는 의사가 '최고' http://m.doctorsnews.co.kr/news/articleView.html?idxno=67519

(3) 의사와 환자간의 의사소통의 실제

의료 커뮤니케이션의 개념과 중요성에 대해 박일환(2006) 교수는 병원에서 실제 환자들을 이해하고 의사소통하는 것이 얼마나 어려운지 예를 들어 그 상황을 기술하였다.

"자신은 본래 혈액형이 A형이었는데, 이번 검진 결과 B형으로 나왔다는 것이다. 지금까지 검진 센터에서 혈액형 검사가 잘못된 적이 없었다고 설명했으나 환자가 재검을 원하여 혈액형 검사를 다시 실시했다. 재검 결과 역시 혈액형은 B형이었다. 머쓱한 표정인 환자는 이내 다른 질문을 하나 했다. "그렇다면 B형 예방접종은 안해도 되는 것이지요?" 환자의 질문을 듣는 순간 속으로 웃음이 나왔지만, 진료실에서 오고가는 대화가 환자가 이해하기에 얼마나 어려운 것인가를 공감하게 되었다."

"환자가 '가슴이 아프다'고 찾아온 경우였다. 가슴이 아프다는 말을 듣는 순간에 '흉통(chest pain)'을 생각하였고, 흉통을 감별진단하기 위하여 환자의 성별과 연령을 참고하여 문진과 검사 내용을 생각했다. 그런데, 잠깐의 대화 후에 환자가 '가슴이 아프다'라고 표현한 것이 '유방에 통증을 느낀다'는 표현이었다는 것을 알게 되어 실소하게 되었다. '가슴이 아프다'라는 말을 의학적 용어인 '흉통'으로 반사적으로 변환시켰을 때 발생한 오해였다"

이는 의료인 중심의 대화로 환자의 호소를 간과할 수 있는 부분을 표현한 예이다. 환자들은 의사와의 첫 만남에서 본인이 하고 싶은 이야기의 23%만을 이야기한다고 한다. 의사가 청취하는 병력과 환자가 질병에 대해 표현하려는 내용에는 다소 차이가 있고 환자의 이야기가 도움이 되지 않는다고 생각하면 의사는 이야기를 끊으려는 경향이 있다. 환자가 처음 이야기를 시작하고 의사에 의해 중단되는 시간이 18초만이라고 하며 환자가 말하려는 질병 이야기는 환자의 내적 치유력을 발견해낼 수 있는 내용이 있으므로 환자를 만족시키기 위한 환자중심적 방법의 대화가 필요하다(박일환, 2006). 그러므로 환자와 의사 관계의 라뽀(rapport)가 깨지지 않으면서 효과적으로 의료진의 시간을 관리하고 환자의 문제를 해결할 수 있는 의사소통기술에 대한 교육이 필요하다.

(4) 의사와 환자와의 의사소통 향상을 위한 방법

김성수교수의 연구(2006)에서 일상정보 보다 의료정보가 다소 이해하기 어렵다고 하였는데, 한국인의 의료정보 이해능력은 연구대상자의 43.7%가 중학교 1~2학년 수준이고, 35%가 초등학교 수준이라고 한다(김성수, 2006). 이를 고려하면 환자들은 의료인들의 설명이 이해하기가 쉽지 않을 것이며 의료정보도 환자들에게 도움이 되는지는 미지수다. 김성수교수(2006)가 소개한 의사와 환자간의 커뮤니케이션을 개선하기 위한 테크닉은 다음과 같다.

[표 9-1] 의사와 환자와의 커뮤니케이션 기술

1. 환자와 연관될 수 있는 예를 사용하여 설명한다. 2. 의료기기나 약품 등 사용법에 대해 정확한 설명이 필요한 경우 직접 보여주면서 설명한다. 3. 환자에게 의사가 설명한 것을 다시 말해 보도록 하여 환자가 정확하게 이해하였는지 확인한다. 이런 테크닉은 환자의 장기적 기억에 도움을 준다. 4. 의료정보 이해능력이 낮을 것으로 우려되는 환자에게는 반복적 설명이 도움이 된다. 5. 환자에게 가장 중요한 정보는 처음이나 끝에 설명하도록 한다. 6. 가급적 환자의 가족들도 치료와 관련된 설명을 같이 듣도록 한다. 7. 부정적인 언어를 피하고 긍정적이고 용기를 돋우는 언어를 사용한다.

백미숙(2010)의 연구에 의하면 의료진과 환자의 성공적인 진료를 위해서 의사소통 능력은 매우 중요하며, 효과적인 설명을 위한 의사와 환자 간의 의료면담 단계는 도입, 정보수집, 정보제공 그리고 종료단계로 나누어 설명하였다. 도입 단계에서 환자의 불안감을 완화시키고 종료단계에서 다시 이전에 언급했던 정보에 대한 요약과 환자에 대한 심리적 지지로 의료면담을 종료한다(그림 9-2 참조).

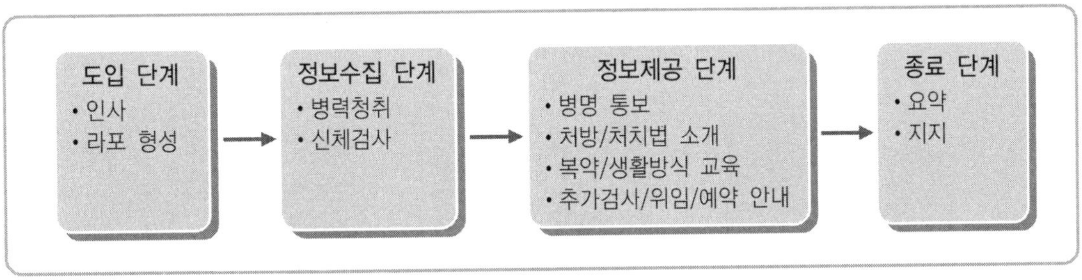

[그림 9-2] 의사와 환자 간의 면담과정

출처 : 백미숙(2010). 의사에게 요구되는 설명 기술, 의료커뮤니케이션 제5권 제1호 pp 51.

의사와 환자와의 면담에서 가장 중요한 영향은 환자의 불안을 완화시키고 의사가 지시한 치료방향이나 약물의 순응도(compliance)를 높이는 것이다. 의사는 환자가 불안을 느끼지 않도록 설명해주고 환자가 질문할 수 있도록 분위기를 조성하는 것이 필요하다. 환자가 의사가 설명한 치료방향이나 약물사용 등에 따른 순응도가 낮아지는 이유는 의사의 권위적 태도나 의사의 동기화 부족 및 명료하지 않은 권고, 환자에 대한 존중의 부족 및 한꺼번에 여러 가지를 지시하는 등이 원인이 되기도 한다(Geisler, 2008; 백미숙, 2010).

의사와 환자와의 의사소통을 위해 환자에게 의사는 얼마나 믿을 만한 사람인지에 대한 공신력(credibility)은 매우 중요하며, 이는 의사의 신뢰성과 관련되어 있다. 의사에 대한 공신력이 높을 때 환자는 의사의 설명에 귀를 기울이고 지시를 잘 지키는 경향이 있다. 또한 환자를 진료할 때는 환자에게 정보를 제공하기 전에 환자의 지식과 정서 상태에 대한 분석을 하는 것이 효과적인 설명과 환자와의 신뢰관계 구축에 도움이 된다(백미숙, 2010).

설명을 하거나 정보를 제공할 때 중요한 요소는 첫째, 의사는 환자가 이해할 수 있는 언어를 사용해야 하는 것이 필요한데, 환자들은 의사의 지시 내용의 약 50%는 잊어버리기 때문이다(Haferlach, 2007). 둘째, 의사가 환자에게 정보를 제공할 때 일정한 순서로 배열하는 것이 환자가 의사의 설명을 이해하기 쉽게 한다. 즉 정보를 배열하는 방법이 일정한 순서와 논리적 흐름을 가지면 환자의 이해도를 높일 수 있다. 이는 과거, 현재, 미래의 순서로 시간적 흐름에 따른 배열(그림 9-3 참조)과 시간적 순서에 따라 개별적 내용을 설명하는 것이 환자가 의사의 설명을 이해하는데 도움이 된다(그림 9-4 참조)(백미숙, 2010). 또한 정보제공에 있어 환자가 알고 있는 것에서 새로운 것으로 배열하고, 복잡하고 난해한 정보인 경우 단순한 정보에서 복잡한 정보로, 구체적인 것에서 추상적인 정보로, 정상적인 것에서 이상이 있는 정보로, 쉬운 정보에서 어려운 정보의 순서로 설명하는 것이 환자의 이해도를 높일 수 있는 방법이다. 중요한 정보는 맨 처음 보다는 마지막에 설명하여 환자의 이해도와 주의집중력 및 기억력을 높혀 환자가 의사의 지시를 실행할 수 있도록 한다(백미숙, 2010).

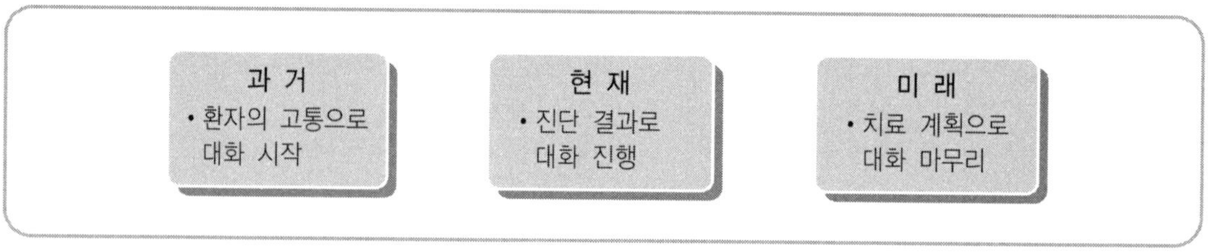
과 거
• 환자의 고통으로 대화 시작
현 재
• 진단 결과로 대화 진행
미 래
• 치료 계획으로 대화 마무리

[그림 9-3] 의사와 환자 간 의료면담의 시간적 배열

출처 : 백미숙(2010). 의사에게 요구되는 설명 기술, 의료커뮤니케이션 제5권 제1호 pp 57.

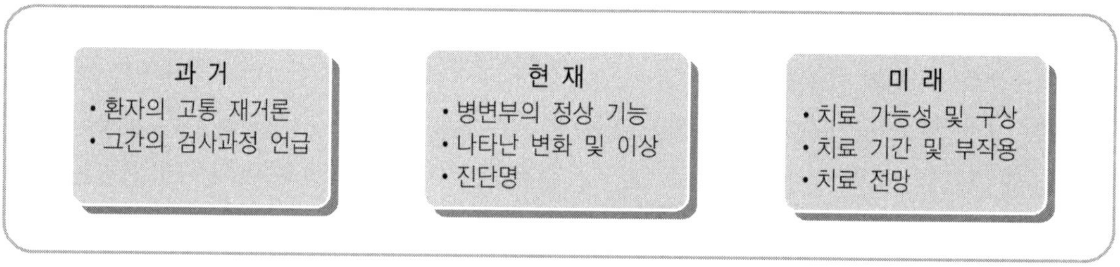

[그림 9-4] 의사와 환자 간 고지대화의 시간적 배열

출처 : 백미숙(2010). 의사에게 요구되는 설명 기술, 의료커뮤니케이션 제5권 제1호 pp 57.

3) 간호사와 환자의 커뮤니케이션

간호사와 환자와의 의사소통은 간호사가 환자와의 인간관계를 통해 간호 목적을 달성하는 과정으로, 성공적인 환자치료와 간호를 위해 중요한 부분이다. 간호사에 대한 환자의 신뢰는 환자와 간호사의 관계를 성공적으로 유지하는 중요한 요소이다(Hagerty & Patusky, 2003).

(1) 간호사와 환자와의 치료적 의사소통

간호사는 병원에서 환자인 대상자와 직접 만나는 시간이 가장 많은 의료 인력으로 대상자와의 치료적 의사소통은 대상자의 자기가치를 높이거나 심리적 고통의 경감에 도움을 주어 치료적 효과를 높일 수 있다. 치료적 의사소통에서 가장 기본적인 것은 능동적 경청(listening)이며, 경청을 통해 대상자를 공감(empathy)하고 이에 대한 피드백(feedback)을 주는 것이 의사소통에 중요하다고 하였다(임숙빈, 2009).

경청은 대상자와의 의사소통에서 중요한 부분으로 수동적 경청인 상대방의 말을 듣고 눈을 맞추고 고개를 끄덕이거나 언어적인 격려도 중요하지만 능동적 경청은 치료적 의사소통에 중요한 기술로서, 수동적 경청보다, 대상자에게 어떻게 느끼고 이유도 알고 있다는 것을 전하여 대상자가 이해 받는다고 느끼게 하는 것이다(Smith, 1992).

공감(empathy)은 환자와의 효과적 의사소통으로 "상대방의 입장을 느끼고 정확하게 지각하여 이해된 바를 상대방에게 전달하여 상대방이 이를 지각하는 것"이라고 정의(La Monica, 1981)된다. 공감을 통한 대상자인 환자 입장에서의 이해와 느끼는 바의 공유는 고립감이나 불안감을 감소시키고 행동변화를 유발시킬 수 있다고 하였다. 환자는 간호사의 시선이나 목소리, 말투 등 비언어적 의사소통에서 간호사가 대상자 자신을 어떻게 느끼는지를 알 수 있으며, 간호사의 화사한 표정이나 눈맞춤과 따뜻한 시선, 미소 그리고 따스한 손길이 온화함과 불안감을 감소시킨다고 하였다(박정원, 2004).

또한 환자와의 의사소통에서 비판적이기 보다는 자존심을 지켜줄 수 있는 긍정적인 피드백이 환자들의 건강회복을 위한 동기유발을 할 수 있는 요소이므로 간호사는 환자와의 효과적인 의사소통에 활용할 수 있다. 간호사의 치료적 의사소통 능력을 향상시키기 위하여 경청기술에 대한 훈련이 필요하며 타인에 대한 공감 능력의 향상이 필요하다(임숙빈, 2009).

한편, 병원 의료 환경에서 환자의 신뢰도와 만족도에 영향을 주는 요인은(김세현, 2013) 서비스 환경의 시설이나 의료기기 등이 있고, 의료진과 환자와의 관계인 기능적인 면을 의미하는 기능적 품질과 의료진의 전문성에 관련된 기술적 품질로 나눌 수 있다. 이중 환자의 신뢰는 기술적 품질과 기능적 품질이 가장 영향이 큰 것으로 나타났으며(박유식 & 송문주, 2008), 기능적인 면이 환자의 의료진에 대한 만족에 가장 큰 영향을 미치는 요인이었다(유동근 & 서승원, 2009; 염영희 & 이인자, 2010).

그러나 환자들은 전문적 의료행위인 기술적 품질에 대한 평가가 어려우므로 인지적인 요인인 기능적 품질로 주로 평가하게 되며, 환자와 의료진간의 의사소통을 통해 의료진과 의료서비스에 대해 평가하고 이는 환자 만족도에 중요한 부분이 된다(김유경 & 서문식, 2006). 특히 간호사는 환자와의 접촉시간이 가장 많고 환자와의 의사소통을 통해 환자의 상태를 정확하게 파악할 수 있으므로 의사소통은 매우 중요하다. 환자는 간호사가 신뢰할 수 있는 전문가인지를 의사소통을 통해 평가하게 되며(Coffey & Hewitt, 2008), 의사소통은 간호를 성공적으로 수행할 수 있는 필수요소로, 환자와의 치료적 관계를 형성하기 위한 수단이다(이광자, 2011).

[표 9-2] 환자의 신뢰도와 만족도에 영향을 주는 요인

품질	기술적 품질	기능적 품질	서비스 환경
내용	의료진의 전문성 : 전문적인 의료행위	의료진과 환자와의 관계 : 환자와 의료진간의 의사소통	병원환경 및 의료시설 : 시설이나 의료기기

(2) 간호사와 환자의 의사소통과 신뢰

의료진과 환자의 의사소통 중 비언어적 의사소통이 환자의 신뢰를 형성하는데 더 중요한 영향을 미친다고 하였다(김유경 & 우종필, 2008). 의사의 경우 전문성과 의사소통 능력이 환자의 신뢰에 영향을 미치고 이는 환자의 만족도에 영향을 주는데 의사의 전문성 보다는 의사소통 능력이 환자들의 의료진에 대한 신뢰와 가치에 더 영향을 미친다고 하였다(김상우 등, 2009).

간호사에 대한 환자의 신뢰는 성공적인 환자와 간호사의 관계를 유지하는 중요한 요소이다(Hagerty & Patusky, 2003). 의사소통을 세가지 유형으로 분류하여 살펴보면(정수연, 2007), 정보제공적 의사소통은 환자의 상태, 검사, 투약 등에 대해 간호사가 환자에게 정보를 제공해 주고 교육하는 것이며, 친화적 의사소통은 간호사가 환자에 대한 관심, 경청, 공감, 친절한 태도 등의 정서적 지지를 제공하는 유형이다. 반면, 권위적 의사소통은 환자에게 일방적인 지시와 언어 사용 등을 포함하는 의사소통 유형이다. 환자의 신뢰를 높이기 위해서는 정보제공 및 친화적 의사소통이 비슷하게 영향을 미쳤으며 간호사의 권위적 의사소통은 환자의 신뢰나 만족도에 부정적 영향을 주었고, 특히 간호사의 친화적 의사소통이 환자의 신뢰와 만족도에 긍정적 영향을 주었다(김세현, 2013; 정수연, 2007). 그러므로 환자와 간호사 간의 의사소통은 성공적 치료적 관계를 위한 신뢰관계 형성에 매우 중요한 요소로 정보제공 및 친화적 의사소통을 통해 환자와의 신뢰와 만족도를 향상시켜 긍정적 치료분위기를 형성할 수 있다고 하겠다.

(3) 언어적 및 비언어적 의사소통

언어적 의사소통은 구두 의사소통과 서면 의사소통으로 나눌 수 있고, 환자와 간호사 간 구두 의사소통에서 장애요인은 간호사의 권위적인 표현으로 이는 의사소통에 어려움을 유발하고, 간호사가 환자에게 정보를 제공하는 경우 충분한 설명을 하지 않거나 환자가 이해하기 어려운 용어를 사용할 때 의사소통의 장애가 발생한다(김유경 & 우종필, 2008).

비언어적 의사소통은 일반적으로 언어적 의사소통을 제외한 모든 의사소통으로 이는 의사소통의 70% 이상을 차지하며 신체언어나, 신체적 외형과 공간적 행위, 사지언어 등으로 표현된다. 신체언어는 얼굴표정, 눈맞춤, 자세, 제스처, 고개 끄덕이기 등의 대인 간 상호작용에서 보이는 신체적 움직임에 의한 비언어적 의사소통을 의미한다. 신체적 외형은 신체적 매력, 헤어스타일, 복장 등을 포함하며, 공간적 행위는 의사소통을 위해 적절한 공간이 유지되는 것과 신체적인 접촉을 의미하며, 상대에 대한 친밀감이나 신뢰, 관심, 흥미가 반영된다(Sundaram & Webster, 2000).

특히 비언어적 의사소통은 환자의 감정에 영향을 미치고 이는 간호사의 미소나 목소리 크기, 부드러운 말투, 눈 맞춤 등은 환자의 불안을 감소시킨다. 이는 간호사의 비언어적 의사소통이 태도나 감정, 느낌 등을 전달하여 환자와의 인간관계 형성에 중요한 요인이며, 언어적 요소의 의사소통도 이에 영향을 미치는 중요한 기능을 한다(김유경 & 우종필, 2008). 환자들은 의사나 간호사의 전문적인 의료지식이나 행위에 대한 평가가 용이하지 않으므로 그들이 인지할 수 있는 의사소통을 통해 의료진을 주로 평가한다(김유경 & 서문식, 2006).

또한 환자들은 의료진으로부터 서비스 제공 후의 최종 결과 뿐만 아니라 서비스가 제공되는 과정인 의료진과의 의사소통이나 상호작용 등에서 인지하고 경험하는 것이 중요하며, 이를 통해 더 큰 만족을 느낀다고 한다(염영희 & 이인자, 2010).

4) 의료진과 환자와의 커뮤니케이션 방해요소

환자와 의사의 접촉의 형태는 '따뜻한 가슴과 차가운 이성의 만남'으로 표현되기도 한다. 환자와 의사의 서로 다른 역할과 기능으로 의사소통은 어려운 관계에서 출발한다. 그러나 의료진간의 의사소통은 신뢰와 정확성이 요구되지만, 의료진과 환자와의 의사소통에서 발생하는 모호함이나 오해는 환자 치료에 문제를 발생하기도 한다(이두원, 2001).

의료진과 환자의 의사소통이 원활하게 이루어지지 못하게 하는 원인을 Northouse & Northouse(1998)는 보건의료 전문인들을 위한 전략이라는 보건의사소통 책자에서 네 가지 요인을 설명했다. 의사소통의 방해요인들은 역할의 불확실, 업무 책임소재와 관련한 갈등, 권력의 차이와 용어 및 시각 차이 등 이라고 했다(전국대학보건관리학교육협의회, 2015). 또한 연구에 의하면 환자의 낮은 의료정보 이해 능력(김성수, 2003)과 전문직에 대한 경외감이나 두려움, 경청의 부족과 설명이나 만남의 시간 부족(이두원, 2001) 등은 의사소통을 어렵게 하는 방해요소가 되기도 한다.

(1) 역할 불확실 : 환자로서 역할인지와 의료인력 역할의 불확실성으로 의사소통 어려움

환자는 낯선 보건의료 환경에서 환자의 역할에 대한 모호함과 환자로서 보건의료 전문직인 의사나 간호사, 의료기사 등 다양한 보건의료 인력과의 상호교류와 의사소통에서 불확실성을 경험한다. 이런 복잡하고 낯선 환경에서 환자는 본인에 맞는 의사소통 방식을 찾기 어렵고 상호 인간관계에 대한 처신과 대화를 통한 의사소통에 어려움을 가질 수 있다.

(2) 책임소재의 갈등 : 환자의 역할과 의료인 역할의 명확한 기준 부재로 의사소통 어려움

환자와 의사는 각 역할에 대한 기준이 명확하지 않으면 의사소통에 문제가 발생할 수 있다. 질병의 종류에 따라 책임소재의 정도도 달라질 수 있는데, 예를 들어 비만의 경우 의사가 환자에게 비만을 감소시키기 위한 여러 활동을 권고하여도 이를 환자가 잘 따르지 않을 경우 치료의 책임이 의사보다 환자에게 더 있을 수 있다. 그러나 암의 경우 치료 책임이 환자보다 의사의 책임이 상대적으로 더 클 수 있다. 그러므로 상황에 따른 책임의 기준이 변하므로 의료진과 환자의 대화나 협상을 위한 틀이 달라질 수 있다. 이런 기준이 되는 틀의 변화에 환자들은 의료진과의 상호교류와 의사소통에 있어 어려움에 직면할 수 있다.

(3) 권력의 차이 : 의료인과 환자 간의 권력 및 권위의 차이로 인한 의사소통의 어려움

의사는 전문지식을 통해서 사회적 지위를 부여받고 이는 권위로 환자와의 의사소통에서 지배와 복종 관계로 나타나는 상황이 있다. 의사와 환자가 가지는 권력의 차이는 의사소통의 방해 요인으로 의료인인 의사가 가지는 의학적 지식과 경험은 환자와의 관계에서 불균형을 유발하여 상호 간 의사소통에 한계를 가지게 된다.

의사는 환자의 인사에 반응을 보이지 않거나 나이가 많은 환자에게도 반말과 존대어를 섞어 쓰거나 하는 권위적 행위와 어투는 환자에게 권위자로 군림하는 대립적인 관계가 형성될 수 있다. 이는 불친절이나 설명부족 그리고 치료의 선택권에 대해 제시하지 않는 등의 의사소통의 문제가 될 수 있는 상황을 초래한다(이두원, 2001).

그러므로 환자에게 권위적 행위나 어투를 지양하고 충분한 의학적 정보를 제공하여 치료에 있어 여러 선택과정이 있을 경우 환자가 적극적으로 참여하여 결정할 수 있도록 해야 한다. 따라서 의료인과 환자는 상호 의사소통 과정을 활성화 하여 권력의 차이가 아닌 가지고 있는 권력이 각각 다르다는 균등한 관계에서 상호교류가 이루어져야 할 것이다.

(4) 용어와 시각의 차이 : 전문용어, 정보과잉 및 표현의 모호성으로 의사소통 어려움

병원에서 사용하는 용어는 의료진과 환자 간의 이해도 및 시각의 차이로 의사소통이 어려울 수가 있다. 특히 의료진이 사용하는 의학용어는 전문용어가 많아 환자가 이해하기 어렵고 잘못 알아들을 수도 있다. 환자들은 이런 용어에 대한 지식 부족과 시각의 차이로 의료인과 원활한 의사소통에 어려움을 경험할 수 있다.

이두원의 연구(2001)에 의하면 많은 환자들은 "진료실을 나올 때까지도 의사가 무엇을 어떻게 하라는 것인지 잘 모르겠다"고 답한다고 한다. 의사는 환자의 수준에 맞는 설명을 해야 하는데 실제 의학용어를 많이 사용하고 있으며, 환자의 제한된 의학적 지식이나 시간적 압박, 병에 대한 근심, 낮은 정보처리 능력 등은 의료진의 정보로 인해 환자들에게 과부하 현상을 초래할 수도 있다. 또한 의료진의 설명이 모호하거나 모순적일 때 혼란을 느끼기도 한다.

예로 "심각한 이상은 없지만 만일을 위해서 CT 촬영을 한번 해봅시다"라고 의사가 말했다면, 환자는 의사의 말에 혼란을 느끼게 된다. 또한 의학적 판단이 항상 명확할 수는 없지만 "이런 것이 원인일 수도 있고, 저런 것이 원인일 수도 있다" "더 악화될 수도 있고, 쉽게 나을 수도 있다" "환자에 따라 다르다"는 모호한 설명은 환자가 이해하기 어려울 수 있다(이두원, 2001).

(5) 의료정보 이해능력 : 환자의 낮은 의료정보 이해능력으로 인한 의사소통의 어려움

환자의 의료정보 이해능력(literacy)은 의료인 간의 의사소통에 영향을 미친다. 의료정보에 대한 이해능력이 낮을수록 만성질환에 대한 지식이 낮고 건강상태가 좋지 않으며, 건강관리도 제대로 잘 하지 못한다. 이는 환자 입장에서 이해능력의 부족이지만, 의료인들의 측면에서 살펴보면 의료인들이 환자의 문맹률을 고려하거나 환자의 이해능력에 대해 충분히 숙고하거나 심각하게 생각하지 않는 부분도 가능하다. 환자들은 의료인들의 설명이 어렵고 이해하기 어렵다는 불평도 있다. 투약처방에 대한 환자의 이행률이 낮은 원인은 의료인의 설명부족 및 설명의 난해성에 기인할 수도 있어 의료진들의 의사소통 능력과 연관성이 있다고 할 수 있다(김성수, 2006).

(6) 전문직에 대한 감정 : 전문직에 대한 경외감이나 두려움으로 의사소통 어려움

의사와 환자 간 의사소통은 환자의 증상 설명과 의사의 진단행위로 이루어지며 많은 환자들은 자신의 신체적 상태에 대한 표현이나 증상 설명 보다 본인이 느끼는 고통을 호소하는 식이거나, 의사의 질문에 답하는 식으로 이루어져 의사소통이 쉽지 않다. 이는 의사나 전문직에 대한 경외감이나 두려움이 의사와 환자 간의 효율적인 의사소통을 방해할 수 있다(이두원, 2001). 그러나 고등교육의 영향으로 의학적 권위에 대한 도전이 촉진되고 의사에 대한 경외감과 존경심에서 서비스 제공자로 대우하려는 환경이 만들어지고 있다. 의료 소비주의로 변화되면서 의사와 환자와의 관계가 서비스 제공자와 서비스 사용자적 관계로 접근하는 경향을 보인다(이두원 2001).

(7) 경청과 설명 부족 : 설명과 피드백 및 접촉 시간의 부족으로 의사소통 어려움

환자의 설명에서 얻은 정보로 의사결정을 해야 하는 의사는 환자의 말을 듣는 경청과 비언어적 모습 또한 파악하는 것이 필요하다. 그러나 의사가 환자의 진술을 막는 경우가 많고, 의사가 질문한 환자의 답변도 끝까지 듣지 않는 사례도 많다.

또한 의사의 임상검사에 대한 적합한 설명의 부족과 환자의 질문에 대한 피드백 부족으로 환자는 이를 자신을 무시하거나 불친절로 생각하며, 환자의 언행에 대해 많은 의사가 무감각한 표정이나 침묵을 나타내면 의사가 자신의 말에 귀기울이지 않는다고 판단할 수 있다. 한편 의사를 만나서 진료 받는 시간은 상대적으로 너무 짧아 환자와의 접촉시간의 부족으로 서로 간 의사소통의 의지와 기대치를 낮추어 환자와 의료진 간 부정확한 의사소통을 초래할 수 있다(이두원, 2001).

병원이라는 환경에서 의료인들은 환자의 의견을 경청하지 않음으로 인해 환자들은 정서적 소외감과 불안감을 느낄 수 있다. 그러므로 환자 중심의 인본주의적 가치관의 확립과 의료윤리적 측면에서 환자의 자율성 존중이 요구된다. 의료인들의 환자에 대한 공감능력과 통찰력을 향상시켜 환자와 의료인 간 원활한 의사소통을 통해 오해의 발생이나 의료분쟁을 감소시켜야 할 것이다(박용익, 2005).

2 환자보호자와 보건의료인 간의 커뮤니케이션

Giesbrecht와 Crooks 등(2012)의 연구에 의하면 환자보호자는 환자를 위한 복잡하고 다양한 일을 수행하고 있다고 한다. 예를 들어 복잡한 의료적 업무, 환자 관찰, 의사결정 및 문제 해결, 그리고 환자의 정서적 지지와 위로 등을 포함한다. 환자보호자들은 환자에게 투약을 하기도 하고, 환자의 식사를 돕거나 의료기구들 사용을 보조하거나 상처 치료나 환자의 위치 변경 등과 같은 직접적인 치료 관련 업무를 제공하기도 한다. 또한 환자보호자들은 환자의 새로운 증상이나 징후를 관찰하기도 하며 이와 관련하여 배울 필요가 있기도 한다. 이런 여러 일들을 해내고 있는 보호자들은 의료진과의 의사소통도 해야 하며 이런 상황들은 환자보호자들에게 스트레스를 유발할 수 있다.

그러나 아직까지 환자보호자의 지식이나 기술 그리고 의료진과의 의사소통이 환자 치료에 얼마나 영향을 미치는 지에 대해서는 많은 연구가 부족하다. 그러므로 많은 스트레스를 받고 있는 보호자들은 의료진들에 의한 중재가 필요하다(Giesbrecht et al. 2012).

1) 의료진과 보호자의 커뮤니케이션

(1) 보호자의 환자 간호의 복잡성

환자보호자에게 요구되어지는 많은 일들은 환자를 돌보는 일을 더욱 복잡하고 어렵게 한다. 보호자들이 해야 하는 많은 일들은 예측하기 어렵고, 보호자들은 필수적으로 많은 양의 정보를 필요로 하지만, 보건의료인들이 보통 이런 요구를 들어주지 않는다고 느낀다. 이런 정보의 결여는 신체적, 심리적, 그리고 치료적 측면에서 환자치료에 부정적 영향을 미친다. 그러나 병원에서의 역동적 상황에서 환자 치료에 도움을 주는 가족에게 초점을 둔 중재와 관련한 연구가 이루어지지 않고 있다(Giesbrecht et al. 2012).

이처럼 보호자들은 환자 치료 및 간호와 관련하여 여러 일들을 수행하고 있고, 스트레스를 받고 있다. 의료진들은 보호자들을 위한 중재가 필요하며, 특히 투약과 관련한 섭생이나 요실금 등이 있을 때 보호자들의 간호는 더욱 복잡해지며, 이런 역할과 책임은 보호자들에게 과부하를 줄 수 있다. 일부 환자보호자들은 환자 간호에 필요한 간호 수행 능력이 결여되어 있고, 환자를 돌보는 일이 복잡하거나 통찰력이나 판단, 그리고 비판적 사고의 부족 등으로 환자와 관련된 일을 해결해야 할 때 더욱 어려움을 겪는다. 그러므로 의료인들은 보호자들의 복합적 간호 상황을 평가하는 것과 그들이 필요로 하는 자원을 얻고자 하는 보호자들을 돕는 것이 필요하다. 그러나 사회적 지지와 원조는 실제 가족 보호자들에게 이롭다고 여겨지지만, 사회적 지지와 사회적 원조가 환자의 치료결과에 영향을 미친다는 관련 연구도 거의 없는 실정이라 향후 환자보호자에 관한 연구와 관심이 필요해 보인다.

(2) 의료진과 보호자간의 의사소통

의료진과 보호자와의 관계는 환자를 중심으로 이루어지며 의료진은 환자에게 설명하기 어려운 상황이거나 보호자와 미리 의논할 필요가 있는 경우 보호자와 의사소통을 한다. 의료진이 보호자와 환자의 상태에 대해 의논하는 상황은 특히 암환자의 경우 환자보다 보호자와 먼저 의사소통을 하기도 하고, 환자가 어리거나, 노인이거나, 의식이 없거나 인지 능력의 장애가 있는 등 의사소통이 어려운 경우 의료진이 환자 대신 대변자 역할을 하는 보호자와 의사소통을 한다(전국보건대학교수협의회, 2015; Northous & Northouse, 1998). 또한 보호자는 정보를 의료진과 환자 양측에 전달하는 역할도 하며, 보호자는 환자로부터 의료진의 설명을 듣기도 하는데 이때는 환자의 상태에 따라 정확한 정보가 전달되지 않을 수도 있다.

보호자와 의료진 간의 의사소통은 정보전달과 더불어 의사와 환자가 대화할 때 보호자가 같이 있는 경우 의사는 설명을 더 자세하고 길게 하는 경향이 있고(Labreque et al.,1991) 환자는 혼자 있을 때 보다 보호자가 옆에 있을 경우 더욱 적극적으로 질문하는 경향(Beiseccker & Moore, 1994)을 보여 보호자는 환자와 의사 대화에 영향을 줄 수 있다(전국보건대학교수협의회, 2015).

결론적으로 환자보호자의 질적 간호와 만성질환관리 능력은 보건의료자원의 중요한 부분이다. 보건의료인들은 가족으로서 환자보호자들을 지지하고 그들이 지식을 가질 수 있도록 도와야 하며 간호의 질을 최적으로 향상시킬 수 있도록 지지하고 도와주어야 한다. 의료인들은 환자보호자들이 문제해결을 스스로 할 수 있고, 의사소통을 잘 할 수 있도록 도와주는 것이 필요하다. 일부 보호자들은 그들이 가진 지식이나 경험 그리고 기술 수준에 따라 다른 사람들보다 더 나은 간호를 제공할 수도 있다. 그러나 보호자들이 환자를 위한 복합적인 간호를 해야 하는 상황에서는 여러 어려움이 유발될 수도 있다. 이를 돕기 위해서는 보건의료인들의 도움이 필요한데, 의료인들이 줄 수 있는 가장 우선적인 것은 정보를 그들에게 제공하는 것이다.

보건의료인들은 보호자들의 상황을 잘 이해하고 그들이 기술을 잘 습득할 수 있도록 도와줄 필요가 있다. 특히 일반 한국인 가족뿐만 아니라 다문화 가족이 많이 생겨나는 현실에서 그들의 다양한 인종으로 인한 문화나 특성의 차이에 대한 숙지가 필요하다. 보건의료인과 환자보호자 간의 효율적인 의사소통은 환자 치료와 간호에 필수적인 요소이다. 또한 보건의료인과 환자보호자 간의 관계나 의사소통이 환자치료에 미치는 영향에 대한 연구가 거의 없어 이에 대한 연구가 활발히 진행될 필요가 있으며, 정책 입안자나 병원 관계자 및 보건의료인들은 가족이나 환자보호자들이 필요로 하는 서비스가 무엇인지 함께 고민하고 지지하고 제공해야만 한다(Giesbrecht et al. 2012).

2) 환자와 보호자의 커뮤니케이션

보호자는 환자를 간호하는 과정에서 경제적 부담과 더불어 정신적, 신체적, 사회적 어려움을 겪게 된다. 보호자는 오랜 시간 환자 간호를 하면서 경제적 어려움이 뒤따를 수 있고 간호에 따른 휴식과 수면부족, 영양부족 등으로 인한 신체적 소모와 더불어 정신적으로 스트레스를 받는다. 또한 보호자들은 혼자 거동이 어려운 환자나 어린 환자 등을 간호할 경우 정상적인 일상생활이나 사회생활을 하는 것이 어려울 수도 있다.

우리나라의 병원 환경은 환자를 간호하는 간호 인력이 부족하므로 보호자가 병원에서 머물면서 환자를 돌보는 상황이 많은 편이다. 최근에 간호간병통합서비스 제도로 보호자 없는 병동을 일부 운영하고 있지만 보호자들의 부담은 여전히 남아 있다. 환자보호자의 역할은 환자를 돌보는 일과 함께 의료인과의 의사소통으로 환자의 치료과정에도 참여하고 있다.

환자와 보호자와의 의사소통은 사회적 지지 측면에서 보면 환자 치료와 관련하여 정보를 제공하는 도구적 지지(instrumental support)와 보호자가 환자에게 관심을 가지고 도와주는 감정적 지지(emotional support)를 하고 있다. 보호자가 환자에게 행하는 이런 도구적 지지나 감정적 지지는 환자를 신체적 및 정서적으로 안정감을 가지게 하여 환자 회복에도 도움을 줄 수 있다(윤경아 등, 1992). 환자는 질병으로 인해 수행하는 환자 역할로 가족의 일원으로서 해야 하는 역할 수행이 어려울 수 있고, 가족인 보호자의 경우는 환자를 돌보는 역할 수행으로 일상생활 수행의 어려움과 환자간호와 관련되어 발생될 수 있는 스트레스나 신체적 및 심리적 소진으로 가족 간 오해나 갈등이 생길 수 있다. 이는 환자와 보호자와의 관계에서 환자의 질병 상태가 중증으로 심각하고 장기적일수록 환자와 가족인 보호자 간의 문제 발생과 역할 갈등이 더욱 심해질 수 있다. 가족 중 누가 환자가 되느냐에 따라 역할관계의 문제와 변화가 가능한데, 어머니가 환자인 경우 가정 내의 어머니 역할 결여로 인한 갈등과 아버지가 환자인 경우 경제적 어려움이나 가족 내의 역할 변화로 인한 갈등이 유발될 수 있다(전국보건대학교수협의회, 2015).

3) 환자보호자를 위한 제언

환자보호자들은 환자 간호로 인해 발생될 수 있는 어려움이나 가정 내의 문제 등 여러 상황으로 인해 신체적, 정신적, 사회적 어려움을 겪게 된다. 그러므로 병원에서는 환자보호자들을 위해 도움이 될 수 있고, 환자보호자로서의 업무와 스트레스를 완화시킬 수 있는 가이드북 등의 제작이 필요하다. 환자보호자들은 환자를 돌보는데 필요한 지식이나 환자의 치료계획 등을 알 필요가 있고 이들은 의사와 간호사 및 기타 보건의료요원과 지속적인 상호작용을 해야 하므로 이에 대한 가이드라인도 요구된다.

보호자들이 알아야 할 지식과 기술은 첫째, 정신운동성(psychomotor) 측면으로 카테터나 상처 치료 등과 관련된 일, 둘째 인지적인(cognitive) 측면으로 환자 모니터링과 의사결정 및 문제해결 등과 관련된 일, 셋째, 심리적(psychological)인 측면의 정서적 지지 제공 등이 있다. 가장 중요한 기술 중의 하나는 환자보호자가 보건의료인들과의 의사소통을 효과적으로 하는 능력에 대한 것인데 의료인들은 환자보호자의 입장을 이해하는 측면에서 고민을 해야 한다. 현재 의료인과 보호자 간의 의사소통이 환자의 치료결과에 얼마나 효과적으로 이루어지는지 평가하는 연구는 거의 없는 실정으로 이에 대한 연구가 요구되며, 병원에서는 환자보호자들을 위한 가이드북이나 여러 신체적, 정신적, 사회적 지지를 위한 환경의 제공이 필요하다(Giesbrecht et al. 2012).

3 보건의료요원 간 커뮤니케이션

보건의료요원 간의 의사소통은 대상자에게 양질의 보건의료서비스 제공을 위해 필수적 요소이다. 보건의료 기술이 발달함에 따라 부서 간의 접근과 의사소통이 원활하게 이루어져야 환자에게 양질의 의료서비스를 제공할 수 있다. 의료인 사이의 의사소통은 물론이고 의료기사 등 관련 보건의료요원 간의 의사소통은 보건의료의 질을 확보하여 환자에게 정확한 치료를 할 수 있다는 측면에서 중요한 의미를 가진다(Fagin, 1992).

1) 보건의료요원 간의 의사소통

병원 조직이 거대화되고 복잡해지면서 보건의료요원 간의 역할도 다양해졌고 이들의 의사소통 능력은 더욱 중요해지고 있다. 특히 병원조직의 효율성을 높이기 위해 의사소통 능력은 필수적이다. 보건의료요원 간의 효율적인 의사소통은 조직의 유지와 효과적 업무 수행에 긍정적 영향을 미친다. 의사소통은 경로에 따라 상향적, 하향적, 수평적 의사소통 유형으로 분류될 수 있고, 조직 구조에 의해 공식적, 비공식적 의사소통, 피드백 유무에 따라 일방적, 쌍방적 의사소통으로 나뉜다(이광자, 2014). 상향적 의사소통은 하부 구성원의 의견을 상부로 전달하는 하급자 주도로 쌍방적 의사소통이 가능하고 참여의식을 촉진한다. 하향적 의사소통은 상급자의 의견을 구성원에게 전달하는 지시적 의사소통으로 신속한 의사소통은 가능하나, 의사소통의 왜곡, 오해, 무시의 가능성이 있다. 수평적 의사소통은 위계수준이 같은 부서 간에 이루어지는 의사소통으로 조직 내, 조직 간, 구성원 개인 간의 갈등과 부서 간 갈등을 관리하고 조정하여 협력을 촉진한다.

조직의 효율적 의사소통을 위해 조직 구성원의 의견이 상급자에게 전달되는 상향적 의사소통과 하향적 의사소통, 그리고 갈등관리 등을 위해 수평적 의사소통이 적절하게 사용되어야 하지만, 병원에서의 의사소통 유형 중 많은 부분은 하향적 의사소통이 사용되며 이는 의료직종 간의 지시 및 조정 등을 위한 의사소통 방법이다(Jang, 2004). 효율적인 의사소통을 위하여 조직에서는 상향적 의사소통과, 하향적 의사소통이 균형적으로 사용되는 것이 바람직하며, 수평적 의사소통을 통하여 효과적으로 조직의 목표를 달성할 수 있다. 그러나 현재 의료인 간 그리고 특히 병원내의 간호조직에서는 수평적 의사소통과 상향적 의사소통 보다 다소 보수적이고 권위주의적인 하향적 의사소통을 많이 사용하는 것으로 나타났다(Jeong, 2007;

[표 9-3] 의사소통의 유형

의사소통 유형	상향적 의사소통	하향적 의사소통	수평적 의사소통
특징	• 하급자 주도로 하부 구성원 의견을 상부로 전달 • 쌍방적 의사소통이 가능 • 참여의식 촉진	• 상급자 의견을 구성원에게 전달하는 지시적 의사소통 • 신속한 의사소통 가능 • 의사소통의 왜곡, 오해, 무시의 가능성	• 위계수준이 같은 부서 간 이루어지는 의사소통 • 조직 내, 조직 간, 구성원 개인 간 갈등과 부서 간 갈등을 관리, 조정하여 협력 촉진

Lee, 2005). 이런 하향적 의사소통이 합리적이라고 판단될 때는 받아들여지지만 그렇지 않다고 생각될 때는 갈등을 유발한다. 그러므로 하향적 의사소통이 필요 이상으로 많을 때는 심리적 갈등의 심화로 직무만족도가 감소하고 이는 환자 간호에도 영향을 미치게 된다. 반면 상향적 의사소통은 조직에 참여의식과 일체감을 높혀 준다는 측면에서 권장된다(이광자, 2006). 그러나 병원은 환자 치료를 위한 업무 수행을 위해 병원 각 부서 간 상호의존적 성격을 가지므로 수평적 의사소통은 효율적 업무수행을 위해 필요하며, 하향적, 상향적, 수평적 의사소통도 적절히 사용되어야 할 것이다.

병원은 노동집약적이며 전문직종을 포함한 다양한 인력이 공존하는 곳으로 구성원이나 부서 간 갈등이 발생할 수 있다. 부서 간의 협력관계는 때로 비공식적인 의사소통을 통해 조정이 이루어지기도 하며 이는 인간적 유대를 유지하여 일을 해결하기도 하고, 조직을 응집시키는 기능도 있으나, 지나치면 공식조직의 효율성을 감소시킬 수도 있다.

병원의 집단 중 간호사의 경우 공식적 의사소통을 비공식적 의사소통 보다 많이 사용하는 것으로 나타났는데(Seo, 2003; Jang, 2004; Jeong, 2007), 이는 삼교대 근무로 인한 비공식조직이나 대외활동 참여가 어려울 수 있기 때문으로 보인다(Jeong, 2007).

2) 간호사와 의사와의 커뮤니케이션

환자를 위한 성공적인 치료와 간호를 위해 의사와 간호사 간의 효율적인 의사소통은 필수적이며, 인간의 생명과 연관되어 있어 더욱 중요하다. 보건의료 현장에서 의사와 간호사 간의 갈등으로 인해 서로 간의 협력의 어려움은 대상자인 환자에게 치명적인 문제가 발생할 수 있으므로 의사와 간호사 간의 의사소통은 중요하다고 할 것이다.

(1) 의사와 간호사 간의 의사소통 체계

이정우 등(2014)의 연구에 의하면 간호사와 의사의 의사소통 체계는 위계화 되어 있다. 이는 의사 조직이 수련의, 전공의, 교수 등으로 역할과 권한이 위계적으로 구성되어 있어, 간호사가 의사와 의사소통을 할 때도 위계적으로 체계화되는 경향이 있다고 하였다. 간호사와 의사의 관계는 불평등하고 위계적이고 갈등이 많은 관계로 나타났으며, 이러한 상황은 의사와 간호사 간의 활발한 의사소통이 일어나지 않아 환자 치료를 위한 정보 공유를 저해하여 문제를 유발할 수도 있다고 하였다(조남옥, 2001; 성양경, 2006; 이준모, 2005).

(2) 의사와 간호사 간의 의사소통이 환자 치료에 미치는 영향

의사와 간호사 간의 의사소통이 긍정적일 경우, 즉 의사가 간호사를 이해하고 수용하며 존중하고 배려해줄 때 간호사는 긍정적인 정서를 느끼게 되고, 간호사가 의사에 대해 가지는 이미지도 좋아지며 업무 만족도가 높아진다. 긍정적 의사소통은 서로에 대한 긍정적인 이미지와 원만한 인간관계 형성으로 활발한 의사소통을 할 수 있다. 이는 효율적인 업무 제고로 사고를 예방할 수 있는 요인으로 작용하여 환자사망률과 투약 오류율이 낮고(Manojlovich & DeCicco, 2007; Miller, 2001), 간호사의 직무만족도와 몰입도를 높일 수 있어 효율적인 업무 수행에 긍정적 영향을 미친다(이정우 외, 2014; 서이아 외, 2003; Hong et al., 2009; Manojlovich M, 2005; Hong, Kim, & Lee, 2009; Manojlovich, 2005, Manojlovich, Antonakos, & Ronis, 2009).

(3) 의사와 간호사 간의 의사소통에 대한 인식의 차이

간호사와 의사는 의사소통과 협력에 대한 인식의 차이가 있었는데 의사는 상호간 의사소통의 개방성과 적시성에서 간호사보다 긍정적으로 인식하였다(Hansen,et al., 1999; 조용애 등, 2013). 반면 간호사는 의사보다 상호 간 의사소통과 협력이 미흡하다고 느끼고 있어(Kim, 2009) 업무에서 서로 느끼는 입장에서 차이를 보였다. 이는 의사가 가진 권력이 간호사보다 많아 간호사는 의사와의 의사소통 시에 오해나 두려움을 더 느끼게 되어 상호 간 의사소통에 있어 의사보다 개방성에 대한 인식이 낮게 나타나는 것으로 보인다. 한편 적시성의 경우는 간호사가 의사에게 반응하는 것이 의사가 간호사에게 반응하는 것보다 더 신속하게 반응하기 때문이라고 하였다(Hansen, Biros, Delaney, & Schug, 1999).

간호사와 의사와의 의사소통에서 정확성과 개방성과 관련하여, 간호사들이 의사로부터 받는 정보의 정확성이 낮으면(조용애 등, 2013) 환자 안전에 위협을 줄 가능성이 높으므로, 환자의 안전을 위해 의료인 간 원활한 의사소통은 필수적이라고 하겠다. 또한 의사소통의 개방성과 직종 간 상호이해는 의사소통 만족도와 높은 상관관계가 있고, 의사와 간호사 간 효과적인 의사소통이 유지되어야 환자 관리가 원활하게 이루어 질 것이다.

(4) 의사와 간호사 간의 의사소통 개선을 위한 노력

병원에서 의사와 간호사 간 관계 향상을 위해 의과대학과 간호대학에서 정규 교과과정에 의사소통 기술에 관한 교육이 활성화되어 의료인력 간 갈등을 해결할 수 있도록 해야 할 것이다. 한편 의사소통에 대한 교육을 받은 간호사가 그렇지 않은 경우 보다 의사소통 능력이 높고 공식적 의사소통을 적절히 사용하는 것으로 나타나므로, 병원에서는 전문인력 간의 인간관계 및 병원 직종 간의 관계개선을 위한 의사소통 관련 교육프로그램을 개설하여 효율적인 의사소통이 이루어지도록 해야 할 것이다(김대현 등, 2011). 또한 현재 병원에서 많이 사용되고 있는 하향적 의사소통에 대한 개선이 필요하며 상향적이거나 수평적 의사소통의 장이 마련되어지도록 해야 할 것이다(Hyun, 2002; Seo, 2003). 의료인력 간 상향적 의사소통이 적게 사용되므로 이를 보완하기 위해 의료인력 간 그리고 상급자와 하급자 간 정기적이거나 비정기적 면담 등 제도적 장치를 통해 의견을 제시할 수 있는 기회를 많이 가지는 것이 필요할 것이다.

더불어 의사와 간호사와의 관계 개선을 위해 교육과 훈련, 전체가 자발적으로 참여할 수 있는 문화적 환경 조성, 비공식 모임의 활성화 등이 활발해 지는 것이 필요하다(Fagin, 2004; Olivia, 2007; 김대현 등, 2011).

3) 보건의료요원 간 커뮤니케이션의 방해요소

병원에서의 환자를 중심으로 한 보건의료요원 간 의사소통은 환자의 건강회복과 보건의료인들 간의 갈등해소로 인한 직무만족과 협동심과 조직의 효율성 향상에 영향을 미치며, 보건의료인 모두의 삶의 질 향상을 위해서도 필요하다.

Northous & Northouse(1998)에 의하면 보건의료요원 간 커뮤니케이션의 방해요소는 보건의료전문직 간의 상호이해 부족, 역할 스트레스 및 자율성(autonomy) 확보를 위한 갈등이라고 하였다(전국대학보건관리학교육협의회, 2015).

(1) 상호이해 부족 : 보건의료전문직 간 이해 및 협동성 부족으로 인한 의사소통의 어려움

병원은 다른 어떤 조직보다 전문화되고 기능적으로 세분화된 직종이며, 단일 조직 내에 업무나 전문지식 등이 다양하게 분화된 인력들이 모여 있는 노동집약적인 집단이다. 조직 구성원들의 업무도 환자를 중심으로 독립적이기 보다는 상호의존적 기능이 매우 높다. 병원조직은 계층적 체계와 더불어 기능적인 측면에서 전문직 분화가 필요한 조직으로 직무 분담의 성격상 구성원들의 상호이해와 협동성은 필수적이다. 환자를 중심으로 인명을 다루는 임상환경의 특수성으로 구성원 개인 간 행해지는 활동이 대부분 서로 융합되어 책임한계 설정이 용이하지 않다. 그러므로 환자치료를 위해 보건의료전문직 간의 상호이해를 바탕으로 한 의사소통은 중요하다(이광자, 2006).

보건의료기술의 발전으로 의료장비의 개발과 의료분야의 신기술 도입으로 새로운 보건의료 기술직종이 생겨나고 있다. 기존의 의료전문직인 의사나 간호사의 경우 서로의 역할에 대해 이해할 수 있는 대학에서의 체계적인 교육과정에 의한 교육이 없이, 병원이나 지역사회의 의료현장에서 서로가 만나게 되어, 직종 간 서로 이해할 수 있는 공통분모가 부족하다. 점차 직종 간 직업의 전문적 역할이 세분화되면서 보건의료인 간 영역 확보로 인한 갈등이 심화되고 있으며, 각 직종별 자신 영역의 이익을 위해 실제 이익이 없는 부분은 타 직종으로 전가하려는 행태를 보이면서 보건의료전문직 간 의사소통의 어려움이 계속되고 있다(Northous & Northouse, 1998).

(2) 역할 갈등 : 역할과 관련된 스트레스로 인해 의사소통의 어려움

의료현장은 긴박한 긴장의 연속으로 의료인의 실수는 환자의 생명과도 직결되므로 의료인들은 항상 스트레스에 직면해 있다. 의사의 경우 인턴과 레지던트의 고된 업무와 과로로 인해 그리고 간호사들의 경우 삼교대로 인한 부담감과 근무시간 내 수행해야 할 업무의 과부하로 본인 스스로 뿐만 아니라 의료인 간의 역할 갈등을 경험한다. 따라서 의료현장에서의 환경은 의료인 간의 원활한 소통을 어렵게 할 수가 있다(전국대학보건관리학교육협의회, 2015). 또한 보건의료인은 기존 서로의 역할에 대한 선입견과 고정관념, 그리고 각자의 역할에 대해 평가적이며 판단적이고 방어적인 태도가 의사소통을 원활하지 못하게 한다. 의료인 서로 간의 대화에서 피드백이 결여되면 신뢰관계가 형성되지 못하여 의사소통이 어려울 수도 있다(이성옥과 박영주, 1999).

(3) 자율성 확보 : 전문직의 자율성 확보를 위한 갈등으로 의사소통의 어려움

자율성은 그 직업의 전문직 여부를 판단해 주는 핵심적인 특성으로 전문직 구성원들이 업무와 관련하여 스스로 통제하고 결정하면서 자신의 역할을 수행하는 것이다. 전문직의 특성 중 하나인 자율성은 전문직의 중요한 부분으로 의료환경에서 의사는 지식 및 권한에서 간호사에 비해 상대적으로 우위에 있어 이는 의사와 간호사 관계에서 불균형을 유발한다.

간호전문직의 경우 자율성으로 인한 결과는 간호사의 개인적 효능감, 임파워먼트(empowerment), 직무만족, 전문직에 대한 헌신, 전문화, 이직의도의 감소 등을 포함한다(Lee, 2000; Wade, 1999). 간호사들은 스스로 전문가라고 인식하고 있으며 전문지식과 기술부족은 과거에 비해 독립성과 자율성을 확보하기 위한 노력으로 향상되었으나, 가부장적이고 관료적 의료체계 안에서 자율성을 발휘하기가 어려운 상황에 있다고 본다(Kim, 1994; Freidson, 1990). 이런 자율성의 차이는 의료인 간의 의사소통에 방해요소가 될 수 있다. 즉 간호사와 의사와의 갈등은 간호사의 역할이 전문적이고 독자적인 기능으로 변화되고 있지만 의사들은 이를 인정하기 보다 지시를 수행하는 의존적인 간호사의 역할 개념을 고수하고 있어 간호사와의 갈등과 의사소통에 어려움을 유발한다(정주연, 1994).

그러므로 보건의료인 간의 효율적 의사소통의 향상이 요구되며, 의사소통이 환자 치료의 부차적인 요소가 아닌 필수적 구성요소라는 인식의 전환이 필요하다. 또한 의료인 간 의사소통을 할 때 환자의 의견을 충분히 반영하지 않는다는 점도 제고해 보아야 한다. 보건의료인들은 의사소통에 대한 관심은 높지만 병원 기관에서 실제 의사소통 능력을 향상시키기 위한 프로그램 실행은 결여되어 있으므로 이를 위한 제도적 수립이 필요하다(박용익, 2005).

맺음말

보건의료현장에서의 커뮤니케이션은 환자 중심의 의사소통이 이루어져야 하며, 환자를 이해하고, 환자가 느끼는 질병에 대한 두려움이나 질병이 환자의 삶에 미치는 영향 등을 이해하는 것이 필요하다(이광자, 2006). 의료진과 환자와의 면담에서는 의료진 중심의 환자와의 대화에서 환자 중심적 의사소통이 필요하며, 이에 대한 교육과 훈련이 요구된다(이정권, 1998). 의료기관 내 의사소통의 유형도 하향적 의사소통이 가장 많이 사용되므로 상향적, 수평적 의사소통을 활성화 시켜야 하고, 이를 위해 조직구성의 의견수렴이나 상급자와 하급자 간의 정기적 모임 등을 통해 의사소통을 촉진하고 서로 신뢰할 수 있는 기회를 마련해야 할 것이다(김진영, 2001). 한편 자기 주장적(self-assertive) 의사소통을 통해 의료인 간, 환자와 의료인 간 의사소통의 효율성을 증진시킬 수 있다. 이는 자신의 의견을 솔직하게 주장하지만 상대방의 권리를 침해하거나 불쾌감을 주지 않는 범위 내에서 의견이나 감정을 상대방에게 직접 표현할 수 있도록 하는 의사소통 기술이다(박상연, 1994; 이광자, 2006). 그러므로 보건의료인 간, 의료인과 환자 그리고 보호자 간의 의사소통에서 상대방이 자신의 의견을 경청하고 있다고 느끼고, 상대방에게 친근감과 안정감을 느낄 수 있는 상호보완적 의사소통과 비폭력적인 의사소통을 통해 환자 치료의 효율성을 극대화 할 수 있을 것이다.

참고문헌

김대현(2006). 의료 커뮤니케이션: 세 가지 기능적 접근. 의료커뮤니케이션 학회지, 1(1), 1-6.

김대현, 김현진, 임지향(2011). 병원 내 의사 간호사 간 의사소통 관계, 의료커뮤니케이션 제6권 제1호, pp 13-22,

김상우, 김광호, & 장영혜(2009). 의사의 전문성과 커뮤니케이션 능력이 환자가 지각하는 신뢰, 가치 및 만족에 미치는 영향. 마케팅논집, 17(1), 115-140.

김성수(2006). 의료커뮤니케이션의 개념과 중요성 ⑤. 청년의사. http://www.docdocdoc.co.kr/37758

김세현(2013). 입원환자가 지각한 간호사의 의사소통과 신뢰 및 간호서비스 만족, 서울대학교 석사학위논문

김유경, & 서문식(2006). 의료서비스 제공자의 비언어적 커뮤니케이션이 고객만족과 고객행동의도에 미치는 영향. 소비문화연구, 9(3), 155-184

김유경, & 우종필(2008). 의료서비스 제공자의 언어적, 비언어적 커뮤니케이션에 관한 연구. 서비스경영학회지, 9(1), 225-258.

김진영(2001). 종합병원 근무자의 의사소통 유형과 직무만족에 관한 연구: 간호사, 의료기사, 행정/마무직원을 중심으로, 중앙대학교 석사학위논문

박상연(1994). 주장훈련과 가치명료화훈련이 간호사의 갈등정도와 갈등관리방식에 미치는 효과, 이화여자대학교 대학원, 박사학위청구논문

박성희(2004). 공감학; 어제와 오늘. 서울: 학지사.

박용익(2005). 대화분석을 바탕으로 하는 의료커뮤니케이션의 학제적 공동연구 프로그램, 텍스트언어학 19, 303-318.

박일환(2006). 의료커뮤니케이션의 개념과 중요성 ③. 청년의사. http://www.docdocdoc.co.kr/37760

박정원(2009). 간호사의 비언어적 의사소통 행위에 대한 정신질환자의 경험. 정신간호학회지, 9(1):35-43.

백미숙(2010). 의사에게 요구되는 설명 기술, 의료커뮤니케이션 제5권 제1호, pp 49-61.

서이아, 박경민, 이병숙(2003). 「일반간호사의 조직 내 의사소통 유형과 직무 만족 및 간호업

무성과의 관계」, 한국보건간호학회지, 17권 2호.
서판수(2002). 의사의 커뮤니케이션 스타일이 환자만족에 미치는 영향에 관한 연구. 병원경영학회지, 7(4), 57-101.
성양경(2006), 「팀 수준에서의 직무갈등과 관계갈등」, 서울대학교 대학원 석사학위논문
신현희(2011). 의료진의 커뮤니케이션이 환자의 자발적인 자기정보공개에 미치는 영향에 관한 연구. 대한경영학회지, 24(1), 179-198.
염영희, & 이인자(2010). 의료서비스 품질, 서비스 가치, 고객만족 및 고객충성도 간의 인과관계. 간호행정학회지, 16(4), 497-506.
유동근, & 서승원(2009). 병원의 규모에 따른 의료서비스 품질과 지각된 위험이 고객만족과 재구매의도, 이탈의도에 미치는 영향. 서비스경영학회지, 10(3), 97-130.
윤경아, 진기남, 성규탁(1992). 노인의 고질적 긴장요인, 사회적 지원과 주관적 안녕상태, 한국노년학, 12(1). 55-64.
의협신문 (2010). 환자들이 바라는 의사 모습. 친절하고 설명 잘하는 의사가 '최고' http://m.doctorsnews.co.kr/news/articleView.html?idxno=67519
이광자(2006). 임상현장의 커뮤니케이션 문제점과 개선 방향에 관한 연구, 의료커뮤니케이션 1(1). p33-45.
이광자(2011). 의사소통과 간호 (3rd ed.). 서울: 신광출판사.
이광자, 고성희, 이숙, 김경희, 민소영, 최윤정, 이경희 외(2014). 인간관계와 의사소통의 실제, 신광출판사.
이두원(2000). 의사-환자간 커뮤니케이션 행위에 대한 대화분석 연구- 의사소통 문제의 유형과 해결방안을 중심으로, 한국언론학보, 45(1). p232-265.
이두원(2001). 의사와 환자의 효과적인 의사소통법, 말 잘하는 환자가 병도 빨리 낫는다. 신동아 2001년 1월호.
이정권(1998). 환자중심 면담, 가정의학회지, 211, 1223-1228.
이정우, 박용익, 백승주, 이지언, 이혜용, 정연옥(2014). 간호사는 의사와 어떻게 의사소통하는가? - 간호사의 의사소통 경험에 대한 질적 연구, 인문논총 제71권 제1호, pp. 345-385.
이준모(2005). 「병원 조직에서의 갈등 전이」, 서울대학교 대학원 석사학위논문
이현숙, 김종경(2010). 병원 간호사의 의사소통 능력, 의사소통 유형, 한국간호학회지. 16(4), 488-496
임숙빈(2006). 의료커뮤니케이션의 개념과 중요성 ⑥ http://www.docdocdoc.co.kr/37714

임숙빈(2009). 간호사-대상자의 치료적 의사소통: 능동적 경청과 피드백, 의료커뮤니케이션 제4권 제1호, pp 43-48.

장성옥, 박영주(1999). 간호사의 임상에서의 의사소통장애에 관한 연구, 기본간호학회지, 6, 130-140.

전국대학보건관리학교육협의회(2015). 보건의사소통론, 도서출판 한미의학, 서울.

정수연(2013). 간호사의 커뮤니케이션 스타일에 따른 환자 만족도 연구, 의료커뮤니케이션 8권 1호, pp35-44, 2013.

정수연(2007). 간호사의 커뮤니케이션 스타일에 따른 환자만족도 연구. 연세대학교 언론홍보대학원 석사학위논문, 서울.

정주연(1994). 일 종합병원 간호사의 의사소통 갈등에 관한 연구, 최신의학, 431, 97-107.

조남옥, 홍여신, 김현숙(2001), 「간호사의 인간관계 갈등과 의사소통에 관한 조사연구」, 한국간호교육 학회지, 7권 2호, 한국간호교육학회.

조용애, 김미경, 조명숙, 남은영(2013). 간호사의 의료인 간 의사소통에 대한 조사연구, 임상간호연구 제19권 제1호.

현미열(2002). 일 대학병원 간호사들의 의사소통기술 훈련 요구 조사 연구. 정신간호학회지, 11(4), 443-451.

Beiseker, A. E., & Moore, W.P.(1994). Oncologists' perceptions of the effects of cancer patients' companions on physician-patienst interactions, Journal of Psychosocial Oncology, 12, 23-29.

Coffey, M., & Hewitt, J. (2008). 'You don't talk about the voices' : Voice hearers and community mental health nurses talk about responding to voice hearing experiences. Journal of Clinical Nursing, 17(12), 1591-1600.

Dougherty, M. B., & Larson, E. L. (2010). The nurse-nurse collaboration scale. The Journal of Nursing Administration, 40(1), 17-25.

Fagin L, Garelick(2004). A. The doctor-nurse relationship. Adv. Psychiatr. Treat. 10. 2772-2786.

Fagin(1992). Collabolation between nurses and physicians : No longer a choice. Nursing and Health Care, 13(7). 354-363.

Freidson, E. (1990). Professionalism, Caring, and Nursing paper prepared for the Park Ridge Center, Park Ridge, Illinois, http://itsa.ucsf.edu/~eliot f

Geisler L. (2008)(백미숙/우상수 옮김). 의사와 환자의 화. 백산서당; p218-220.

Giesbrecht M1, Crooks VA, Williams A, Hankivsky O. (2012). Critically examining diversity in end-of-life family caregiving: implications for equitable caregiver support and Canada's Compassionate Care Benefit. Int J Equity Health. 2012 Nov 1;11:65. doi: 10.1186/1475-9276-11-65.

Haferlach T. (2007). (백미숙 옮김). 일방통행하는 의사, 방 통행을 원하는 환자. 굿인포메이션. p35.

Hagerty, B. M., & Patusky, K. L. (2003). Reconceptualizing the nurse patient relationship. Journal of Nursing Scholarship, 35(2), 145-150.

Hall, M. A., Zheng, B., Dugan, E., Camacho, F., Kidd, K. E., Mishra, A., et al. (2002). Measuring patients' trust in their primary care providers.

Hansen, H. E., Biros, M. H., Delaney, N. M., & Schug, V. L.(1999). Research utilization and interdisciplinary collaboration in emergency care. Academic Emergency Medicine, 6(4), 271-279.

Hong, J. Y., Kim, O. H., & Lee, E. K. (2009). The relationship among nurse-doctor collaboration, job autonomy and organizational commitment. Journal of Korean Academy of Nursing Administration, 15(4), 601-609.

Jang, W. S. (2004). An analysis on organizational commitment in accordance with communication types of hospital organization. Unpublished master's thesis, Kosin University. Pusan.

Jeong, S. J. (2007). The relationship of communication types, interpersonal relations and depression for nurses in hospital setting. Unpublished master's thesis, Chonnam University. Gwangju.

Kim, E. S. (1994). A Study on Attitude toward Professional Autonomy and Job Satisfaction of Clinical Nurses. The Graduate School of Education. Ewha Womes University.

Kim, J. L. (2009). Perception of doctor and nurse on interprofessioal collaboration in hospital wards. Unpublished master's thesis, Hanyang University, Seoul.

La Monica, EL(1981). Construct validity of an empathy instrument. Research in Nursing and Health 4. 389-400.

Labreque, M. S. Blanchard, C. G., Ruckdeschel, J. C., & Bkabcgardm E, B, (1991).

The impact of family presence on physician-cancer patient interaction. Social Science and Medicine. 11, 1253-1261.

Lee, H. S., Kim, J. K. (2010). Relationship among Communication Competence, Communication Types, and Organizational Commitment in Hospital Nurses. J Korean Acad Nurs Admin, 16(4), 488-496.

Lee, M. K. (2005). The influence of the organizational communication on the organizational commitment of hospital employee. Unpublished master's thesis, Yonsei University. Seoul.

Lee, S. M. (2000). The Causal Relationship among Nurses Perceived Autonomy Job Satisfaction and related variables, J of Korean Nursing Admin Acad Society, 6(1). 109-122.

Manojlovich M. (2005). Linking the practice environment to nurses' job satisfaction through nurse-physician communication. Journal of Nursing Scholarship. 37(4), pp. 367-373.

Manojlovich, M., & DeCicco, B.(2007). Healthy work environments, nurse-physician communication, and patients' outcomes. American Journal of Critical Care, 16(6), 536-543.

Manojlovich, M., Antonakos, C. L., & Ronis, D. L. (2009). Intensive care units, communication between nurses and physicians, and patients' outcomes. American Journal of Critical Care, 18(1), 21-30.

Miller, P. A. (2001). Nurse-physician collaboration in an intensive care unit. American Journal of Critical Care, 10(5), 341-350.

Northouse & Northouse(1998). Health Communiction : Strategies for health professionals. (3rd. Ed.). Stanford, Connecticut : Appleton & Lange.

Olivia A. Clarin(2007). Strategies to Overcome Barriers to Effective Nurse Practitioner and Physician Collaboration. The Journal for Nurse Practitioners, 3(8). 538-548.

Paplau, H. E. (1952). Interpersonal relations in nursing. New York G. P. Putnam's Sons.

Parsons T. (1951). The social system. Free Press, Glencoe, IL. Plastic and reconstructive surgery. 98(1). 179.

Platt F. W. (1995). Converation Repair, Case Studies in Docotr–Patient Communication, Boston: Little Browon.

Salmon, P., & Young, B. (2009). Dependence and caring in clinical communication: The relevance of attachment and other theories. Patient Education and Counseling, 74(3), 331–338.

Seo, I. A. (2003). A relationship among types of communication, job satisfaction and job performance. Unpublished master's thesis, Gyemung University. Daegu.

Smith S. (1992). Communications in Nursing, 2nd ed. St. Louis: Mosby.

Sundaram, D. S., & Webster, C. (2000). The role of nonverbal communication in service encounters. Journal of Services Marketing 14(5). p 348–391.

Travelbee, J. (1971). Interpersonal Aspect of Nursing (2nd ed.). Philadelphia: F. A. Davis Company.

Wade, G. H. (1999). Professional Nurse Autonomy : Concept Analysis and Application to Nursing Education. J of Adv Nurs, 30(2), 310–318.

찾아보기 Index

(ㄴ)

(ㅇ)

(ㅍ)

(ㅎ)

▣ 공저자 소개

이 원 재 (가천대학교 헬스케어경영학과)

김 대 희 (한양여자대학교 호텔관광과)

김 현 숙 (신한대학교 간호학과)

오 미 영 (가천대학교 미디어커뮤니케이션학과)

오 창 석 (영산대학교 의료경영학과)

보건의료서비스 지원관리 값 19,000원

2017년 9월 20일 제1판 인쇄
2017년 9월 25일 제1판 발행

공저자 : 이 원 재 · 김 대 희 · 김 현 숙
오 미 영 · 오 창 석
발행인 : 주 영 일
발행처 : **계 축 문 화 사**

서울특별시 종로구 통일로12길 16-17
우편번호 03029
TEL : 735-2257 · 738-9746
FAX : 723-9025
E-mail : gyechuk@hanmail.net
홈페이지 : http://gyechuk.co.kr
1973. 10. 31 등록번호 제300-1973-8호
ISBN 978-89-5629-486-5 93510